健康長寿に挑む
ステロイドホルモンDHEAS
進化医学から
謎に迫る

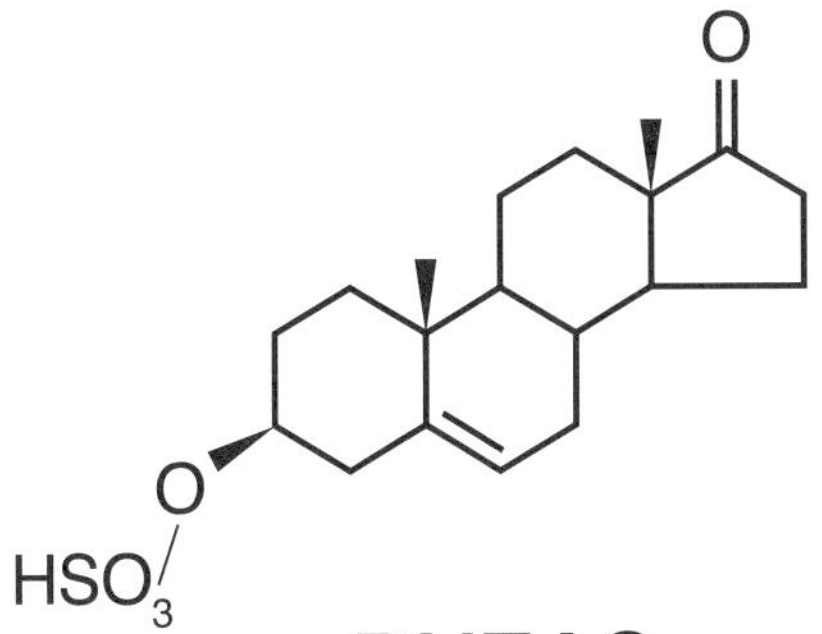

DHEAS

名和田 新

推薦の言葉

内分泌系は、生体の細胞間の情報伝達系として、ホメオスターシスの維持、ストレスへの対応、成長・生殖・加齢などのライフヒストリーの形成に重要な役割を果たしている。情報伝達物質であるホルモンには、蛋白・ペプチドホルモン、ステロイドホルモン、アミノ酸ホルモンなどがある。本書で取り上げられているステロイドホルモンは副腎皮質、性腺で産生されるもので、その研究と臨床応用は20世紀前半から後半にかけてめざましい発展を遂げたが、本書ではこの分野の、その後の着実な進歩の一端が詳細に述べられている。

著者の名和田　新九州大学名誉教授は、ステロイドホルモンの専門家として、わが国を代表するのみでなく、国際的にも広く名を知られた研究者である。本書は教科書ではなく、まず副腎皮質ホルモンの研究の歴史の中で著名な成果を挙げた研究者について述べ、次いで自らの研究遍歴として、ステロイドホルモンの生合成や作用に関わる分子の異常、転写因子やコアクチベーターの異常によって起こる疾患、性分化の異常を来す疾患についての分子生物学的研究成果や内分泌異常の新しい法療法の試みなどを紹介し、最後に長年取り組んできた副腎性アンドロゲンであるDHEAS(dehydroepiandrosterone sulfate）についての最近の知見を詳しく述べられている。DHEASは6歳頃から分泌が増加して20歳台に頂値に達し、その後加齢と共に直線的に減少していく、作用のわからない謎のホルモンであった。名和田教授は進化医学の視点に立って、霊長類の中でも類人猿、特に人において血中レベルが高いことから、脳における役割を重視すると共に、その抗老化作用についての最近の知見を紹介している。そしてこれからの超高齢社会において、老化をどのように制御していくか、その展望が述べられている。もとより老化はきわめて複雑な現象であって、その制御は容易ではないが、DHEASが一つの切り口になるものと期待される。

本書はその内容から見て、若い医師を対象に書かれたものと思われる。医療技術の進歩と共に、そして社会の高齢化に伴って、医師の活躍の場はより多様化して拡がりつつある、その中でいつの時代にも求められるもの、それは臨床研究に打ち込み、科学者としての姿勢を貫いて、新しい医療の未来を拓く医師研究者(physician scientist)である。本書を通して、臨床医学がどのように進歩してきたか、どのような未来の展望があるのか、若い医師は是非学んで欲しいと願い、推薦の言葉としたい。

京都大学名誉教授
日本学士院会員
井　村　裕　夫

はじめに

私のステロイドホルモンとの出会いは、恩師井林博先生（九州大学医学部第三内科 第四代教授）に繙いて頂いたことに始まる。それ以後ステロイドホルモンの魅力にとりつかれ、50年近く、その研究に携わって来た事になる。

九州大学と福岡県立大学の任務を終え、6年振りに内分泌・糖尿病の内科医として働き始め、驚いた事は高齢者の患者が急増しており、多くの方は糖尿病を基盤に、フレイルの状態となり、認知症、半身麻痺、転倒骨折、癌により、介護を必要とされている方が多い。

老化とともに著減する副腎アンドロゲンDHEASの研究は、最近めざましい進歩をとげ、健康長寿におけるDHEASの重要性を考察する最適のタイミングである。

最初にステロイドホルモンの歴史として、トーマス・アジソン博士によるアジソン病の発見に始まり、フィリップ・ヘンチ博士による治療への応用と、ケネディ大統領のアジソン病との戦いを紹介し、この歴史から学問を始める若い人へメッセージを贈った。

次にDHEASの理解を深めるため、20世紀後半、遺伝子工学の進歩により解明された、副腎ステロイドホルモンの生合成と、核内受容体・転写因子と、副腎・生殖腺の分化と、副腎の分化と密接に関係する性分化の全貌を紹介する。

私たちは転写因子病とコアクチベーター病の新しい疾患概念の確立と、先天性副腎疾患の病因を解明した。この成果は、アジソン病と先天性副腎疾患の厚生労働省の難病の指定へと導いた。

1960年代、生物学者のレイチェル・カーソンは、化学物質が生物の性分化異常を起こし、種の絶滅の危険性があると警鐘を発し、大きな社会問題になった。本書で内分泌かく乱物質の研究に貢献した成果を紹介し、環境破壊について考察する。更に歴史上の半陰陽の話題を、現在の医学の進歩した立場から解説する。

臨床応用として、副腎再生と、前立腺に抑制作用を示すアンドロゲン受容体モデュレーターの開発を紹介する。

ダーウィンの進化論は、多くの種の遺伝子構造が明らかにされ、科学的に実証されている。医学領域では、井村裕夫先生（京都大学名誉教授）が進化医学を提唱され体系づけられている。これは病気の解明に新たな視点を与えている。

ヤツメウナギの研究から、ステロイドホルモン生合成酵素と、ステロイドホルモン受容体は、脊椎動物に初めて進化・出現し、DHEAは、古代のステロイドホルモンであり、エストロゲン受容体（ER）が、祖先受容体である事が明らかにされた。

霊長類のなかで、ヒトと類人猿のみに大量に存在するDHEASの研究は、井林博先生から引き続き長く携わって来たが、ようやく、そのベールがはがされ、全貌が明らかにされる時が来た。進化医学を基盤にDHEASの謎に迫る。

ヒトのライフヒストリー（生活史）は、進化の過程で形成された。血中DHEASは、ヒトのライフヒストリーで特徴ある変動を示し、胎児期、アドレナーキと、アドレノポーズの生涯を通じて極めて重要である。

DHEAとDHEASの多くの細胞膜受容体が同定され、イントラクリノロジーと、GWASの解析からDHEASの作用の詳細が明らかにされている。

DHEASの健康長寿における重要性を、抗老化（アンチエイジング）作用として、DHEAにより誘導されるシャペロンから解説し、更に老化とともに急増するアルツハイマー型認知症、肥満と糖尿病、心血管疾患、骨粗鬆症と、フレイル・サルコペニアの予防と治療におけるDHEAの重要性について、最新の知見を紹介する。

本書は九州大学で一緒に、夜を徹して頑張って頂いた、教室の多くの皆様のすばらしい成果をもとに執筆したものである。この場を借りて厚くお礼申し上げる。

本書の出版を取り上げて頂いた大道学館出版部の主幹編集長の古山正史氏と、適切な助言と細部にわたる校正をして頂いた祥文社の花村美月氏に心から感謝申し上げる。

最後に終始、私を励ましてくれた妻のあおいに深謝する。

目次

推薦の言葉 ―――― 井村裕夫 …… 2
はじめに …… 4
第1章 副腎ステロイドホルモンの歴史 …… 18
1 トーマス・アジソンの洞察力 …… 18
(1) アジソンの生い立ち …… 18
(2) ガイ病院での活躍 …… 19
(3) アジソン病の発見 …… 20
(4) アジソン病と多腺性自己免疫症候群 …… 24
2 フィリップ・S・ヘンチの慧眼 …… 26
(1) ステロイド治療の黎明期 …… 26
(2) ヘンチの慧眼 …… 28
(3) ハンス・セリエのストレス学説と副腎 …… 31
3 ジョン・F・ケネディのアジソン病との戦い …… 34
4 若い人へのメッセージ ― アジソン、ヘンチとケネディから学ぶ事 ― …… 38
(1) するどい観察眼と深い洞察力 …… 38

(2) 医学教育 …… 39
(3) 九州大学医学部の開学 …… 40
第2章 ステロイドホルモンの分類 …… 45
第3章 ステロイドホルモンの生合成と作用機構の全貌 …… 48
1 ステロイドホルモン生合成酵素シトクローム P450 …… 48
(1) 副腎皮質ステロイドホルモンの生合成 …… 48
(2) 副腎皮質の層構造と細胞分化 …… 53
2 ヒトに新しく発見されたバックドア経路 …… 54
3 先天性副腎過形成 …… 56
(1) ポピュラーな病気 ― 21水酸化酵素欠損症 ― …… 58
① 病態 …… 58
② 遺伝子変異と臨床病型の関係 …… 59
③ 成人発症の非古典型 …… 59
④ 何故ポピュラーな病気なのか …… 60
4 転写因子と核内受容体 …… 63
(1) ステロイドホルモンの作用発現 …… 63
(2) ステロイドホルモン受容体の構造と種類 …… 65

(3) ステロイドホルモン受容体は創薬開発のターゲット……66
(4) ストレスと核内受容体TINUR（NURR1）……67
(5) ステロイドホルモンの作用に重要なコレギュレーター……68
① ステロイドホルモンによる転写の促進と抑制のメカニズム……68
② 核内で転写が迅速に進むための機能的コンパートメント……69
③ ARのAF-1結合コアクチベーターANT-1（PRPF6）……71
5 細胞膜受容体……73
6 副腎・性腺のマスター転写因子Ad4BP/SF-1……74
(1) マスター転写因子Ad4BP/SF-1……74
① Ad4BP/SF-1による解糖系の制御……78
② Ad4BP/SF-1のリガンド……80
第4章 転写因子病とコアクチベーター病……82
1 転写因子病とは……82
2 副腎と性分化は密接に関係する……84
3 男が女になるアンドロゲン受容体異常症……87
4 新しい疾患概念コアクチベーター病……90
5 転写因子異常によるアジソン病……92
(1) DAX-1異常症……92

(2)　Ａｄ４ＢＰ／ＳＦ－１異常症……93
6　厚生労働省の難病指定……94

第5章　内分泌かく乱物質（環境ホルモン）……95
1　レイチェル・カーソンの警鐘……95
2　内分泌かく乱物質への挑戦……99
(1)　アンドロゲン受容体……101
(2)　アロマターゼ……103
(3)　Ａｄ４ＢＰ／ＳＦ－１……104
3　何故多くの化学物質はエストロゲン作用をかく乱するのか……105
4　今後の課題……107
5　人類を滅亡から救うために……109

第6章　歴史上の半陰陽の話題……111
1　ギリシャ神話に始まる半陰陽……111
2　半陰陽の分類……112
(1)　仮性半陰陽……112
(2)　真性半陰陽……113
3　21水酸化酵素欠損症と女性仮性半陰陽……113

4 アスリートと真性半陰陽 …… 117
5 教皇ジョアンナは女性仮性半陰陽だったのか …… 118

第7章 新しい治療法の開発 …… 122
1 副腎再生とグルココルチコイドの副作用の対策 …… 123
(1) 副腎クリーゼと副腎再生 …… 123
(2) グルココルチコイドの副作用の対策 …… 126
2 前立腺に抑制作用を示すアンドロゲン受容体モデュレーター …… 129
(1) 加齢男性性腺機能低下症候群（ＬＯＨ症候群） …… 129
(2) 男性における女性ホルモン（Ｅ２）の役割 …… 130
(3) アンドロゲン受容体モデュレーター（ＳＡＲＭ）の開発 …… 131
(4) ＳＡＲＭ開発の現状 …… 134

第8章 進化医学が拓くステロイドホルモンの最前線 …… 135
1 進化医学とは …… 135
(1) ダーウィンの進化論 …… 135
(2) 進化医学 …… 136
2 ヤツメウナギからの進化―祖先ＥＲとステロイドホルモン生合成・代謝酵素― …… 137
(1) ステロイドホルモン受容体の進化 …… 137

(2) ステロイドホルモン生合成と代謝酵素の進化……141

第9章 進化医学からDHEASの謎に迫る……144

1 DHEASの研究と取り組み……144
2 霊長類のなかでヒトと類人猿のみに大量に存在するDHEAS……148
3 ヒトにおけるDHEASの一生……149
4 ヒトのライフヒストリーを通して重要なDHEAS……152
(1) 胎児期……152
(2) アドレナーキ……155
① アドレナーキの引き金は何か……155
② 網状帯におけるDHEAS生合成メカニズム……157
③ アドレナーキにおけるDHEASの生理学的意義……158
(イ) 脳の発達……158
(ロ) 成長と栄養……162
(ハ) 早発アドレナーキ（premature adrenarche：PA）……163
(a) H6PDH欠損症……164
(b) PAPSS2欠損症……165
(3) アドレノポーズ……166
① アルツハイマー型認知症……167

(イ) ヒトの脳におけるＤＨＥＡの生合成とアミロイドβ産生抑制 …… 169
(a) ヒトの脳はＤＨＥＡを生合成する …… 169
(b) 酸化ストレスは新しい経路でＤＨＥＡを生合成する …… 171
(c) ＤＨＥＡはＡβの産生を抑制する …… 173
(ロ) ＤＨＥＡとＤＨＥＡＳの脳における作用メカニズム …… 174
(ハ) ＤＨＥＡの臨床介入試験 …… 178
② 心血管疾患 …… 179
(イ) ＤＨＥＡの抗肥満作用と抗グルココルチコイド作用 …… 179
(ロ) ＤＨＥＡの心血管における作用メカニズム …… 185
(ハ) ＤＨＥＡの臨床疫学エビデンス …… 188
③ フレイル・サルコペニア …… 190
④ 気分感情障害とうつ病 …… 193
⑤ 免疫機能の低下 …… 193
(イ) 好中球の食作用の低下 …… 195
(ロ) サイトカインの産生の変化 …… 196
5 ＤＨＥＡとＤＨＥＡＳの作用機構 …… 197
(1) イントラクリノロジー（intracrinology） …… 198
(2) 核内受容体と細胞膜受容体 …… 199
① 核内受容体 …… 200

② 細胞膜受容体 …… 203
(イ) GABAA受容体 …… 203
(ロ) NMDA受容体 …… 204
(ハ) シグマ1受容体 …… 204
(ニ) TrKA受容体（チロシンキナーゼA受容体） …… 205
(ホ) G蛋白型共役型受容体（GPCR） …… 207
(ヘ) G蛋白共役型エストロゲン受容体（GPER） …… 207
(ト) IGF-1受容体 …… 208
(3) DHEAとDHEAS受容体の展望 …… 208

第10章 超高齢社会とDHEAS …… 210

1 健康長寿とDHEAS …… 210
(1) 寿命を決定する遺伝子とエピジェネティクス …… 210
(2) DHEAのシャペロン誘導とアンチエイジング …… 214
① TSPO（トランスローケーター蛋白） …… 214
② HSP90 …… 215
③ HSP70 …… 217
④ HSP47 …… 220
⑤ シグマ1受容体 …… 220

⑥ ANKRD13C …… 221
(3) コルチゾールのシャペロン誘導とストレス …… 221
(4) 血中DHEAS濃度に相関する遺伝子 …… 222
① ジンクフィンガー蛋白（ZKSCAN5） …… 223
② SULT2A1 …… 223
③ HHEX …… 224
④ CYP2C9 …… 224
⑤ ARPCIA …… 224
⑥ BCL2L11 …… 225
(5) DHEASと長寿 …… 227
(6) 栄養と長寿―メタボリックシンドロームとリバースメタボリズム― …… 229
2 DHEAの補充療法 …… 235
第11章 生活習慣病の予防 …… 239
1 先制医療（preemptive medicine） …… 240
2 カルナヘルスサポート（合同会社） …… 240
3 チーム医療の重要性 …… 242
おわりに …… 244

用語と略語の説明……256
参考文献……280

第1章

副腎ステロイドホルモンの歴史

ステロイドホルモンの臨床と研究のめざましい発展をとげた背景を知る事は、学問を進めて行く上で非常に有益である。

近代内分泌学の創始者であるトーマス・アジソンが、如何にしてアジソン病を発見したか、またフィリップ・ショウォルター・ヘンチがコルチゾンを臨床に初めて導入した発想についても、ほとんど知られていない。更に米国のカリスマ大統領として一心に期待を集めたジョン・F・ケネディが、アジソン病と戦った詳細についても全く知られていない。

アジソン、ヘンチとケネディの生涯を振り返り、ステロイドホルモンの発展の歴史を考察してみたい。

1　トーマス・アジソンの洞察力

(1)　アジソンの生い立ち

トーマス・アジソン（図1）は食料雑貨商を営むジョセフとサラ・アジソンの2人息子の次男として、1793年4月、最近独立問題で揺れた英国の北部スコットランドの鉄鋼・石炭産業で栄えたニューキャッスルのロングベストンで生まれた。

彼の父は息子達に自分よりも高い教育を受けさせ、高い社会的地位を得させるため、あらゆる努力を惜しまなかった。ニューキャッスルの小学校で、既にアジソンはラテン語に精通し、ラテン語を話し、ラテン語で文を書いたと言われている。

1812年エジンバラ大学医学部に入学し、1815年梅毒と水銀の論文で医学博士を取得した。卒業後アジソンは大志を抱き、首都ロンドンに移り、ロック病院に住み込んで働いた。そこで名声の高い皮膚科医トーマス・ベートマンから、皮膚疾患と皮膚科学のおもしろさを叩きこまれた。この教育がアジソンの臨床眼を養い、アジソン病の発見の伏線となったと考えられる。

(2) ガイ病院での活躍

1817年アジソンは夢がかない、ロンドンの名門、ガイ病院（Guy's Hospital）の医師として採用された。助手内科医を経て、1837年44歳で正内科医に昇進した。生涯43年間この病院に奉職し、1860年67歳で退職した。

当時ガイ病院にはアジソンと、リチャード・ブライト（急性、慢性腎炎の創始者）と、トーマス・ホジキン（ホジキン病の創始者）の3人の巨星が病院を牽引していた。

裕福な家庭で育った快活なブライトとちがって、アジソンは内向的で付き合いにくく自信を持った厳しい外見と、謙虚で神経質なうつ的な内面を持ち、これが災いして職場での昇進は遅かった。しかしアジソンはブライトの良き友であった。

彼は学生に診断学を教え、臨床ではベッドサイドティーチングに力を入れた。彼は患者と学生に愛情を持ち、彼の講義は明快で力強く、学生から賞賛され、学生は彼を愛し恐れ、極めて人気のある講師であった。

アジソンはベッドサイドでは、非常に探究心が旺盛で、如何なる病気も見逃さないように突き刺すような眼力で入念に患者を診察し、病気を突き止めるために、根気強くベッドサイドに立ち続けたと言われている。

ブライトとアジソンは、臨床疾患と病理学所見との関係を研究した同時代のフランスの病理学者テエンネックとビチカートの考えを取り入れた。多くの疾患を系統的に研究するため、病院の病理解剖室の近くに、特別な病棟を設置した。そして生理学的徴候と剖検で発見された病理所見とを関係づけ、診断学に科学的原理を導入したパイオニアであった。

(3) アジソン病の発見

アジソン（図1）は1849年London Medical Gazzetaに〝Anemia-disease of the suprarenal capsule〟と題し、アジソン病発見の端緒となる最初の短い論文を発表している。この165年前の論文を是非読みたいと思い取り寄せて頂いた。

論文は茶褐色に変色しており、165年の重みを感じた。短い論文であったが、私は興奮して読んだ。

アジソンがアジソン病を如何にして発見するに到ったかを知る事が出来るので、紹介してみたい。

これは南ロンドン医学会で会長の要請によって、アジソンが講演したものをまとめたものである。それは〝貧血、新しい型の貧血、それと分類出来ない腎上部被膜疾患〟と題したものである。この貧血をアジソンは特発性貧血と呼び、後にアジソン貧血と呼ばれたものである。

アジソンは自分が経験した数例の成人の全身の貧血患者を、詳細に観察し報告している。

貧血は徐々に進行し、顔面、口唇、体全体が蒼白で、筋力は低下し、心臓は衰弱し、体はやせ、無気力になり、死に到る。3症例で死後病理解剖を行い、すべての症例で腎上部被膜が病的状態である事を発見した。2症例では体のどの臓器にも病気は存在しなかった。

アジソンはこれらの観察の結果より、腎上部被膜の病的状態が、この貧血と関係しているという強い考えを持つに到っている。友人のブライトはこの病変に注目しなかった。

副腎は5gの小さな臓器で、解剖学者エウスタキウスによって、1514年最初に記載されているが、当時ほとんど顧みられる事はなく、時には忘れ去られ、腎上部被膜の名称にとどまっていた。これを病気の原因として提唱する事は、非常に勇気のいる事であったと思われる。この最初の論文の中に、彼の揺れ動く気持ちが書かれている。

しかしアジソンは自分の考えが正しい事を証明するため、同じ症状で死亡した11人の患者を集め、全ての患者の病理解剖を行い、全ての患者の病歴と剖検記録を書き、確信を持って、腎上部被膜（副腎）が病因である新しい疾患概念を提唱した。

1855年アジソンはこれをモノグラフとしてOn the constitutional and local effects of disease of the suprarenal capsuleと題してまとめた（参考文献：第1章副腎ステロイドホルモンの歴史22）。これがアジソン病を確立した不朽の名著となり、多くの人に読まれている。

アジソン没後150年を記念して、このモノグラフは本として発刊された。

アジソンが確信に到ったこのモノグラフを解説する。

アジソンはその序文に、生理学を基盤とした病理学の重要性を主張し、解剖病理学が病気の病因を明らかにし、診断に極めて大切である事を述べている。

アジソンは解剖病理学を駆使して、11症例の病理解剖を行い、今まで全く機能がわからず注目されていなかった腎上部被膜（副腎）の病気が存在する事に確信を持って書いている。

11症例は1例毎病歴と病理解剖所見が記載されている。特にアジソンが注目をしていた皮膚の特徴的な色素沈着を、5枚のカラーの患者のスケッチとして描いている。顔、頸部、上肢、脇、肘の屈曲側、陰のうなど、褐色から黒色の色素沈着で全身が黒ずんでいる特徴を示している。

11症例の内､両側に副腎病変があるのは7例である。副腎は腫大し､多くは結核と癌である。1例（症例2）は両側副腎が繊維性結合織で占められ、副腎病変は見られず副腎炎と考えられる。他の臓器には病変は認められていない事を証明している。

残りの4症例では副腎病変は一側性で、3例は癌である。病理解剖の副腎を中心とした各臓器の主なマクロとミクロのスケッチを記載している。

この疾患概念には多くの異論が出され、当時はほとんど認められず軽視された。

しかし1856年ブラウン・セカール（フランスの生理学者：脊髄半側症候群のブラウン・セカール症候群で有名）は動物実験で、両側副腎摘出により動物が急死する事を観察し、副腎は生命に必須な臓器であり、アジソンの発見は正しい事を証明した。

そして、アーマンド・トルーソー（フランスの内科医：テタニーのトルーソー反射で有名）は、同様の症状を持つ症例を経験し、その剖検で腎上部被膜（副腎）に病巣を認め、アジソンが提唱した事の重要性を確認し、この病気をアジソン病と命名した。

アジソンは52歳で結婚したが、子供には恵まれなかった。アジソンは胆石と黄疸で健康を害し、1860年病院を退職せざるを得なかった。

アジソンにとってガイ病院が人生の全てであった。退職後、急速にうつ状態となり、4カ月後病院の屋上から身を投げ死亡した。享年67歳であった。

死亡についてはほとんど報道されなかった。

しかし彼の死後、近代内分泌学の創始者として、アジソン病を提唱した業績を称え、ガイ病院の病理学記念館に彼の胸像が建てられ、ガイ病院の玄関には彼の名前がつけられ、病院の教会の大理石に碑文が書かれ、彼の名声を不滅のものにした。

(4) アジソン病と多腺性自己免疫症候群

アジソンが最初に報告した、特異な貧血と腎上部被膜病変について考察してみたい。その前に多腺性自己免疫症候群について簡単に説明する。

多腺性自己免疫症候群（polyglandular autoimmune syndrome：PGA）は、自己免疫反応によって、炎症、リンパ球浸潤を起こし内分泌腺が破壊され、内分泌機能低下を引き起こす。一つの内分泌腺が障害されると、ほかの内分泌腺が引き続き障害され、多発性の内分泌腺の機能不全を起こす症候群である。

内分泌腺の障害の違いにより3型に分類される。副腎不全が起こるのはⅠ型とⅡ型である（表1）。自己免疫性副腎不全はT細胞を介した副腎皮質の破壊である。自己免疫疾患の診断には自己抗体の証明が大切である。副腎の自己抗体として、副腎皮質抗体（ACA）と、副腎ステロイド生合成酵素21ヒドロキシラーゼ自己抗体が証明されている。後者は自己免疫性アジソン病の80～90％に出現する。

多発性自己免疫症候群Ⅱ型の遺伝形式は多因子遺伝である。ノルウェーのアジソン病患者のコホートスタディで、HLADR3-DQ2とDR4-DQ8のハプロタイプが多く、これはⅡ型の特徴である。このⅡ型の家系の半分は自己免疫疾患に罹患している。

さてアジソンが最初に報告した副腎病変には、副腎皮質は繊維性組織で置換されており、副腎に結核や癌を含む他の病変は存在せず、病気は青年から中年の発症で、皮膚は独特の褐色から黒色に到る色素沈着を示し、時に白斑を認める。これは自己免疫性副腎炎によるアジソン病の特徴を示している（表1）。
アジソンは貧血の原因がわからず、特発性貧

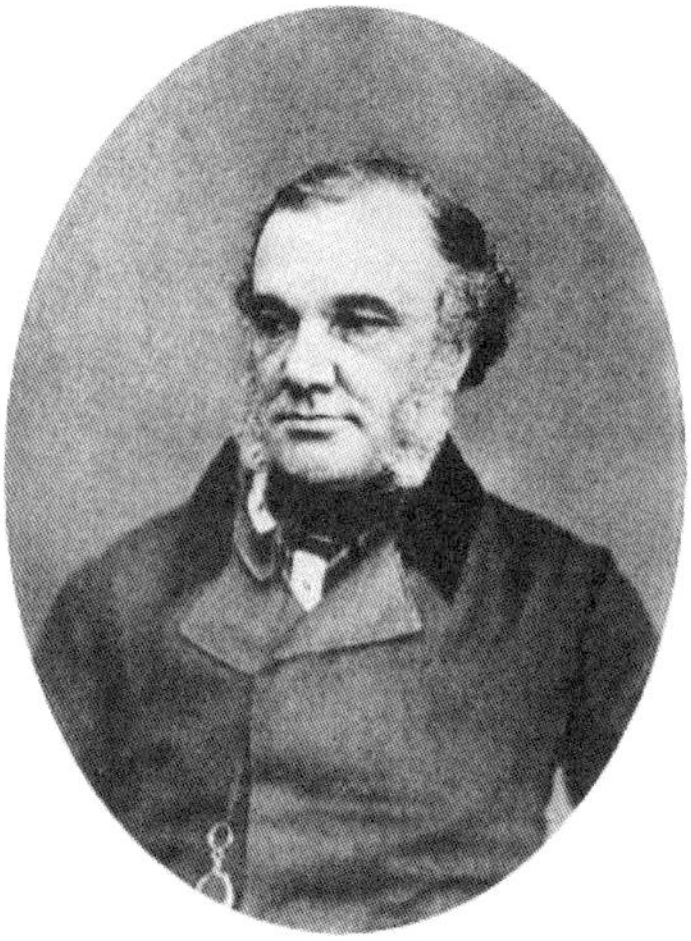

図1. Thomas Addison
(1793-1860)
(wikipedia org)

表1. 多腺性自己免疫症候群Ⅰ型とⅡ型

特徴	Ⅰ型	Ⅱ型
発症年齢	小児期（３－５歳）	成人期（３０歳にピーク）
ＨＬＡ型	Ａ２８，Ａ３	主にＢ８，ＤＷ３，ＤＲ３，ＤＲ４，特定の疾患では他の型
女性／男性	１．４／１．０	１．８／１．０
臨床症状		
アジソン病	６７％	１００％
甲状腺疾患	１０－１１％	６９％
悪性貧血	１３－１５％	＜１％
Ⅰ型糖尿病	２－４％	５２％
性腺機能不全	４５％	３．５％
副甲状腺機能低下症	８２％	みられない
白斑	４％	５－５０％
皮膚カンジダ症	７３－７８％	みられない

血（アジソン貧血）と呼んだが、この貧血は自己免疫性副腎炎に合併する悪性貧血であると考えられる。

悪性貧血はビタミンB12が結合する内因子に対する抗内因子抗体が出現し、ビタミンB12の内因子への結合を阻害し、ビタミンB12の吸収不全による貧血を起こす。また抗胃壁抗体により胃壁細胞の破壊により萎縮性胃炎を発症する。頑固な胃症状は萎縮性胃炎による症状と考えられる。

即ち、アジソンが最初に発見したアジソン病は、自己免疫性アジソン病に悪性貧血を合併した多腺性自己免疫症候群Ⅱ型と考えられる（表1）。

アジソンはアジソン病の疾患概念を提唱すると同時に、多腺性自己免疫症候群を提唱した事になる。

2　フィリップ・S・ヘンチの慧眼

(1)　ステロイド治療の黎明期

ブラウン・セカールが副腎は生命の維持に必須な臓器である事を証明して以後、内分泌腺の概念が考え始められた。

1889年ブラウン・セカールは、モルモット、イヌの精巣抽出物を自分に注射し若返ったと報告した。しかし他の研究者では再現できず失敗に終わった。今考えて見れば、水溶性の抽出物に脂溶性のテストステロンはほとんど含まれておらず、当然の結果であるが、彼のねらいは間違っていなかった。

1891年アジソンと同郷のニューキャッスル出身のジョージ・マレーは、甲状腺抽出物を粘液水腫の患者に注射し著効したと報告した。

１８９３年医学教育で有名なウィリアム・オスラーは、米国で一早く甲状腺抽出物によるクレチン病の治療を大々的に進め、あらゆる治療の中で最も著効する事を明らかにし、１８９７年ワシントン内科医・外科医学会で「米国における散発性クレチン病について」の論文を発表した。

オスラーは内分泌腺からの化学物質が欠如して、同じような補充療法により治療できる疾患があると考え、アジソン病患者に、副腎抽出物の注射の治療に挑戦した。数人のアジソン病患者に試み、一時的に効果が見られたものもあったが、全例失敗に終わった。

１８９３年オリバーとシェファーは、副腎髄質抽出物を注射すると血圧上昇、心拍数が増加する事を発見し、１９００年高峰譲吉博士は世界で初めてアドレナリンの単離と結晶化に成功した。蛇足であるが、私は米国国立衛生研究所（NIH）に3年間留学した。ベセスダのアパートで生活し、週末は家族と一緒に、車でアパートから1時間のワシントンＤＣのスミソニアン博物館に行く事が楽しみであった。特に春のワシントンＤＣのポトマック河畔の桜並木が一斉に開花し、満開となると、その美しさに眼を奪われ、心をなごませてくれた。高峰譲吉博士は、この桜並木をワシントンＤＣへ寄贈する事に深く貢献した。

１９０２年このような学問の流れの中で、スターリングはセクレチンを発見し、化学物質が血流を介して運ばれ、生体の離れた部位の機能を調節していると主張して、その化学物質をホルモンと命名し、新しい時代が始まる事になる。

(2) ヘンチの慧眼

フィリップ・ショウォルター・ヘンチ(図2)は、ジャコブ・ビクター・ヘンチとカラ・ショウォルターの息子として、1896年米国ペンシルバニアのピッツバーグで生まれた。プロテスタントの家系に生まれ、幼少期は幸せに過ごした。1916年ペンシルバニアのラファイエット大学の芸術学部を卒業した。彼は第一次世界大戦で米国軍隊に所属し、医師団に奉仕した。その医師団とピッツバーグ大学で医学の教育を受け、1920年ピッツバーグ大学で医師の資格を取得した。ピッツバーグの聖フランシス病院でインターンを行い、1923年メイヨークリニックのリウマチ科のフェローとして採用された。当時メイヨークリニックにはリウマチ学の専門家はいなかったが、ヘンチはリウマチに興味を持ち診療を進めた。講師、准教授を経て、1947年に教授に就任し、リウマチ疾患部門の主任となった。彼は臨床・教育において、一つの真実は全体の真実の断片にすぎず、リウマチ患者を診断する時は、幅広い臨床医学知識を駆使する事が重要であると強調した。カルテには詳細に関節痛と関節の腫脹の程度を記録した。

1920年代には関節リウマチの病因は解明されておらず、急性関節炎は感染によると考えられていた。

1929年4月ヘンチは65歳の医師の関節炎が、黄疸の発症後に軽快した事に気づいた。そして黄疸は4週間で消失したが、関節炎の寛解は7カ月続いた。ヘンチはこの事実に非常に興味を持ち、黄疸で関節炎が寛解した31症例を集め詳細に検討した。その効果は黄疸の重症度に関係している事を明らかにした。

更に妊娠、感染、術後や、アレルギー疾患で、一過性に関節炎が寛解する事に気付いた。ヘンチは関節炎が寛解するのは、生体内の内因性物質（サブスタンスX）によると仮説を立てた。ヘンチはまず黄疸に注目し、胆汁酸や、ヒト、ウシの胆汁を患者に投与した。黄疸患者の血液を輸血する事さえも行ったが、関節炎の寛解は見られなかった。

ヘンチにとって幸運な事は、メイヨークリニックの生化学にエドワード・ケンダルが活躍していた事であった。ケンダルは優秀な生化学者で、１９１４年世界で初めて、サイロキシンの結晶化に成功し、その後、副腎ステロイドホルモンの研究に力を入れていた。

ヘンチはケンダルのところに相談に行き、毎日のようにケンダルと議論し、意気投合して共同研究者となった。そして内因性物質は、副腎ステロイドホルモンであると考えるに到った。

時代は丁度、世界が競争して副腎ステロイドホルモンの同定に力を入れていた。副腎にはステロイドホルモンの含量が少なく、構造が似ているので単離する事が極めて難しかったが、米国のケンダルと、スイスのタデウス・ライヒスタインが、競争に勝ち、副腎を摘出した動物に効果が最も強いコンパウンドＥ（現在のコルチゾン）の分離に成功した。

これに輪をかけたのが、第二次世界大戦において、当時ヨーロッパを制覇していたドイツのナチス空軍飛行士が、戦闘力を増強するため、副腎皮質エキスを注射されていると言う情報であった。米国では国防省の戦時至上命令による医学研究として推進された。

戦後ケンダルは製薬会社メルクと共同研究を行い、コンパウンドＥを大量に生成した。１９４８年メルクはコンパウンドＥを９ｇ生成し、内分泌学者を集め、臨床応用を検討するため、アジソン病と、糖尿病と、科学研究のために配分する事を決定した。全てが決定された後であったが、ヘンチとケンダルは、ねばってお願いし、関節リウマチの患者のために、コンパウンドＥ３ｇをメルクから獲得した。ヘンチとケンダルは、これはギャンブルであると思った。

ヘンチは、メイヨークリニックに入院していた重症の関節リウマチのため寝たきりだった29歳のガードナー夫人に、コンパウンドＥを注射する事を決めた。

１９４８年9月21日、第1日目に50㎎、2日目から毎日１００㎎を注射し、4日後に驚いた事に寝たきりであったガードナー夫人が、外に歩いて出る事が出来るようになった。そのドラマチックな効果にヘンチは目を見張り、はやる気持ちを抑え、15人の関節リウマチの患者にコンパウンドＥの注射と、2人の患者にACTHの注射を行い、全ての患者で同じ効果を得て、ヘンチは確固とした確信を持った。

１９４９年4月13日、ヘンチはメイヨークリニックの定例のミーティングで、講演を行った。部屋は満員で、コンパウンドＥの治療前後の映像と、講演は熱烈な歓迎を持って迎えられた。ニューヨークタイムスは現代の奇跡として大々的に報道した。

翌年の１９５０年、発見から最も短いわずか1年で、ヘンチ、ケンダル、ライヒスタインは、ノーベル生理学・医学賞を受賞した。

ヘンチとケンダルはノーベル賞の賞金を、メイヨークリニックの仲間と分かち合った。

ヘンチは1965年3月30日休暇でジャマイカに滞在中に死亡した。享年69歳であった。

(3) ハンス・セリエのストレス学説と副腎

ヘンチは関節リウマチの症状が寛解したのは、内因性物質（サブスタンスX）であると考え、黄疸に着目し、熱心に色々試みたが、全て成功せず、最終的に副腎ステロイドホルモンに注目した。何故ヘンチは黄疸から突然副腎ステロイドホルモンを考えたのか、私を含め、多くの人の謎であった。この謎を解く鍵は、ハンス・セリエの存在であったと考えられる。

セリエは1907年オーストリアのウィーンで生まれ、プラハの大学で医学博士を取得した。1936年カナダのモントリオールのマギル大学の生化学で、内分泌の研究をスタートし、将来を期待された若き内分泌学者であった。彼は生涯、動物を使った生理実験を行った。セリエはまず卵巣の抽出物をラットに注射し、その反応性を見て、新しいホルモンを発見する事を目指した。その実験で、副腎皮質の肥大と、胸腺とリンパ節の萎縮と、胃十二指腸のビランと潰瘍の、3つの特徴を発見し、新しいホルモンによる所見であると興奮した。彼はその特異性を確かめるために、胎盤、下垂体、腎臓、脾臓の抽出物、更には毒物、ホルマリンなどの注射を行ったが、予期に反して、全て同じ3つの特徴を示し、新しいホルモンの発見に失敗した。彼は失意の中で、如何なる種類の刺激に対しても、体に同じ非特異的反応を起こす事は大切であると考え、1936年Natureに汎適応症候群の概念を提唱した。これらの外因刺激を、ストレッサーと呼び、後にストレス反応と命名した。

この生体反応を引き起こすのは、ストレスによる視床下部―下垂体―副腎の反応が、決定的な役割を演じている事を最初に提唱した。

セリエは副腎皮質に由来するホルモンをコルチコステロイドと命名し、その中で炭水化物代謝に関係するものをグルココルチコイドと命名した。これが抗炎症作用を持っている事を、最初に指摘したのは注目すべきである。1946年にランセットに副腎皮質と関節炎の論文を発表している。

一方1914年ウォルター・B・キャノンは、既に闘争と逃避反応にアドレナリンが重要である事を証明しており、セリエのグルココルチコイドの役割を決して認める事なく死亡した。

しかし、ストレス学説はキャノンと、セリエにより、確立された偉大な功績である。

特にセリエは内分泌学者として、ストレスにより視床下部―下垂体―副腎皮質―グルココルチコイドの重要性を初めて確立した。

最近セリエが汎適応症候群を発表して75周年を記念して、ストレス学説を顕彰する論文が出ている。その中でヘンチはノーベル賞を受賞するまで、セリエのストレス学説に全く触れていないと非難している。しかしヘンチらがノーベル賞を受賞した時の受賞内容の紹介文を取り寄せて読んでみると、その中に先駆的な功績として、アジソンと、セリエの事が述べられている。更にヘンチは治療にコルチゾンのみならず、ACTHも使用している事は、セリエのストレス学説を念頭において、研究を進めた事は間違いないと考えられる。

ヘンチの慧眼としての洞察力のするどいところは、関節リウマチの患者の黄疸が重症であればあるほど、また妊娠、感染、術後の状態において症状が寛解したのは、これらがストレスとなり、視床下部ー下垂体ー副腎を刺激してグルココルチコイドの分泌が増加し、抗炎症作用を起こしたと考え、内因性物質として副腎ステロイドホルモンを想定した事である。

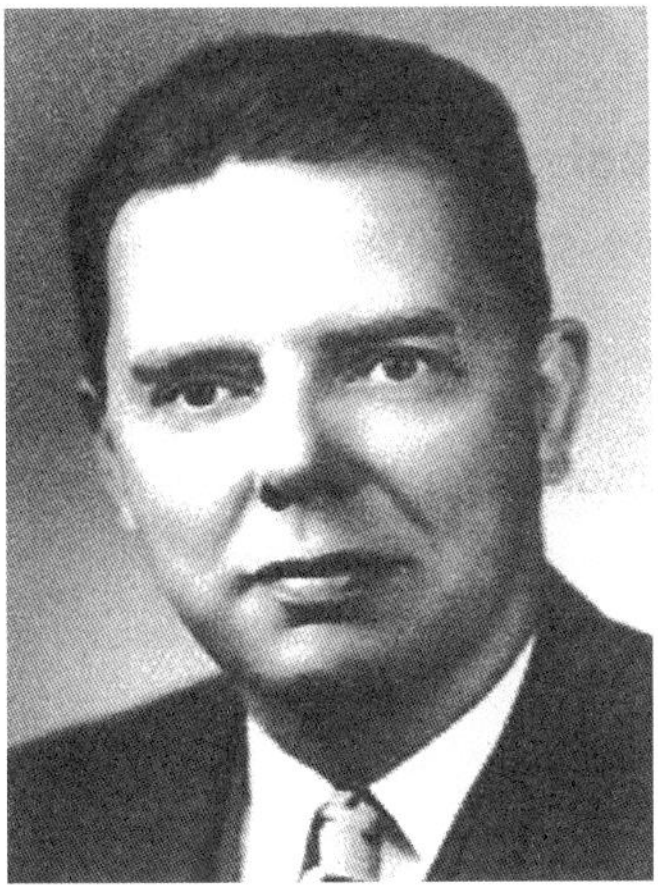

図2. Philip Showalter Hench
(1896-1965)
(wikipedia org)

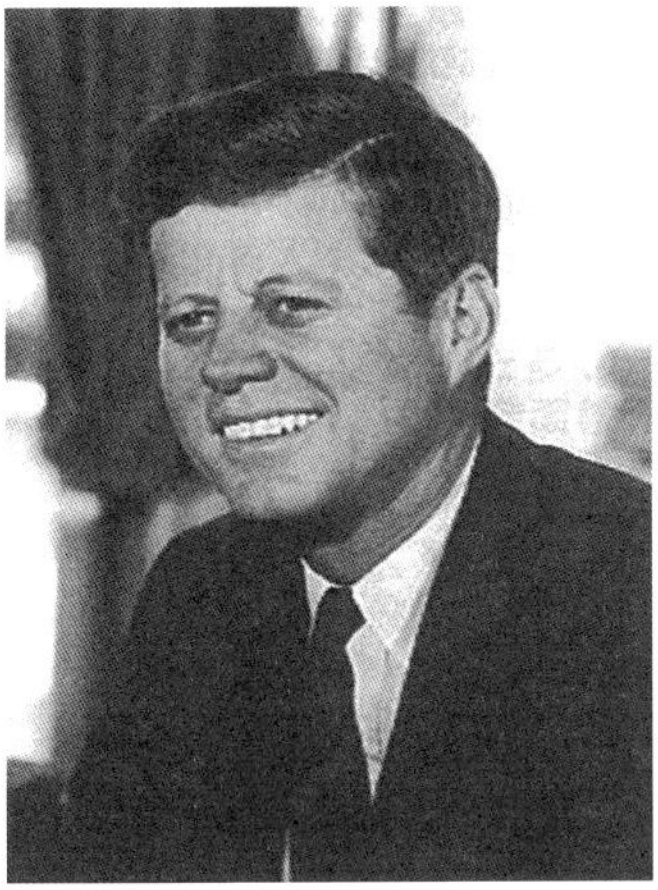

図3. John F. Kennedy
(1917-1963)
(wikipedia org)

3　ジョン・F・ケネディのアジソン病との戦い

私が九州大学に在職中、米国内分泌学会には万難を排して毎年出席し、1年間の進歩を貪るように吸収し、疲れ果てて、充実した気持ちで日本に帰っていた事を思い出す。

米国テキサス州ダラスで開催された時、43歳の若さで大統領に就任し、米国の期待を一心に集めたカリスマ性のあるジョン・F・ケネディ（図3）が、1963年11月22日テキサス・ダラスを遊説のパレード中に、凶弾に倒れ死亡したエルムストリートに立ち、当時の感慨に耽った。大学で学生にアジソン病の講義をする時、ケネディ大統領は結核性アジソン病に罹っていたと常に話していたが、その詳細については全く解っておらず、封印されていた。

しかし研究者の長い間の要望に答えて、ホワイトハウスはケネディの医学カルテを開示する事を許可した。今まで謎に包まれていたケネディの壮絶な病気との戦いが白日のもとにさらされる事になった。

2002年に開示されて以後、多くの研究者がケネディのカルテを検証している。

2009年マンデルらは、大統領の医学カルテを詳細に検討した。ホワイトハウスの医学ファイルの中で、ホワイトハウスの内科医のカルテ、多くの専門家の意見、退院サマリー、レントゲンフィルムを検討し、治療に携わったメイヨークリニックと、ラーヘイクリニックの医師のコメントと、ケネディの父親とケネディ大使から、若きケネディに関して話を聞き、その検討の結果、長い間疑問視されていたケネディの病気は、自己免疫性アジソン病であったことがはじめて明らかにされた。

ケネディは小さい時から病弱であった。23歳の時メイヨークリニックの医師は、ケネディが低血圧であるとケネディの父に手紙を書いている。

1945年下院議員に立候補した時、ケネディは痩せて、目がくぼみ、スタッフには弱々しく見えた。ケネディはキャンペーンのためのパレードの終わりに顔が青白くなり、倒れた経験がある。

1947年下院議員であったケネディは、英国訪問中にショック状態に陥った。診察した内科医は副腎クリーゼと診断した。1年生きる事は出来ないだろうと言われ、看護婦に付き添われ、ニューヨークに船で帰り、ボストンのラーヘイクリニックに入院した。内分泌専門医が治療し、デオキシコルチコステロンアセテート（DOCA）を3カ月毎に、大腿部の皮下にペレとして移植された。

ケネディはこの時点で、自己免疫性アジソン病による副腎不全を発症したと考えられる。ケネディが30歳の時の事である。

1948年ヘンチが関節リウマチの患者にコルチゾンの劇的な効果を証明し、1950年メルクはコルチゾンを大量に生成し、アジソン病の治療に応用を開始した。ケネディは直ちにコルチゾンを毎日25mg内服する治療を始めた。

1954年ケネディはニューヨークで脊椎の手術を受けた。1955年外科雑誌の論文に「手術中の副腎不全の管理」の症例としてケネディの手術が報告されている。

1960年ケネディの政敵は、ケネディはアジソン病であり、激務は無理であると追求した。しかしケネディの陣営は、副腎は結核性病変で、現在は治療で治癒していると反論した。私達はこの報道で、ケネデイは結核性アジソン病と思いこみ学生に講義をしていた事になる。

１９５５年ニューヨークの病院に入院した時、甲状腺機能低下症の診断を受け、サイロニン（Ｔ３）25μg毎日2回内服の治療を始めた。基礎代謝率はマイナス15％であった。

ケネディはアジソン病と甲状腺機能低下症にかかっており、多腺性自己免疫症候群Ⅱ型である事は明白である（表1）。

この症候群の患者の50％において、副腎不全が最初の内分泌異常であり、その3分の2に自己免疫性甲状腺疾患を合併し、発病は30歳にピークを示す。ケネディがアジソン病で副腎不全を起こした年齢である。

ケネディのカルテには、内分泌検査の成績、自己抗体の検索、HLAの検索は記載されていないが、多腺性自己免疫症候群の患者の50％に、親族に自己免疫疾患が存在する。公に伝えられているように、ケネディの妹はアジソン病であり、息子はバセドウ病である。

ケネディの病理解剖において正式な副腎の所見についての記載はないが、１９６２年剖検時の病理医は、剖検チームは副腎組織を発見出来ず、副腎萎縮に一致していたと書いている。

１９６１年ケネディの処方は、ハイドロコルチゾン10mg毎日1回、プレドニゾロン２・５mgとサイロニン（Ｔ３）25μg毎日2回、フルドロコルチゾン０・１mg毎日1回、ビタミンＣ５００mg毎日2回と、メチルテストステロン10mg毎日1回であった。

コルチゾンからハイドロコルチゾンとプレドニゾロンの内服に変わっている。

更に目を引くのは、メチルテストステロンの内服である。多腺性自己免疫症候群Ⅱ型では、自己免疫性性腺機能低下症を起こす。これによりケネディは精巣機能低下を起こしている可能性があるが、極めてまれである。ケネディには4人の子供があり、この可能性は低いと考えられる。ケネディはハイドロコルチゾン10㎎と、プレドニゾロン5㎎を毎日内服しており、これにより視床下部─下垂体─性腺系の抑制が考えられる。

アジソンが最初に経験した症例の深い洞察から、アジソン病の新しい疾患概念を提唱したわけであるが、その症例は、当時結核性が多い中で、まれな特発性副腎萎縮と、悪性貧血を合併した多腺性自己免疫症候群Ⅱ型による自己免疫性アジソン病であった。ケネデイは自己免疫性アジソン病と、甲状腺機能低下症に罹患しており、アジソンが最初に報告した症例と同じ多腺性自己免疫症候群Ⅱ型であった（表1）。アジソンが提唱した同じ多腺性自己免疫症候群であったことは、偶然の一致であるが、歴史のおもしろさに興奮する。またヘンチのおかげで、ケネディは一早くコルチゾンを治療に使用できたのも学問の進歩のおかげである。

4　若い人へのメッセージ―アジソン、ヘンチとケネディから学ぶ事―

学問は継承と創造である。偉大なアジソン、ヘンチ、ケネディから学ぶ事を考えてみたい。

(1)　するどい観察眼と深い洞察力

アジソンがアジソン病の新しい疾患概念を確立する端緒となった最初の症例において、特異な貧血と、皮膚の灰～黒色の色素沈着に注目した。アジソンはガイ病院に勤務する前に、高名な皮膚科医ベートマンに皮膚科学の重要性を叩き込まれている。これがアジソンの患者を見る観察眼を養ったと思われる。

アジソンはブライトと共に病理解剖を始め、アジソンは11症例の病理解剖を行い、綿密な検索から、他の臓器には異常がなく、それまでほとんど注目されていなかった腎上部被膜の副腎の異常が病因であると洞察した。

一方ヘンチはリウマチ関節炎の患者が、黄疸、妊娠、術後感染などにより症状が寛解したのは、これがストレスとなり、副腎ステロイドホルモンが増加した事によると洞察した。

アジソンはブライトという良き友とともに臨床に病理解剖を導入した事、ヘンチはケンダルというステロイドホルモンの権威と共同研究が出来た事が、大偉業の達成を導いた事になる。

洞察力の重要性と、それを達成するために良き友と、良き共同研究者が如何に大切であるかを示している。

(2) 医学教育

臨床における観察眼の重要性について、歴史的に振り返ってみると、医学の父として尊敬されているヒポクラテスは、紀元前460年頃エーゲ海に面したギリシャのコス島に生まれ、医師であった父から医術を学び、「巡回医師」となり、ギリシャ全土を渡り歩いた。

その経験の中から、病気を迷信や呪術から切り離し、病気は自然現象であり、病気そのものに原因があるとし、病人の病状をよく観察する事が重要である事を強調した。

ヒポクラテス派の医師は、患者の観察を細かく詳細に記載している。これが現在の臨床医学の原点となっている。ヒポクラテス全集の中で、最も有名な「ヒポクラテスの誓い」には患者のプライバシーの保護、医師の尊厳など、現在でも医療倫理の根幹をなしている。その思想はアジソン、オスラー、ヘンチに引き継がれ、進化している。

学生を愛し、教育を重視し、患者を愛し、患者の中に医師が学ぶ事の重要性を身を持って実践した。そしてオスラーは医学だけでなく、広く学術的な知識を持ち、人文科学を広く理解し、古典を読んで教養人になり、患者の人格を尊重し、患者に寄り添った医療を行うサイエンスとアートの精神を持つ事が、洞察力のある臨床医になるために必要である事を強調している。

オスラーはクレチン病に甲状腺抽出物の治療で大成功を治め、アジソン病の患者に副腎抽出物の治療に挑戦し、内分泌学領域にも貢献している。オスラーの業績については、聖路加国際病院名誉院長の日野原重明先生による多くの著書がある。

オスラーはモントリオールのマギル大学を卒業後、ベルリンのウィルヒョウのもとで病理学を学び、ペンシルバニア大学医学部の内科の教授に就任し、精力的に自分が担当した症例の病理解剖を行った。アジソン同様、臨床医学における病理解剖の重要性を確立した功績は大きい。オスラーの残した言葉に次の言葉がある。

「患者を診ずに本だけで勉強するのは、まったく航海に出ないに等しいと言えるが、半面、本を読まずに疾病の現象を学ぶのは、海図を持たずに航海するに等しい」

(3) 九州大学医学部の開学

文部省（現文部科学省）は１９０３年（明治36年）福岡市堅粕に、京都帝国大学福岡医科大学を開校した。これが九州大学医学部の前身であり、8年後に九州帝国大学（以下九州大学）がスタートした。この新たに開学された医科大学に、青雲の志を抱き、強い野心を持って、全国から多くの俊才が集まった。第一回卒業生（１９０７年）に橋本策先生、第二回卒業生（１９０８年）に小野寺直助先生がおられる。

私が担当した九州大学医学部第三内科の初代教授が、小野寺直助先生である。小野寺先生の孫である小野寺龍太先生（九州大学名誉教授、工学博士）は、祖父の小野寺先生が学生時代に丹念に書かれた日記を掘り起こし、「日露戦争時代のある医学徒の日記 小野寺直助が見た明治」（弦書房・2010年）を出版されている。小野寺先生のお人柄と、当時の博多の様子がよく書かれている。

小野寺先生は患者を注意深く視る診察の重要性を説かれ、小野寺圧診点を考案された。その中で特に有名なのが、胃十二指腸潰瘍における圧診点で、腰部の腸骨稜下を圧迫すると局所の痛みと、放散する痛みが出る。私は現在でも使用している。50％の確率で出現する。小野寺先生の言葉に次の言葉がある。

「視ればわかる。歴せばわかる。死ねば値がわかる」

患者の理学的診察の重要性を、先生が考案された圧診点を含めた短い言葉の中に力強く書かれ、その人の評価は、結局後世の人が明らかにする事であり、存命中の生き方の大切さが書かれている。

更に今まで経験した事のない特異な観察を記載して残す事の重要性は、アジソンの11剖検例の記載が、アジソン病の発見に到った事に明白に示されている。我が国では、小野寺先生の1年先輩である橋本策先生の橋本病の発見の端緒となった記載があげられる。

橋本策先生は、九州大学医学部第一外科に入局し、三宅速教授（九州大学初代第一外科教授）の指導のもとで、中年女性4例の甲状腺腫摘出標本を検索し、それまで報告されたことのない甲状腺組織にリンパ球が浸潤し、リンパ濾胞を形成した共通の特有の病理組織像の詳細を克明に記載し、1912年31歳の時、Archiv für Klinische Chirurgie に32頁のドイツ語の論文と5枚の詳細な病理組織像のスケッチを描き、新しい疾患として報告した（参考文献：第1章副腎ステロイドホルモンの歴史13）。

これが学位論文となり、「橋本病」という新しい疾患概念となった不朽の原著である。

この画期的な発見は、当時の世界の医学界では注目されず、約20年後の１９３１年グラハムらによって同一の症例が報告され、初めて本症の疾患独立性が強く支持された。１９５６年ドニアックらにより、患者の血清中にサイログロブリン自己抗体の存在が初めて証明され、自己免疫性甲状腺炎と命名し橋本病として紹介された。１９６０年ノーベル生理学・医学賞受賞のフランク・マクファーレン・バーネットは、「クローン選択説」の中で、橋本病を代表的な臓器特異性自己免疫疾患として取り上げ、本症の概念が確立された。

１９７７年第50回日本内分泌学会学術総会（会長　井林博　九州大学第三内科教授）の特別講演で、井林博教授は「先覚を偲ぶ」と題して橋本策先生を紹介された。

１９２２年論文が発表されて80年目を記念して、長崎大学の長瀧重信教授を会長として福岡市で国際橋本シンポジウムが開催された。

私達はその前日に、橋本策先生の出身の九州大学医学部の講堂で、〝橋本病メモリアルレクチャー〟を開催した。海外から多くの学者が出席した。

この講演会で、橋本策先生の御子息の橋本和夫教授が講演をされた。その中で、先生がドニアック博士を英国に訪問されたとき「貴方のお父さんの論文は大変立派なものだ。特に病理所見の記載は完璧で、これ以上何も加えるべきものはない。図書館にある雑誌のこの頁だけボロボロになるほどよく読まれている」と言われたことを回想された。

私の恩師井林博教授は、東京大学医学部第三内科、冲中重雄教授の言葉として、次の言葉をよく話しておられた。

「書かれた医学は過去のものである。目前に悩む患者の中に、明日の医学の教科書の中味がある」

井林先生はこれを実践され、するどい観察眼と深い洞察力を磨き、新しい疾患概念new clinical entityを確立する事を積極的に進められた。

珍しい症例を報告する場が少なかったが、最近多くの学会誌が、その場を広げている事は非常に嬉しく思う。若い人は積極的に報告して頂きたい。

現在CT, MRI, PETによる画像診断技術が非常に進歩しており、更に人工頭脳（AI）の出現により、診察がますます軽視される傾向が強い。

高齢者が加速度的に増加しており、現在28％であるが、40年後には40％近くに増加する。多くの疾患を持つ高齢者には、患者と対面して診察する原点にもどる事が大切である。今一度真剣に考えたい。

ケネディ大統領の病気の全貌が明らかにされた。アジソン病、甲状腺機能低下症、精巣機能低下症、脊椎疾患と非常に多くの病気を抱え、病気と戦いながら、米国の期待される大統領として、先頭に立って激務をこなしていた事が明らかにされた。

健康を害すると脱落者と考えられた時代があったが、現在は病気を抱えながら、病と共に生きて仕事を達成する事が、尊敬される時代である。

アジソンとオスラーは病理解剖が、極めて重要である事を実証したパイオニアである。

私が大学に在職中の剖検率は80～90％と高く、病理解剖においてCPCで多くの勉強をさせて頂いたが、現在は10～30％と低いと聞く。これは画像を中心とした技術の進歩のため、死亡前に既に診断されている事が多いため、病理解剖が軽視されているが、その意義について考えてみる必要があると思う。

最近、我が国から多くのノーベル賞受賞者が出ている。非常に誇りにすべきであるが、逆に研究に関しての不祥事が多い。残念な事である。

私は九大医学部で山村雄一教授から生化学の講義を受けた。講義は非常におもしろく、生化学を好きになったのは、山村先生のおかげである。大阪大学総長になられた山村先生から、私が九大医学部第三内科の教授に就任した時、喜んで頂き、先生が執筆され対談された本を頂いた。その中の先生の言葉として次の言葉がある。

「夢見て行い、考えて祈る」

これは夢を持って挑戦する事の大切さと、その結果を謙虚に静かに待つと言う大切さを示した言葉である。私はこの言葉を座右の言葉とした。

第2章

ステロイドホルモンの分類

本書の理解を深めて頂くため、ステロイドについて簡単に説明する。

ステロイドは、バクテリア、酵母から植物、動物に到るまで広範囲に存在し、生命機能に密接に結びついた化合物である。白亜紀からジュラ紀の地層の堆積物、岩石の検索により15億万年前より存在し、進化の過程においてステロイドは、生命を維持する重要な特異的機能を発現する化学物質に進化したと考えられている。

ステロイドは3個のシクロヘキサン環と1個のシクロペンタン環が統合した炭素骨格を有する化合物の総称である。その骨格はA、B、C、Dと呼ばれる4つの環からなり、その炭素はA環の1番から始まる番号が付けられている（図4）。

炭素の数によって、C18, C19, C21, C23, C24, C27のステロイドに分類される。C18, C19, C21ステロイドがステロイドホルモンである（図4）。C23ステロイドはジキトキシン、C24ステロイドは胆汁酸で、C27ステロイドはステロイドホルモンの前駆物質であるコレステロールとビタミンDである。

性ステロイドホルモンは、C19ステロイドとC18ステロイドである。C19ステロイドのアンドロゲンは副腎から分泌されるデヒドロアンドロステロンサルフェート（DHEAS）と、精巣から分泌される男性ホルモンのテストステロン（T）であり、C18ステロイドは卵巣から分泌される女性ホルモンのエストラジオール（E2）である（図4）。DHEASはステロイド骨格から性ステロイドホルモンに分類され副腎アンドロゲンと呼ばれる。

性ステロイドホルモンは、副腎、精巣、卵巣の極めて小さい内分泌臓器で生合成分泌される。その血中濃度は微量（pg/mL～ng/mL）であるが、ヒトの臓器の発生分化、発育、成長、老化、ホメオスターシスの維持と生命の維持に必須なホルモンである。

副腎、精巣と卵巣の特徴と体内での局在と調節機序を説明する（図5）。

副腎は脊椎動物の祖先の円口類（ヤツメウナギ）から哺乳類まで幅広く存在する。

副腎は2個あり、1個の重量は5g前後で直径5㎝、厚さ1㎝で、脂肪組織に包まれ、左右の腎臓上端に三角形の帽子が乗るようにして位置している。コルチゾール、アルドステロンとDHEASを分泌する。コルチゾールには視床下部CRH―下垂体ACTH―副腎コルチゾールのフィードバック調節が存在するが、DHEASにはフィードバック調節は存在しない。プロラクチンはACTH存在下でDHEA, DHEASの分泌を促進する（樋口和巳）。

精巣は2個あり、1個の重量は数gで、直径4～5㎝の卵型を示し、下腹部の陰嚢内に位置する。男性ホルモンのTを分泌する。視床下部GnRH―下垂体LH, FSH―精巣Tのフィードバック調節を受ける。

卵巣は2個あり、1個の重量は数gで、直径数㎝の長楕円形を示し、子宮の上端左右の卵管の端の

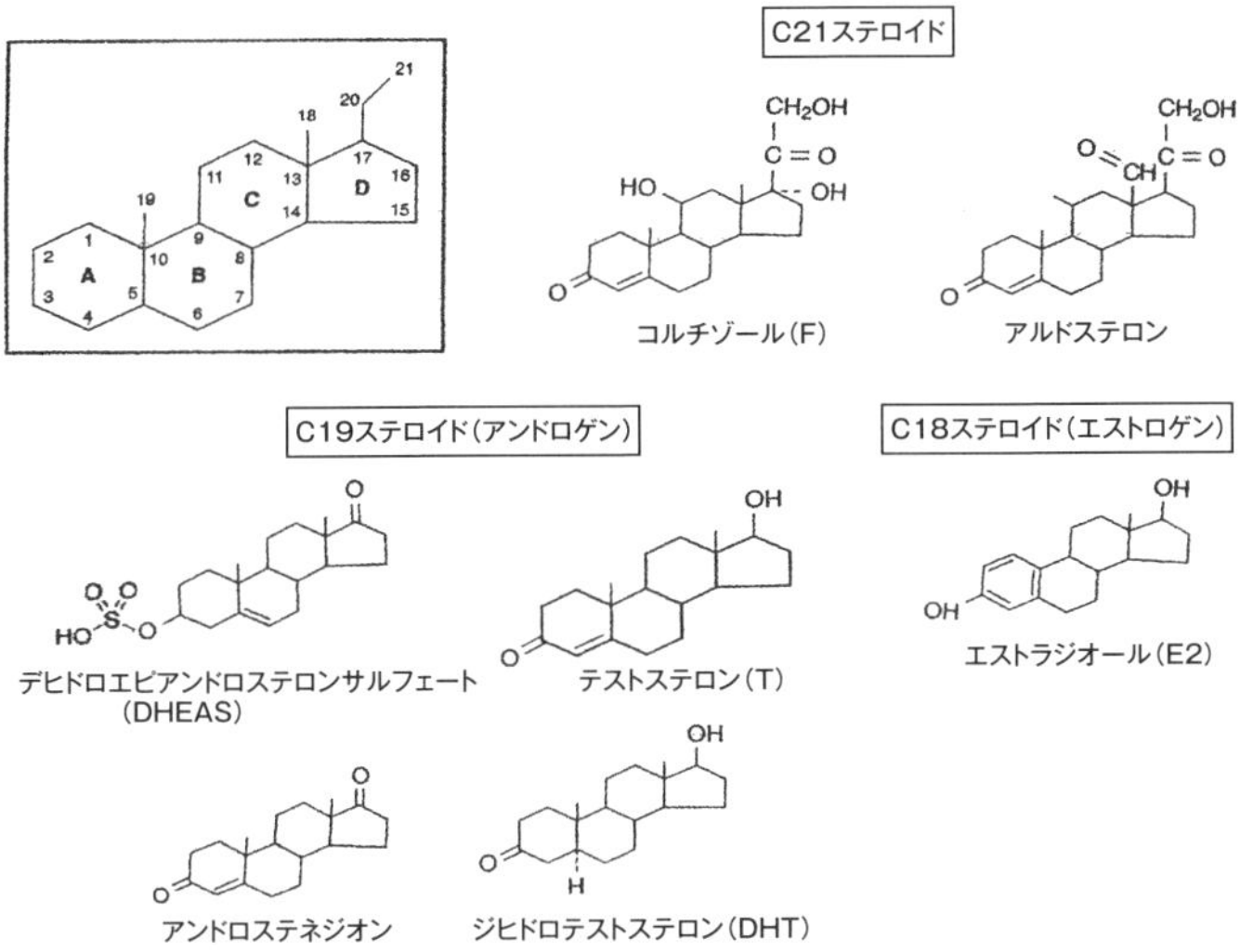

図4．ステロイドホルモンの骨格とステロイドホルモンの種類

ラッパ管に接して位置する。女性ホルモンのE2を分泌する。視床下部GnRH—下垂体LH, FSH—卵巣E2のフィードバック調節を受ける。

これらの内分泌腺の体内での局在を図5に示す。

Tは末梢で、より活性型のジヒドロテストステロン（DHT）に変換する。

ステロイドホルモンについては、竹田亮祐先生（金沢大学名誉教授）の秀れた著書「生命への鍵ステロイド—その研究に貢献した生化学者と臨床家たち」（前田書店・2009年）を参考して頂きたい。

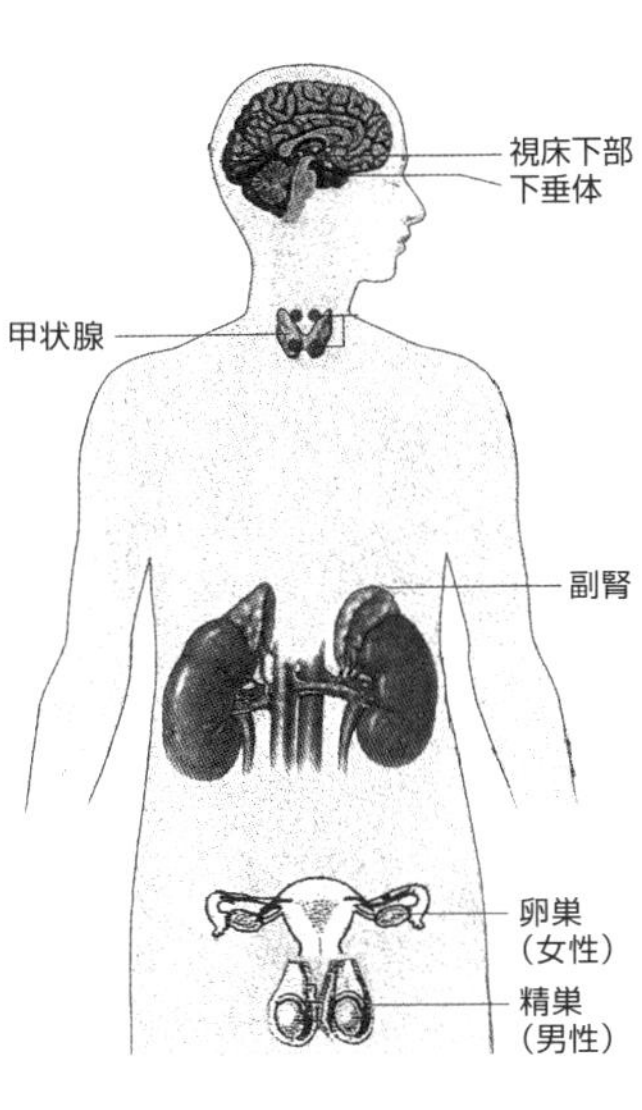

図5．視床下部、下垂体と
副腎と性腺

第３章

ステロイドホルモンの生合成と作用機序の全貌

20世紀後半遺伝子工学の目覚ましい進歩により、副腎・性腺におけるステロイドホルモンの生合成と、核内受容体を介したステロイドホルモンの作用機序の全貌が明らかにされた。私達の成果を含め、最新の進歩をわかりやすく説明する。

1　ステロイドホルモン生合成酵素シトクローム Ｐ４５０

(1)　副腎皮質ステロイドホルモンの生合成

九州大学の大村恒雄先生（九州大学名誉教授）らにより450nm に極大の吸収スペクトルを持つ P450（P450 の Ｐ は Pigment の略である）がヘムタンパク質である事が証明された（「P450 の分子生物学第2版」講談社・２００９年）。エスタブルックにより副腎皮質ステロイド水酸化活性が P450 により触媒される事が明らかにされ、P450 酵素蛋白の精製が多くの研究者により試みられた。遺伝子工学の進歩により一挙に全てのステロイドホルモン生合成 P450 の遺伝子構造が解明された。

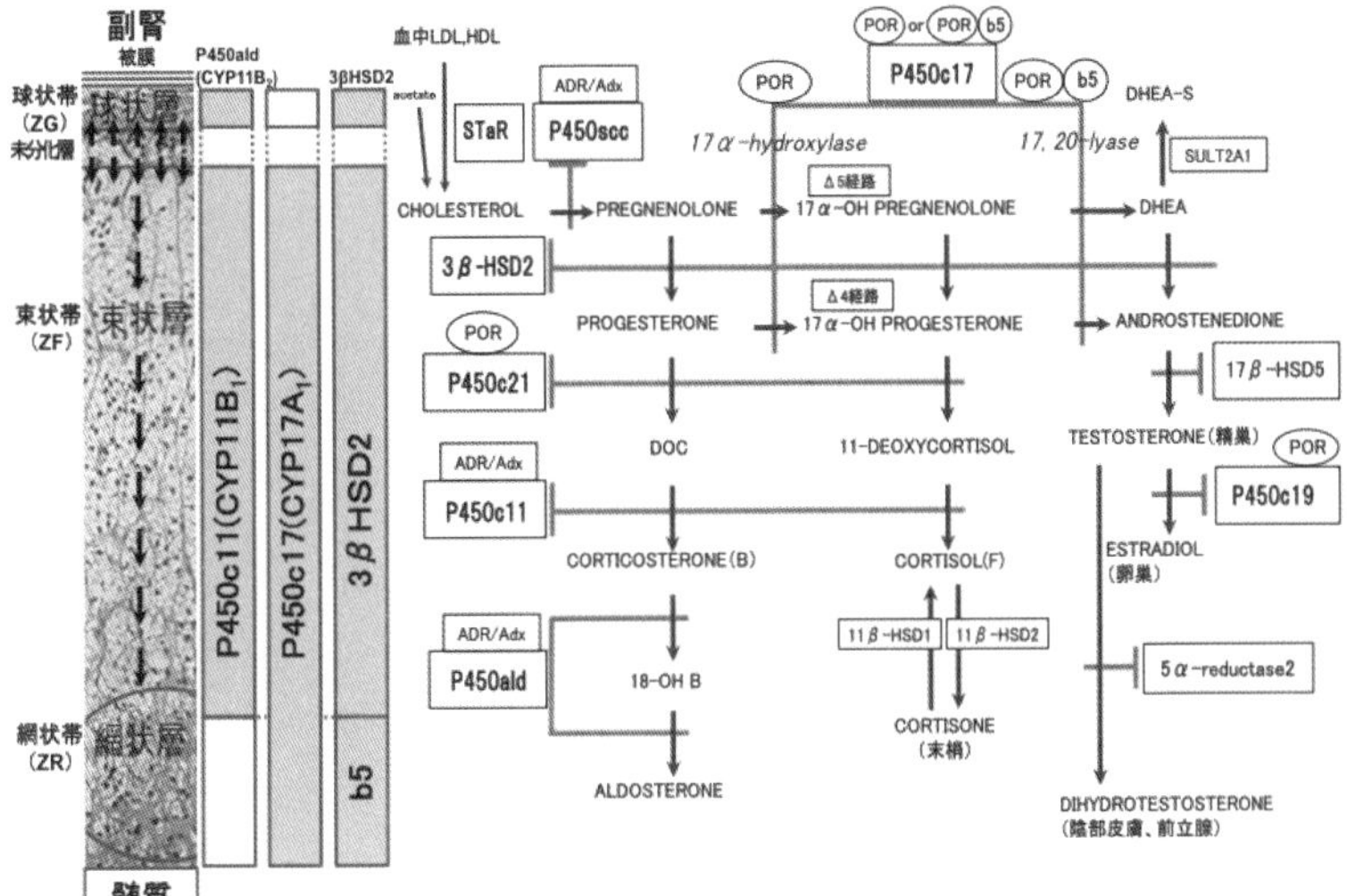

図6．ヒト副腎皮質ステロイドホルモン生合成

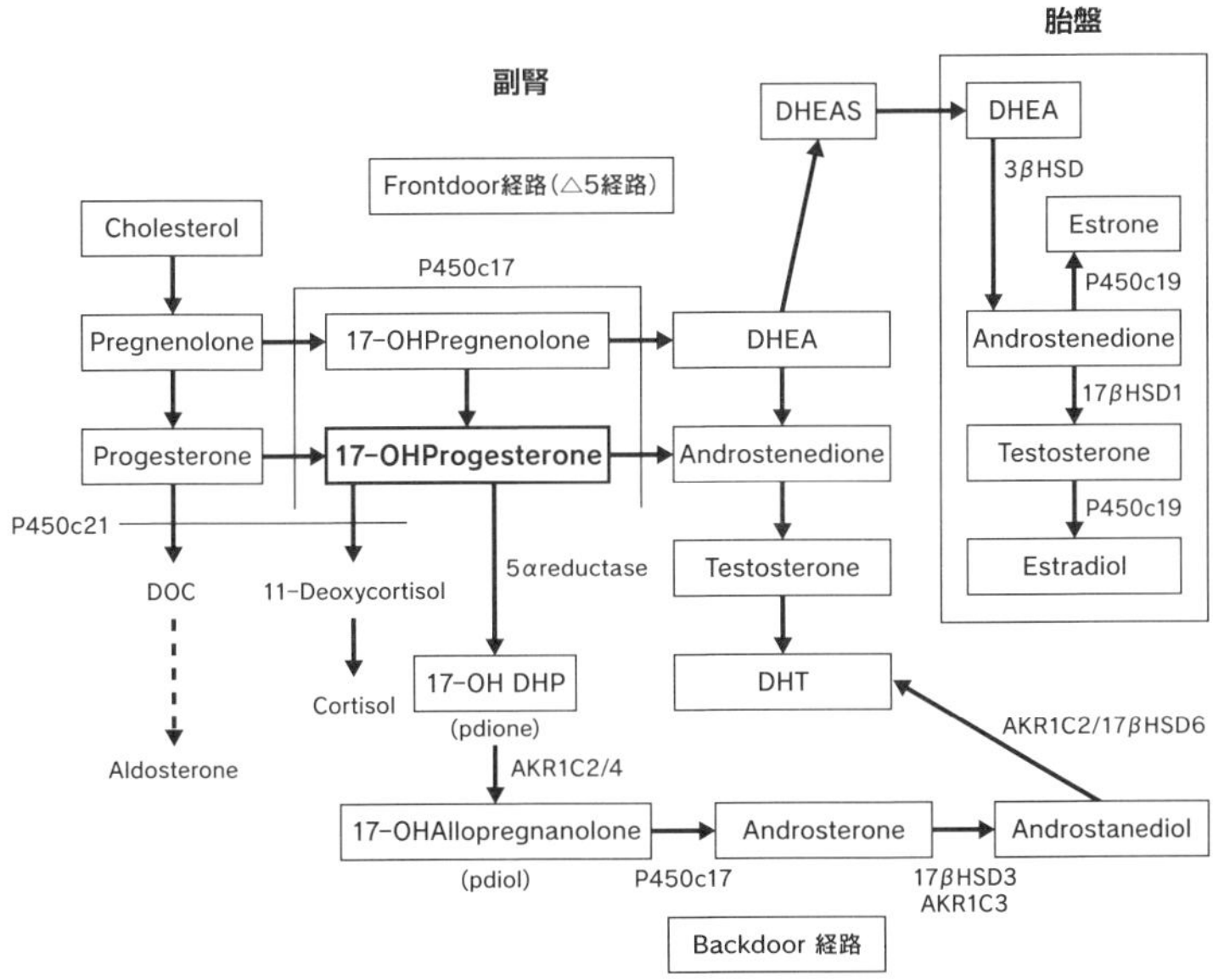

図7．バックドア経路

そして副腎皮質におけるステロイドホルモン生合成マップが完成した（図６）。
副腎皮質から３つのタイプのステロイドホルモンが生合成される。
①グルココルチコイド（コルチゾール、コルチコステロン）
②ミネラロコルチコイド（アルドステロン、デオキシコルチコステロン（DOC））
③性ステロイド（デヒドロエピアンドロステロンサルフェート（DHEAS）、アンドロステネジオン）

血中のLDLコレステロールとHDLコレステロールが、それぞれ副腎皮質細胞膜のLDL受容体とHDL受容体に結合し、細胞内に取り込まれたコレステロールと、デノボに生合成されたコレステロールからステロイドホルモンが生合成される（東島正泰）。

細胞内局在とレドックスパートナーとしてのコファクター蛋白の違いにより、シトクローム P450酵素は左記の２つに分類される。
①ミトコンドリアのシトクローム P450（P450scc, P450 c11b, P450 aldo）のコファクターはアドレノトキシン/アドレノトキシンレダクターゼ（AdR/Adx）である。
②ミクロゾームのシトクローム P450（P450c17, P450c21, P40arom）のコファクターは P450オキシドレダクターゼ（POR）とシトクローム b5（b5）である。

P450c17は17α ヒドロキシラーゼと17, 20リアーゼの２つの活性を持つ。17α ヒドロキシラーゼにはPOR、17, 20リアーゼにはPORと、それに加えシトクローム b5（b5）のコファクター蛋白を必要とする（図6）。

b5の臨床的意義については、私たちが最初に明らかにした。従来からクッシング症候群の診断において、副腎過形成では血中コルチゾールは高値を示し、それに加え血中DHEAS（尿中17KS）も高値を示す。一方副腎腺腫では血中コルチゾールは高値を示すが、血中DHEASは低値を示す事が鑑別診断に使用されている。

私達は予期に反して、副腎腺腫で血中DHEASが著明高値を示す2例のクッシング症候群を経験した。摘出した副腎腺腫の詳細な検索を行い、DHEAS高値を示した副腎腺腫では、17, 20リアーゼ活性、b5の発現量とb5含量が著明に高値である事を証明し、17, 20リアーゼ活性にb5が必要である事を明らかにした（坂井義之）。

図6に示すように、ミトコンドリア内において、コレステロールからP450sccによりプレグネノロンが生合成される。プレグネノロンは細胞質のミクロゾームにおいて、唯一のP450に属さない3βHSD（3βヒドロキシステロイドデヒドロゲナーゼ）により▷5経路の3βヒドロキシステロイドが▷4経路の3ケトステロイドに変換される。3βHSDはグルココルチコイドとミネラロコルチコイド生合成に必須な酵素である。即ち、プレグネノロンからプロゲステロンを、17ヒドロキシプレグネノロンから17ヒドロキシプロゲステロンを生合成する。しかし17ヒドロキシプロゲステロンは17, 20リアーゼの基質にはならず、▷4経路のアンドロステジオンの生合成はほとんど見られない。

副腎のアンドロステネジオンは▷5経路のプレグネノロン→17ヒドロキシプレグネノロン→

DHEAを経て生合成される。即ち副腎アンドロゲンのDHEASとアンドロステネジオンは▷4経路ではなく▷5経路で生合成される。これは17αヒドロキシプロゲステロンの濃度を保ち、生命に必須のコルチゾールの生合成を維持するための生体の防御機能と考えられる。

コルチゾール、アルドステロン生合成の最終ステップは、ミトコンドリア内で行われる。P45011bによりデオキシコルチゾールから、コルチゾールが生合成される。P450aldoにより、デオキシコルチコステロンから18ヒドロキシコルチコステロンを経てアルドステロンが生合成される。

一方テストステロンは副腎でもわずかに生合成されるが、大部分は精巣で生合成され、標的組織の陰部皮膚や前立腺でアンドロゲン作用の最も強力なジヒドロテストステロン（DHT）が生合成される。エストラジオール（E2）は卵巣で生合成される。

ヘンチが最初に使用したコルチゾンは不活性型で、生体内で11βHSD1（水酸化ステロイドデヒドロゲナーゼ1）により活性型のコルチゾールに変換され、関節リウマチ患者にドラマチックな効果を発揮したわけであるが、最近コルチゾール、TNFαなどによる脂肪細胞における11βHSD1の過剰発現が注目されている（図6）。

クッシング症候群においては、高コルチゾール血症により内臓脂肪組織の11βHSD1の活性が著明に増加し、内臓脂肪型肥満を起こして、インスリン抵抗性、糖尿病、高脂血症、高血圧を惹起することが明らかにされている。また高齢者では骨芽細胞と骨格筋細胞の11βHSD1の活性が高く、骨粗鬆症、サルコペニアを増悪させる事が明らかにされている。

(2) 副腎皮質の層構造と細胞分化

副腎は中胚葉由来の副腎皮質と、外胚葉由来の副腎髄質から構成される。副腎皮質は副腎髄質を取り囲み、中心に副腎髄質が存在する。副腎皮質と髄質は発生学的に全く異なっているが、私達は副腎皮質と髄質の機能相関が存在する事を明らかにしている。

副腎皮質には3つの層が存在する。被膜直下の一番外側の薄い層が球状帯（層）（ZG）で、その内側の皮質全体の70％を占める厚い層が束状帯（層）（ZF）で、その内側の最内層の髄質に接した薄い層が網状帯（層）（ZR）である（図6）。

ステロイドホルモン生合成酵素の高感度の特異抗体を作成し、副腎皮質の免疫組織学的染色の検討により、副腎皮質の3層において、それぞれ特異的なステロイドホルモン生合成酵素が存在し、特異的ステロイドホルモンが生合成される事が明らかにされている。

球状帯にはP450aldoと3βHSDが存在しアルドステロンを生合成し、幅広い束状帯にはP450c17と3βHSD2とP450c11が存在しコルチゾールを生合成し、網状帯ではP450c17とb5が存在し、DHEASを生合成する（図6左）。

この免疫組織学的染色の検討で明らかにされた事は球状帯と束状帯の間で、ステロイドホルモン生合成酵素が全く存在しない層が存在する事である。まずラットで証明され、次いでヒトにおいても証明された（図6左）。

詳細な検討により、この層は副腎皮質の未分化細胞が存在する層で、この細胞から球状帯と、束状帯を経て網状帯へ特異的なステロイドホルモン生合成酵素を発現する細胞へ分化する事が明らかにされた（図6左）。この未分化層は副腎皮質細胞の幹細胞が存在する部位であると考えられている。

2 ヒトに新しく発見されたバックドア経路

ヒトの男性化に必須のジヒドロテストステロン（DHT）の生合成は精巣と、前立腺や陰部皮膚の標的組織で行われる。ヒトでは△5経路により、コレステロールからプレグネノロン→17OHプレグネノロン→DHEAを経由して、DHEASとアンドロステネジオンとテストステロンが生合成される。陰部皮膚、前立腺などの標的組織で、テストステロン（T）からDHTが生合成される。これをフロントドア（front door）経路と呼ぶ（図7）。

一方有袋類のタマーワラビーの男性化に必須のDHTの生合成は、未熟精巣において、Tを経由せず、17OHプロゲストロン→17OHジヒドロプロゲストロン（DHP）（pdione）→17OHアロプレグナノロン（pdiol）→アンドロステロン→アンドロスタネジオールを経由してDHTが生合成される。これをバックドア（back door）経路と呼ぶ（図7）。

ヒトの胎児精巣ではフロントドアとバックドア経路の両方からDHTが生合成される事が明らかにされている。

緒方勤教授らはPOR欠損症の症例を詳細に解析し、ヒトにおいてバックドア経路が存在し、これが臨床症状発現に重要な役割を演じている事を初めて証明した。その発見の経緯を紹介する。ミクロゾームに存在するシトクローム P450のレドックスパートナーとしてのコファクター蛋白であるPORの遺伝子異常による疾患が同定された。常染色体劣性遺伝による稀な疾患である。

この遺伝子異常により、P450c17, P450c21, P450c19の活性低下を起こす事になる（図6）。臨床症状として女児の男性化（陰核肥大、陰唇癒合）が著明で、妊娠中の母親の男性化が起こる。男児では小陰茎と尿道下裂が起こる。骨格の奇形も起こる。出産後、女児の男性化は悪化せず、この男性化は胎児期に起こると考えられる。健常女児における胎児期のアンドロゲン生合成は副腎と胎盤の役割が重要である（図7）。

胎盤は大量のエストラジオール（E2）を生合成する。胎盤にはP450c17が存在しないため、胎児副腎と母親からのDHEASを前駆体として胎盤内で3βHSD, 17β HSDによりアンドロステネジオンとTが生合成され、P450c19により、エストラジオールが生合成される。

POR欠損症の遺伝子異常の女児においては、例外なく重症の男性化が見られる。しかし、胎児副腎のP450c17の活性低下のため、DHEASの胎盤への供給は少なく、胎盤においてTの生合成は見られず、この経路で男性化は起こらない。即ちPOR欠損症の女児の男性化には別のメカニズムを考えなければならない。そこでPOR欠損症の患者の尿中ステロイドをマススペクトロメトリーで分析すると、驚く事にP450c17活性低下に一致するDHEA代謝物の低下と、P450c17とP450c21の活性低下に一致する17OHプロゲステロン代謝物である17OHアロプレグナノロン（pdiol）の増加と血中17OHプロゲステロンの増加を認めた。

これはPOR欠損症の患者においては血中17OHプロゲステロンが増加して、バックドア経路が活性化されて、pdiolが増加し、女児の男性化が起こる事を示している。

副腎・性腺におけるステロイドホルモン生合成マップは全て完成したと考えられていたが、タマーワラビーのDHT生合成のバックドア経路がヒトにも存在する事が証明され、その生理的作用と病的状態における重要性が今後解明されて行く事が期待される。

この最近のすばらしい成果は、未知のステロイドホルモンの存在と、その新しい生合成経路が存在する事を期待させ、今後の夢のある課題である。

3　先天性副腎過形成

副腎ステロイドホルモン生合成酵素のすべての遺伝子構造が解明され、臨床領域に大きなインパクトを与え、副腎酵素欠乏症の遺伝子変異が次々と同定された。

酵素欠損の上流のステロイドホルモンが増加し、高血圧、塩喪失、性分化異常などの症状が出現し、酵素欠損の下流のコルチゾールが減少するため、ネガティブフィードバックが弱くなり、下垂体ACTH分泌が増加し副腎過形成を呈する。

表2．副腎疾患の患者数と全国推定患者数

疾　患	過去5年の患者数			
	男	女	計	全国推定患者数
副腎酵素欠損症（先天性副腎過形成）	445	581	1026	1462（100%）
1）21-水酸化酵素欠損症	391	507	898	1275（87.2%）
2）11 β-水酸化酵素欠損症	7	10	17	25（1.7%）
3）17 α-水酸化酵素欠損症	9	9	18	28（1.9%）
4）3 β-水酸化ステロイド脱水素酵素欠損症	8	11	19	27（1.8%）
5）リポイド過形成症（Prader病）（StAR）	20	36	56	81（5.5%）
6）18-水酸化酵素欠損症	1	0	1	1（0.1%）
先天性アジソン病	39	11	50	103

（厚生省特定疾患副腎ホルモン産生異常症調査研究班と疫学研究班）

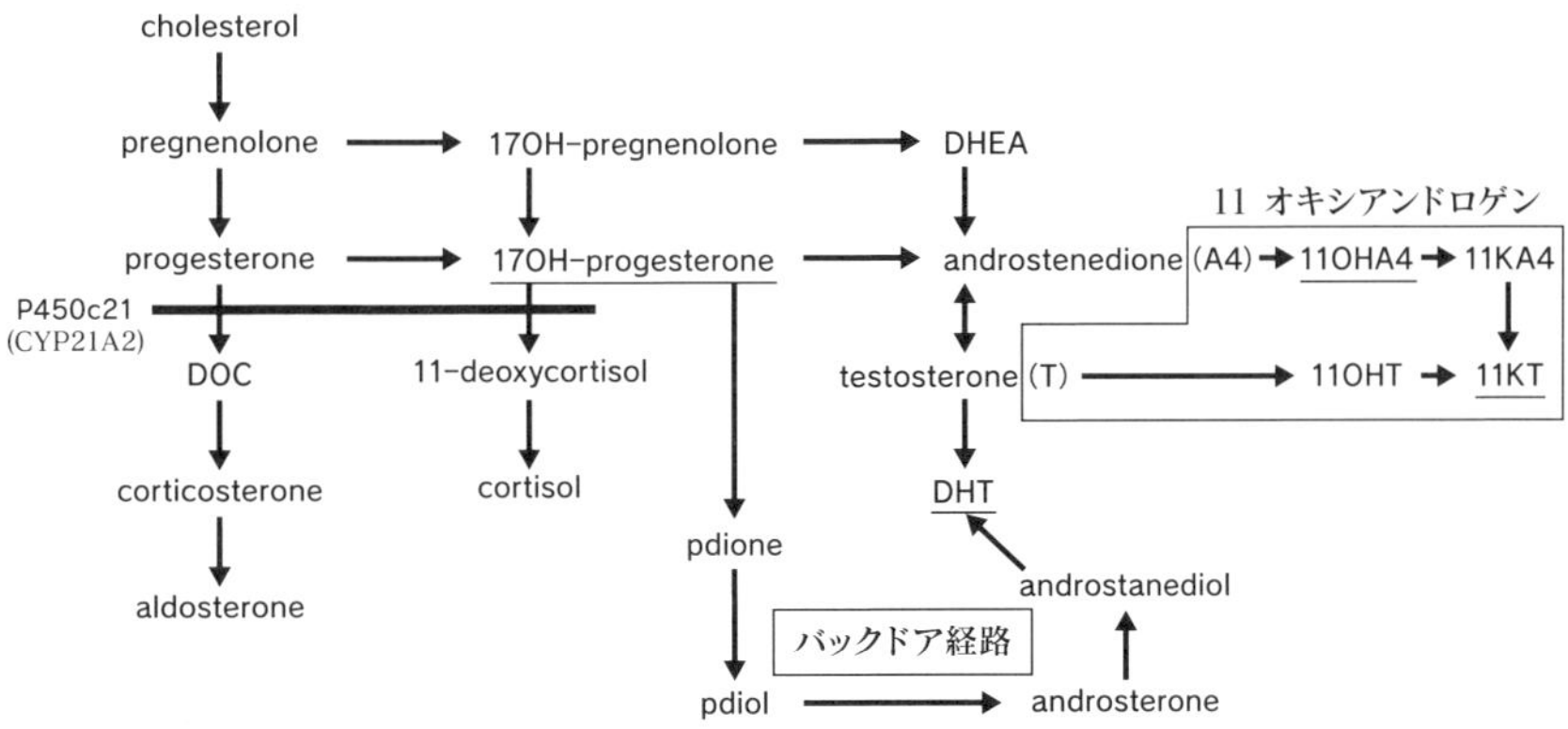

図8．21水酸化酵素欠損症のステロイドホルモン生合成異常

当時私が班長をしていた厚生省特定疾患副腎ホルモン産生異常症調査研究班は、疫学研究班の協力を得て、我が国で初めて先天性副腎過形成の全国推定患者数を明らかにした。21水酸化酵素欠損症が87・2％を占め最も多く、患者数は１４６２人であった。そのほかの酵素欠損症は１～２％と少数であった（表２）。

(1) ポピュラーな病気 ─ 21水酸化酵素欠損症 ─

① 病態

この病態は21水酸化酵素活性が低下し、コルチゾールの産生が低下し、ネガティブフィードバックが弱くなり、ACTH産生が増加する。その結果21水酸化酵素の上流の17α ヒドロキシプロゲステロンが増加し、DHEAS、アンドロステネジオン、そしてT、DHTが過剰に産生される（図８）。最近、本疾患では17α ヒドロキシプロゲステロンが増加するので、前で紹介したバックドア経路が活性化されている事が明らかにされた。 本疾患では特に胎児においてフロントドア経路（△５経路）とバックドア経路の両方が活性化され、DHTの過剰産生により女子の男性化を起こす（図８）。

最近ツルクらは副腎由来の11オキシアンドロゲン（11OHA4, 11KT）が本症例の重要なバイオマーカーとなる事を明らかにしている（図８）。

② 遺伝子変異と臨床病型の関係

本疾患は常染色体劣性遺伝であり、男女共に発症する。第6染色体に位置する原因遺伝子CYP21A2は、強い類似性のある偽遺伝子CYP21A1Pと共に補体C4AとC4Bの間に並列して存在する（図9）。病型として重度の酵素欠損を認め、出生前から発症する古典型と、軽度の酵素欠損を認め、出生後に発症する非古典型に分類される。

古典型にはアルドステロンが欠損する塩喪失型が75％を占め、単純男性型は25％である（図9）。塩喪失型の新生児は塩喪失クリーゼ（低血圧、ショック、嘔吐）を起こし、新生児の死亡の原因となる。原因遺伝子の解析により遺伝子変異と酵素活性と臨床型の関係が明らかにされている。図9に示すように完全遺伝子欠失、8塩基欠失と、8つの偽遺伝子との遺伝子変換による点変異が95％を占める。変異遺伝子の発現で、酵素活性が0％のホモ接合体と複合へテロ接合体では塩類喪失型を示し、酵素活性が1％～5％のホモ接合体と複合へテロ接合体では単純男性型を示す。即ち2％～10％程度の酵素活性があれば、正常のアルドステロン分泌を示すことになる。

一方非古典型では酵素活性が20％～50％の両アレルの軽度の変異である。塩喪失型と単純男性型の古典型はともにアンドロゲン増加により、女子では胎児期より男性化の症状が出現する（図10）。

③ 成人発症の非古典型

非古典型は、その変異が軽度であるので、胎児期では女子の外性器の異常を全く認めず、思春期と成人において、はじめて症状が出現し、成人女子の患者の約60％は多毛症を示すのみで、約10％に多毛と月経異常と、約10％に不妊症を示す（図10）。

その頻度は米国ニューヨーク市の検討で、１５０人に1人の高頻度に発症する事が推計されている。特発性多毛症の原因の一つであると考えられる。

女子の多毛症の特徴を説明する（図11）。女子がアンドロゲン過剰により男性型発毛を呈する事を言う。女子では見られない口ヒゲ、顎ヒゲ、胸毛、腹部の硬毛、四肢の硬毛、ピラミッド型陰毛（逆三角形）が見られる事である。臍に向かうピラミッド状の陰毛となり、水平線より上の部分が過剰なアンドロゲンに支配され、男子に見られる陰毛である。女子の特徴は前頭部の禿（male baldness）が見られ、硬毛がうぶ毛に変化した結果である。更に不妊症が見られる。

治療としてグルココルチコイドの補充と、塩喪失型では、これに加えミネラロコルチコイドの補充である。グルココルチコイドで治療された２０３人の患者の成人期において高率に低身長、肥満、高脂血症、男子と女子の不妊が見られ、その補充療法はうまく行っておらず、きめ細やかなケアが必要である事が指摘されている。

マリア・ニューらは外性器異常を予防するため、出生前診断と出生前治療を試みている。

④ 何故ポピュラーな病気なのか

これを理解するためには遺伝子の進化を知らなければならない。

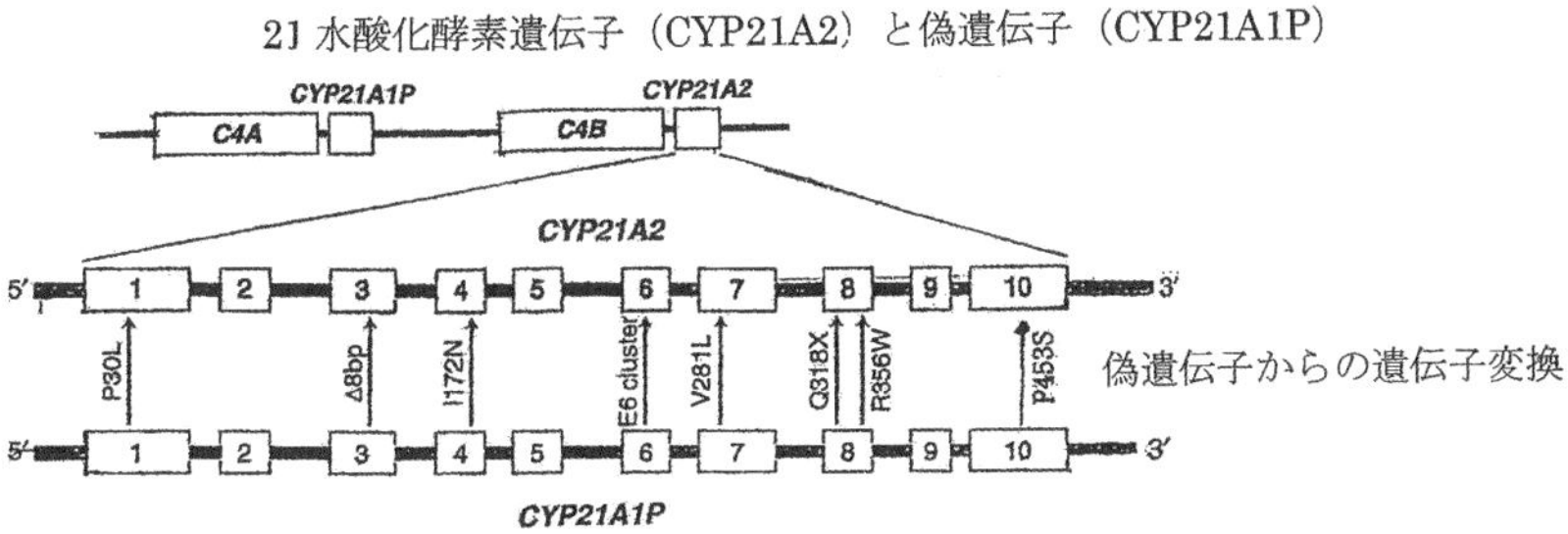

21水酸化酵素の遺伝子変異と酵素活性と臨床病型の関係

臨床病型	古典型		非古典型
	塩喪失型（75%）	単純男性型（25%）	
酵素活性	0%	1%－5%	20%－50%
遺伝子変異	遺伝子欠失（30Kb） エクソン3　8塩基欠失 エクソン6　クラスター （I236N,V237E,M239K） エクソン8　Q318X エクソン8　R356W	エクソン4　I172N	エクソン1　P30L エクソン7　V281L エクソン8　R339H エクソン10 - P453S

図9. 21水素化酵素遺伝子と、遺伝子変異、酵素活性と臨床病型

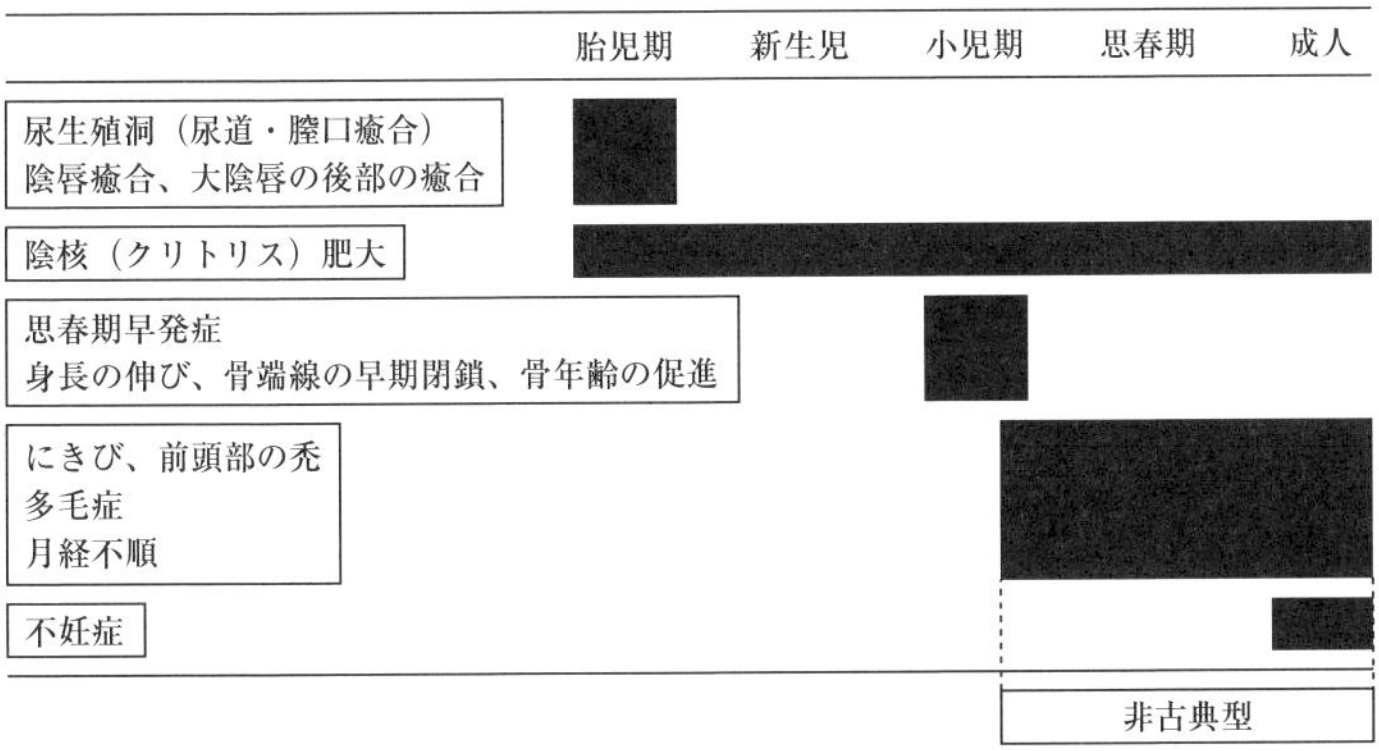

図10. 女子患者の胎児から出生後の成長に伴って出現する症状

ヒトの主要組織適合遺伝子複合体（MHC）はクラスⅠからクラスⅢまであり、免疫反応に必要な多くの蛋白質の遺伝子情報を含む領域であり、MHCの多様性は遺伝子重複によるところが大きい。

21水酸化酵素遺伝子は、たまたまこのクラスⅢの補体反応に大切なC4のところに位置し、この領域の遺伝子重複に引っぱられる形で、最初は機能を持ったCYP21A2が重複してC4AとC4Bの間に存在したと考えられる。そして進化の過程で一方に変異が起こり、機能を持たない偽遺伝子CYP21A1Pになり、この突然変異は排除される事なく、中立に固定した変異として維持されたと考えられる。CYP21A2とCYP21A1Pは強い相同性を持ち、近傍に接して存在するため、偽遺伝子CYP21A1Pより容易にCYP21A2に遺伝子変換が高頻度に起こり、CYP21A2に変異が生じ、多くの人が病気を発症したと考えられる。

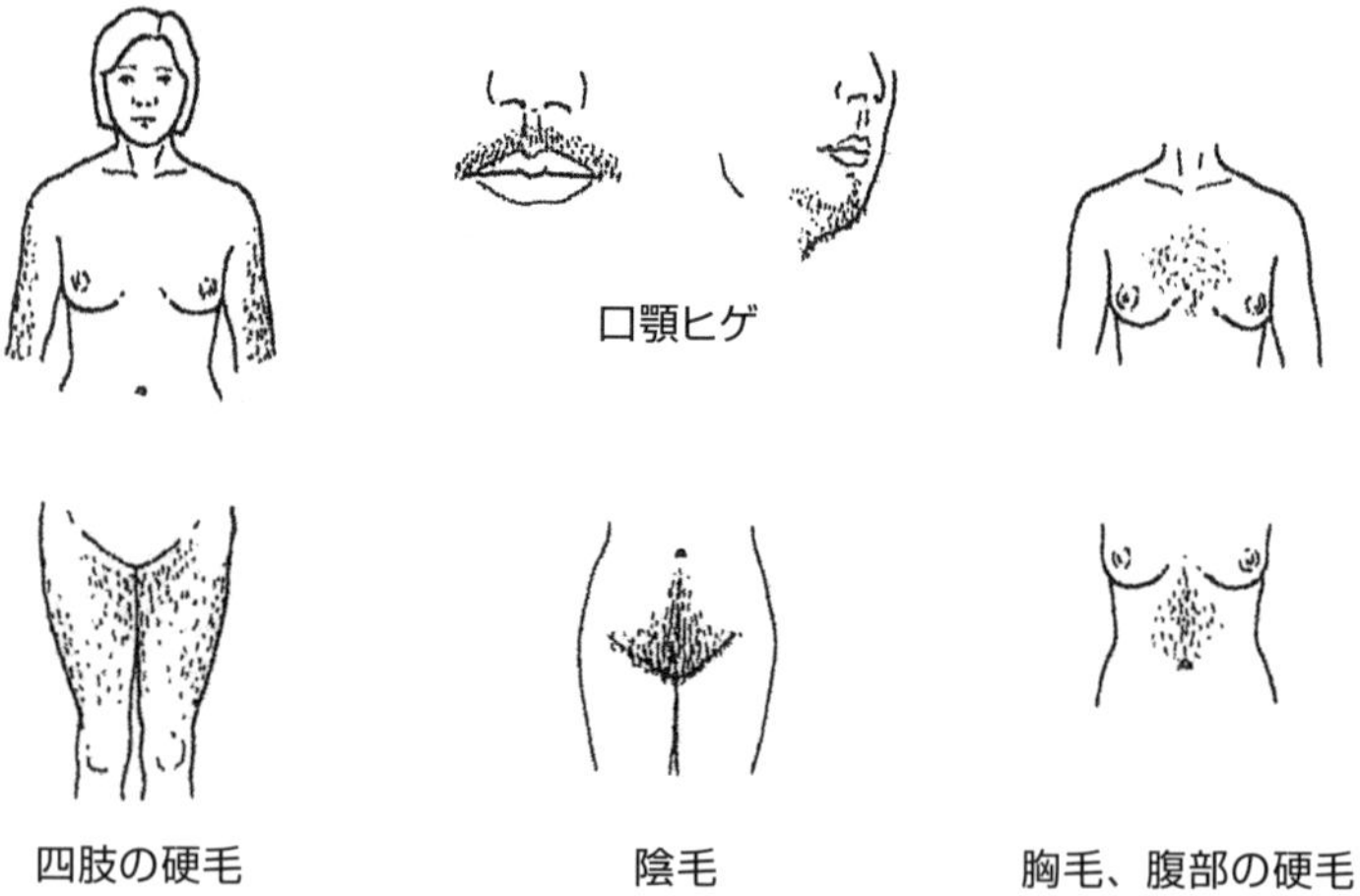

図 11. 女子の多毛症の特徴

4　転写因子と核内受容体

DNA内に組み込まれた非常に多くの情報の中から、ある細胞、器官の特定の機能に必要な情報を選択的に取り出し、mRNAから特異的な蛋白質を生合成する過程が遺伝子発現制御機構である。この中で、DNAから特異的なmRNAが生成される段階が最も重要であり、転写transcriptionと呼ばれる。転写因子は、細胞の特定の機能発現に必要なmRNAを生成するために必須な因子である。転写因子は標的遺伝子の上流のDNAのプロモーターに直接結合し、転写反応を決定する。ステロイドホルモンが結合する転写因子が核内受容体である。

(1)　ステロイドホルモンの作用発現

多くのステロイドホルモンが如何にして特異的な作用を発現するのであろうか？その特異性を決めているのが、核内受容体（レセプター）である。一つひとつのステロイドホルモンにはそれぞれ特異的な核内受容体が存在し、それはカギとカギ穴の関係である。

基本的な作用発現メカニズムは、図12に示す如くである。脂溶性であるステロイドホルモンは容易に細胞膜を通過し、細胞質の親和性の高いステロイドホルモン受容体（SR）と結合し、ステロイドホルモン・SR複合体は活性化され三次構造の変化を起こし、核膜を通過して核に転送される。二量体のステロイドホルモン・SR複合体が標的遺伝子の上流プロモーター領域（HRE）に結合して、特異的mRNAを発現し、蛋白合成を行い、生物学的作用を発現する（図12）。

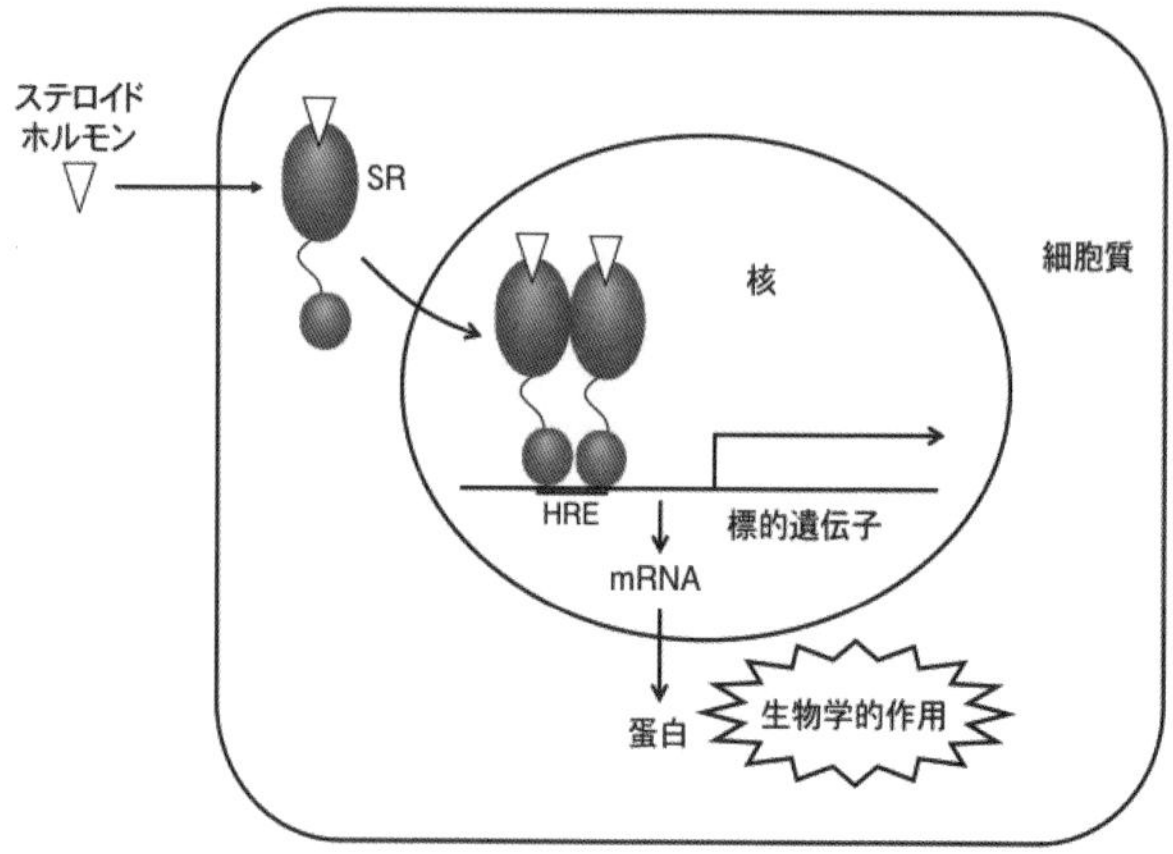

図12. ステロイドホルモンの作用発現機構

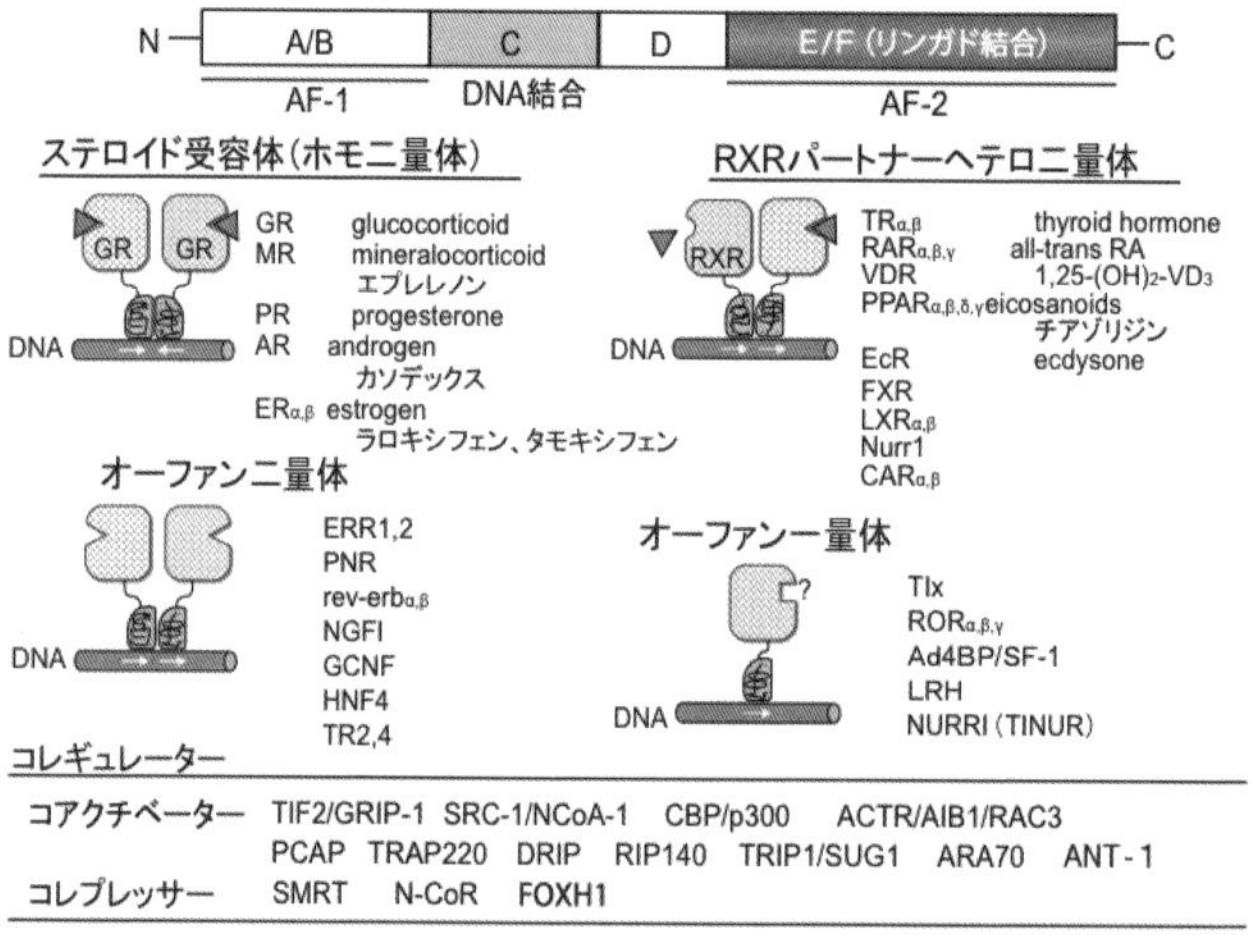

図13. 核内受容体スーパーファミリーとコレギュレーター

(2) ステロイドホルモン受容体の構造と種類

1985年米国のエバンスらは、ヒト線維芽細胞よりグルココルチコイド受容体（GR）の遺伝子のクローニングに成功し、以後次々とステロイドホルモン受容体が同定された（図13）。ステロイドホルモン受容体は共通の祖先から進化し、構造類似性を持つスーパーファミリーを構成している。ステロイドホルモン受容体は、共通構造として受容体のN末端には転写活性化領域（AF-1活性）（A／Bドメイン）、中央にジンクフィンガー構造を持つDNA結合領域（Cドメイン）、C末端リガンド結合領域（AF-2活性）（E／Fドメイン）を持ち、疎水性に富む配列に囲まれたリガンド結合ポケットを有する。

転写促進領域は2カ所存在する。一つはAF-2（activation function 2）で、完全にリガンド結合依存的である。もう一つのAF-1は恒常的な転写促進能を有する。AF-2領域は受容体間で比較的保存されているが、AF-1は多様であり、受容体の組織、細胞特異性に重要である（図13）。

ステロイドホルモン受容体ファミリーは、その標的DNA配列およびステロイド受容体同士の結合様式により分類されている。リガンド未知のオーファン受容体も多く同定されている。

ステロイド受容体群ホモ二量体はGR, MR, PR, AR, ERα, βである。RXRパートナーヘテロ二量体はTRα, β, RARα, β, γ, VDRなどである。オーファン一量体も特異的なDNA配列に結合する（図13）。

(3) ステロイドホルモン受容体は創薬開発のターゲット

その代表がGRのリガンドとしてプレドニゾロンをプロトタイプとする合成副腎グルココルチコイド剤である。その他

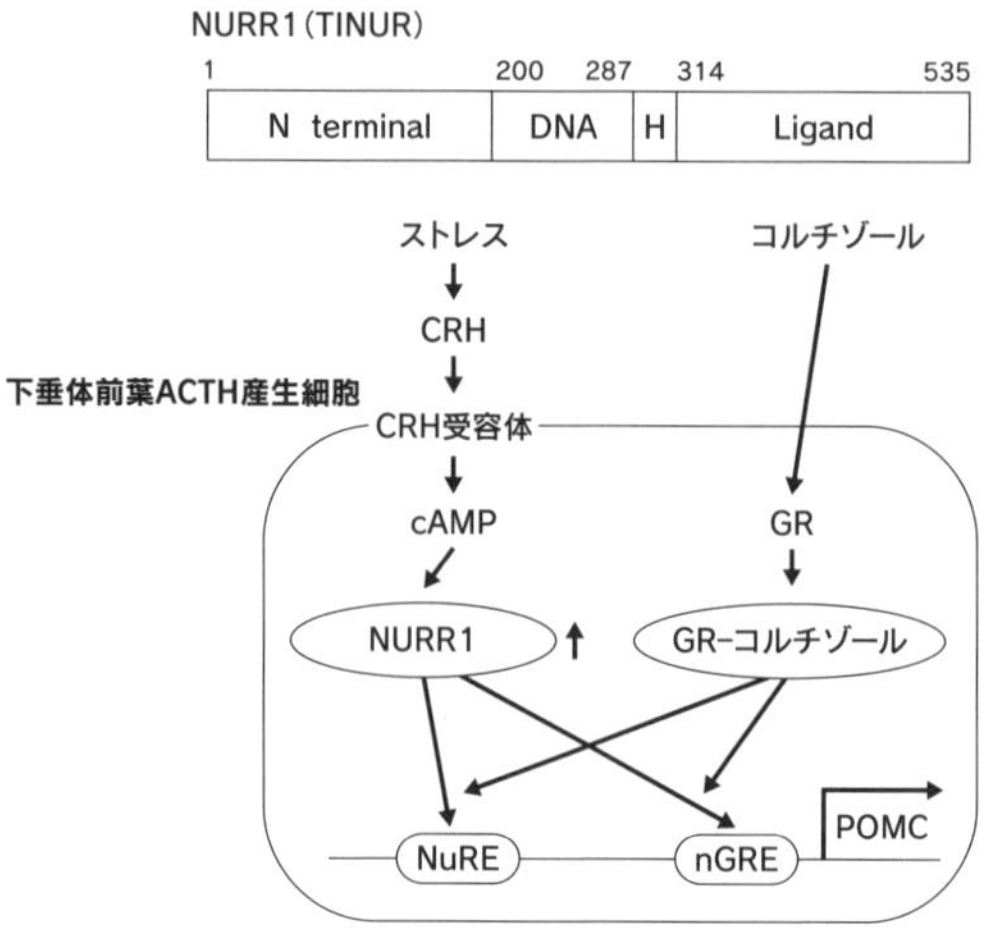

図14. NURR1 (TINUR) の構造と作用機構

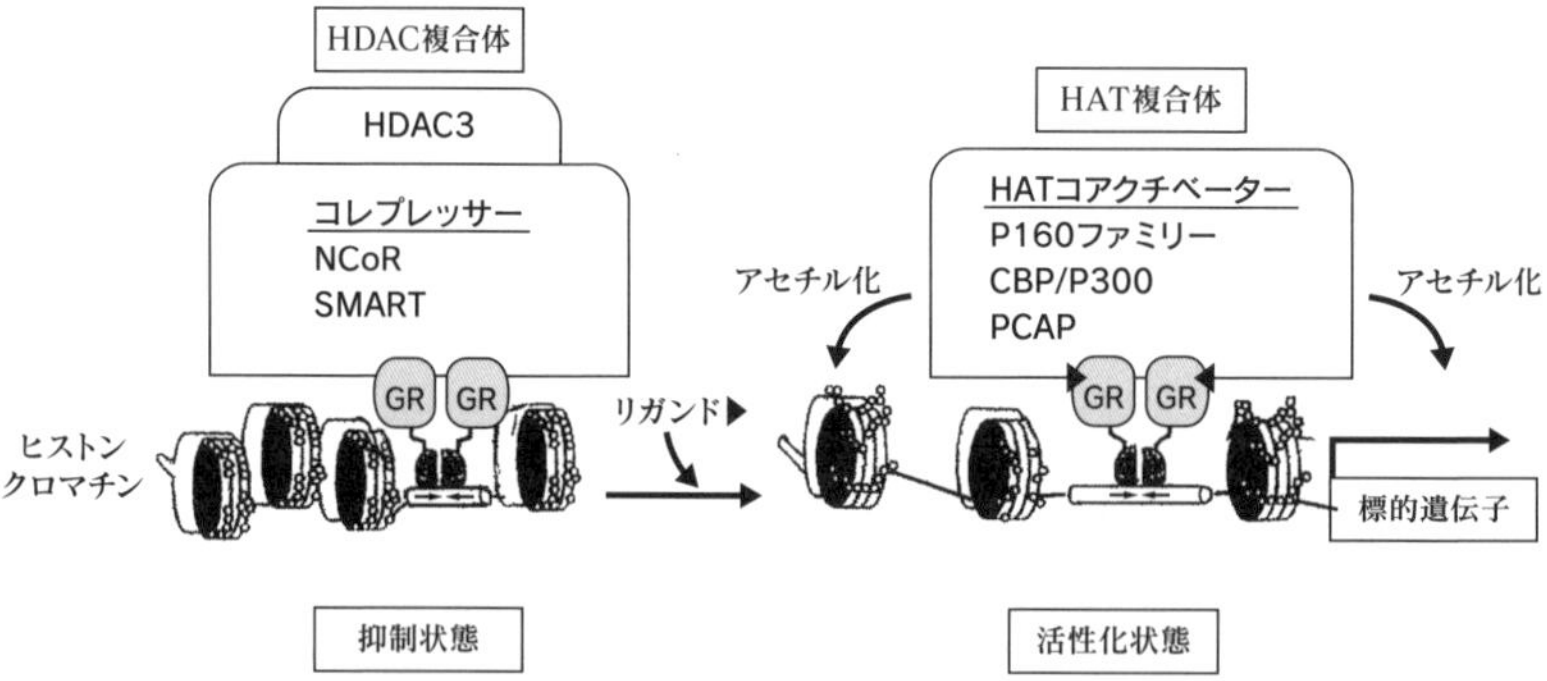

図15. クロマチン上でのステロイドホルモン受容体とコアクチベーターとコレプレッサーによる転写制御

PPARγのチアゾリジン、MRのエプレレノン、ARのカソデックス、ERαのラロキシフェン、タモキシフェンがすでに臨床応用されている（図13）。

(4) ストレスと核内受容体TINUR（NURR1）

私達はストレスに重要な核内受容体TINUR（NURR1）のクローニングに成功した。セリエのストレス学説で、ストレスにより視床下部ー下垂体ー副腎が刺激され副腎からの過剰のコルチゾールが分泌され、ストレスに対して生体を守っている。

しかし何故ストレス時に増加するコルチゾールによりネガティブフィードバックが働いて血中コルチゾールを抑制する事なく、高コルチゾール血症が続くのであろうか？

私達はDHEA受容体遺伝子のクローニングの過程において、たまたま、NURR1ファミリーのTINUR cDNAのクローニングに成功した。これはステロイドホルモン受容体のスーパーファミリーのオーファン受容体である（図13、図14）（岡部泰二郎）。

コルチゾールはPOMC（ACTH）産生下垂体細胞でGRに結合し、POMC上流のNuRE、nGREと結合し、ACTHの産生を抑制するネガティブフィードバック機構が存在するが、ストレスにより慢性に分泌されたCRHが下垂体コルチコトローフに作用してcAMPを介してTINUR(NURR1)を誘導し、POMC遺伝子上流のNuRE、nGREに結合し、コルチゾールのGRを介したPOMCの抑制が出来なくなり、ストレス時の高コルチゾール血症が持続する事になる（図14）。

(5) ステロイドホルモンの作用に重要なコレギュレーター

ステロイドホルモン受容体が機能を発現するためには、受容体に結合する蛋白であるコレギュレーターが必要である。

コレギュレーターには転写を活性するコアクチベーターと、転写を抑制するコレプレッサーの2つがある（図13）。

コアクチベーターには3つのクラスがある。①P160ファミリー（SRC-1, GRIP-1, PCIP）、②CBP/P300, ③PCAPの3つである（図15）。

これらのコアクチベーターはHAT（ヒストンアセチル化酵素）活性を持っている。

一方、コレプレッサーにはNCoRとSMARTがある。私達はARのコレプレッサーとしてFOXH1を同定している（野村政壽）。コレプレッサーはHAT活性を抑制するHDAC（ヒストンデアセチル化酵素）活性を持っている。

① ステロイドホルモンによる転写の促進と抑制のメカニズム

リガンドが結合していないステロイドホルモン受容体は標的遺伝子に結合し、コレプレッサーであるNCoRとSMARTを取り込む。これらは酵素活性を持たないので、HDAC(主にHDAC3)を取り込み、HAT活性を抑制し、クロマチン構造は収縮し、抑制状態になり、転写活性を抑制している（図15）。

この状態でリガンドがステロイドホルモン受容体に結合すると、コレプレッサー複合体（HDAC, NCoR, SMART）は受容体から離れ、コアクチベーター（P160ファミリー、CBP/P300, PCAP）が取り込まれる。これらのコアクチベーターはHAT活性を持っているので、ヒストン蛋白の塩基性アミノ酸がアセチル化され、クロマチン構造はゆるんで弛緩し、活性化状態になり、DNAの標的遺伝子の上流プロモーターにリガンド・受容体複合体とコアクチベーターが取り込まれ、転写が促進され、これらコアクチベーターにかわり、DPIP/TRAPが取り込まれ、基本転写因子と結合し、RNAポリメラーゼが誘導され、プレmRNAが生合成され、スプライシングファクターによりmRNAが生合成される（図15）。

② 核内で転写が迅速に進むための機能的コンパートメント

ステロイドホルモンと受容体の複合体の細胞内動態は、ステロイドホルモンを放射性アイソトープでラベルして、その放射活性を追って細胞内と核内の動態を予測していた。

2008年下村脩博士が、くらげから緑色蛍光蛋白質（GFP）を発見し、ノーベル化学賞を受賞された。これは生命科学の研究に大きなインパクトを与え、強力な武器となっている。

私達は早くからこの蛍光色素蛋白質に眼をつけ、核内でのステロイドホルモン受容体の動態を眼で見えるようにしたいと考え、この技術を駆使して、今まで全く謎であったステロイドホルモン受容体の核内での動態を明らかにする事に成功した。

ステロイドホルモン受容体（AR, GR, ER）と蛍光色素（緑色蛍光GFP, 黄色蛍光YFR, 赤色蛍光RFP）のキメラcDNAを作成し、生きた細胞に発現させると、リガンド依存性にステロイドホルモン受容体が細胞質から核内に移送され、核内における各ステロイドホルモン受容体の空間的分布とクロマチン構造との関係を、三次元的に再構成した共焦点レーザー顕微鏡により可視化する事により明らかにした。

AR（アンドロゲン受容体）とGFPのキメラ蛋白質（AR-GFP）を細胞に発現させ、共焦点顕微鏡による三次元画像解析法で観察すると、AR-GFPは緑色の蛍光を発して、可視化出来、細胞質に存在する。リガンドのDHTを添加すると図16に示すように核内に移行し核内で均一に分布するのではなく、クロマチンの密な青色の部位ではなく、クロマチンが粗な黒色の部位（euchromatin）に300～400のドット状のクラスターを形成して存在する。このクラスターにはステロイドホルモン受容体（AR, GR, ER）とコレギュレーター（CBP, P160など）が一緒に局在し、核内受容体（NR）コンパートメントを形成する。これが転写活性化に必須の過程であると言う驚くべき事実を明らかにした（図16）。

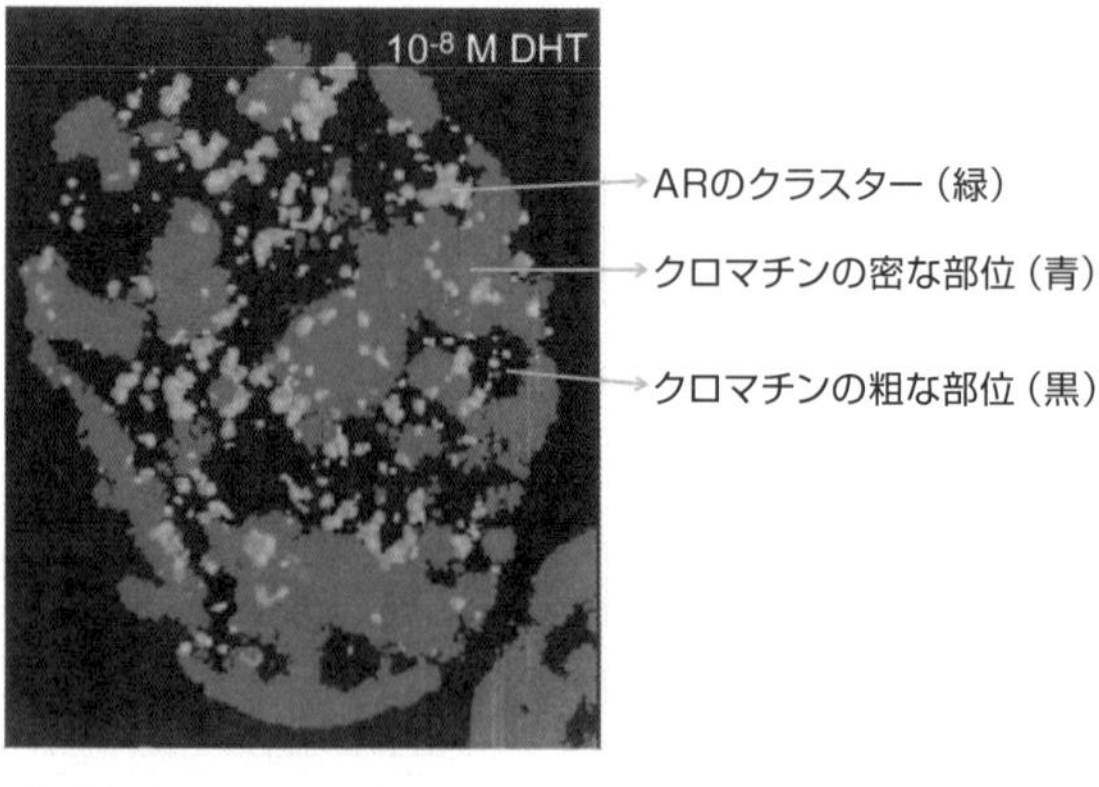

図16. 共焦点顕微鏡による核内でのアンドローゲン受容体（AR）のクラスター形成（緑色蛍光）
紫色のクロマチンを避けて、クロマチンの少ないeuchromatinに300 － 400のクラスターを形成して局在するAR

③　ARのAF-1結合コアクチベーターANT-1（PRPF6）

アンドロゲン不応症の完全型精巣性女性化症に欠損するコアクチベーターのクローニングの過程で、ARのAF-1に結合する分子量106KDaの蛋白質のクローニングに成功し、ANT-1と命名した（後藤公宣）。ANT-1は19回反復するTPRモチーフと中央部にロイシンジッパーを持つユニークな構造を持ち、リガンド非依存性に恒常的なAF-1活性を増強するコアクチベーターである（図17）。pre mRNAのスプライシングを行うリボヌクレオ蛋白snRNPの結合蛋白でもあり、現在PRPF6と呼ばれ、転写活性とスプライシングをリンクして特異的mRNA生成に重要である事を明らかにした。

ステロイドホルモン・受容体とANT-1（PRPF6）の核内での相互関係を明らかにするため、ANT-1（PRPF6）-YFP（黄色蛍光色素蛋白質）キメラとAR-CFP（橙色蛍光色素蛋白質）キメラのcDNAを同時に核内に発現させ三次元共焦点顕微鏡で観察すると、ANT-1（PRPF6）は黄色蛍光を発し、ARは橙色蛍光を発して、図18に示すようにANT-1（PRPF6）は20～40個の大きなクラスターを形成し、ARクラスターはANT-1の大きなクラスターのまわりを取り囲むように密接して存在する特異な分布を示す事を明らかにした。ANT-1（PRPF6）はスプライシング因子（SF）コンパートメントに局在し、ARは核内受容体（NR）コンパートメントに局在する（図19）。

図19のモデルに示すようにNRコンパートメントに局在するARはリガンドと結合しAREに結合する。SFコンパートメントに局在するANT-1はARのAF-1に結合しコアクチベーターとして働き転写を活性化し、ANT-1と結合しているSFコンプレックスはスプライシング作用によりmRNAを

生成する。ARとANT-1（PRPF6）が別々のコンパートメントに局在する事はコンパートメントの相互作用を円滑に行い、転写とスプライシングを効率良く進めるために極めて大切である事を示している。

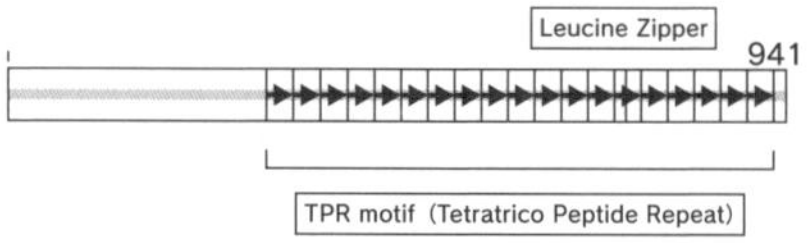

図 17. ANT-1（PRPF6）の構造

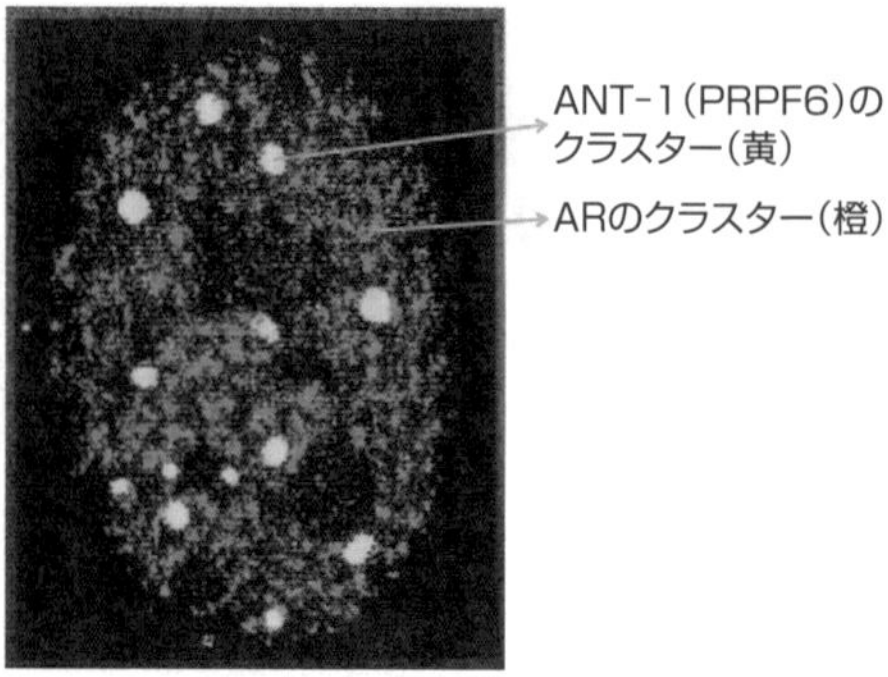

図 18.
共焦点顕微鏡による核内での ANT-1（黄色蛍光）とアンドロゲン受容体（AR）（橙色蛍光）の局在
大きな ANT-1 のクラスターを取り巻くように AR クラスターは局在する。

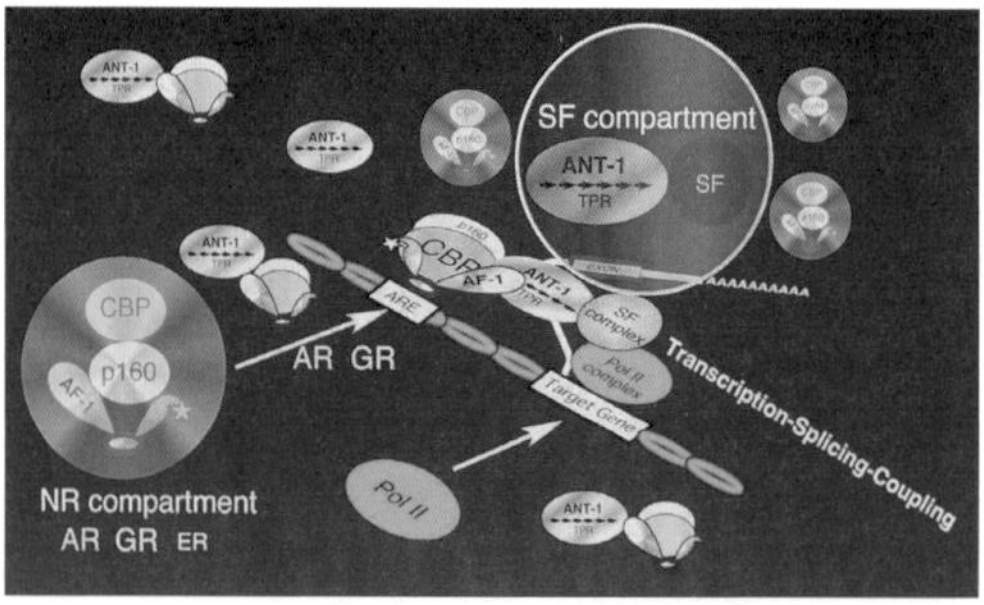

図 19. 異なる核内コンパートメント間のコミュニケーション

5　細胞膜受容体

ステロイドホルモンは核内受容体と複合体を形成し、転写因子として標的遺伝子のプロモーターに結合し、分―時―日の時間をかけた蛋白合成を起こす分子機構の詳細は前章で述べたが、この研究と並行して遺伝子発現を介さないノンゲノム作用として、ステロイドホルモンが細胞膜（MSR）に作用して、セカンドメッセンジャーとしてCa, PI3キナーゼ、MAPキナーゼ、PKCなどにより、秒から分で起こる早い反応（rapid action）は、E2, T, DHT, プロゲステロン、1.25VD3、コルチゾール、アルドステロンなどの多くのステロイドホルモンで知られている（図21）。

この領域のフォーカスは早い反応を起こす細胞膜受容体をクローニングし、その作用機構を解明する事である。

現在3つのクラスのステロイドホルモンの膜受容体が証明されている（図20）。

一つ目は植物シロイヌナズナにおいてクローニングされた細胞膜を1回貫通する受容体で、1196のアミノ酸よりなる。細胞外ドメインはビラシノステロイドを結合するリガンド結合ドメインであり、細胞膜を貫通し、細胞内ドメインは蛋白キナーゼ活性を持つ。

二つ目の大発見は2003年サケの卵巣からクローニングされたプロゲステロンの細胞膜受容体である。352のアミノ酸からなり、7回膜を貫通するG蛋白共役型受容体である。プロゲステロンをリガンドとして、ステロイドホルモン特異性を示し、Kd=30nMの高親和性で結合し、プロゲステロン投与により、5分以内の早い反応でMAPキナーゼを活性化する。ヒト、マウス、ブタなどにも存在し、ステロイドホルモン膜受容体のファミリーを構成している。後述するDHEAの作用に膜受容体が重要になるので、記憶して頂きたい。

三つ目はカベオラに存在する核内受容体である。カベオラ（caveolae）は細胞膜に存在する小さな窪み構造で、多くのセカンドメッセンジャーの分子が蓄積する部位である。放射性アイソトープをラベルしたステロイドホルモンによる結合実験、ステロイドホルモン受容体抗体、共焦点顕微鏡による実験で、核内受容体ERα、ERβ、VDRがカベオラに存在している事が証明されている。しかし細胞膜における核内受容体のクローニングはされていない。同じステロイドホルモンが核内受容体を介したゲノム作用と、細胞膜受容体を介した早い反応のノンゲノム作用を起こす事が明らかにされた。ノンゲノム作用とゲノム作用の間にはクロストークが存在する事が証明されている（図21）。

6　副腎・性腺のマスター転写因子Ad4BP/SF-1

(1)　マスター転写因子Ad4BP/SF-1

Ad4BP/SF-1がステロイドホルモン生合成の遺伝子の転写因子として諸橋憲一郎教授（九州大学理学博士）とキース・パーカー博士らによってクローニングされ、20年が過ぎる（諸橋教授はAd4BP、パーカーはSF-1と命名した）。

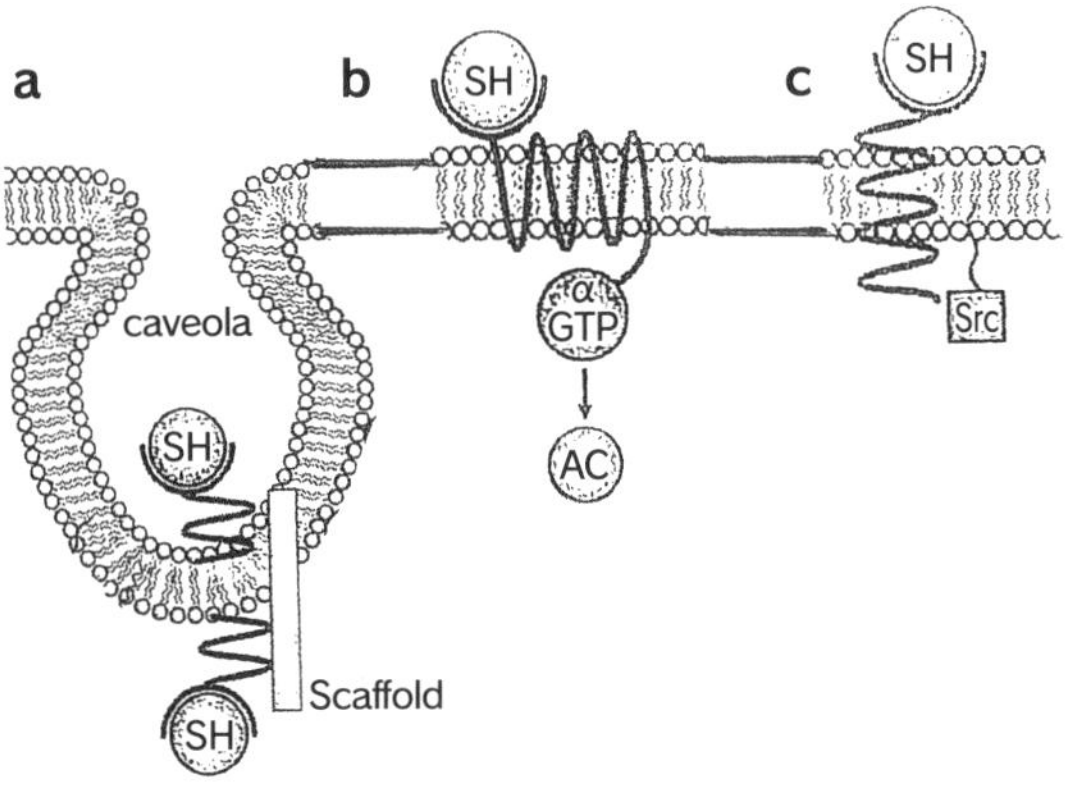

図 20. 細胞膜受容体の種類（Norman 改変）
a. カベオラ（caveola） b. 膜 7 回貫通型
c. 膜 1 回貫通型 SH. ステロイドホルモン

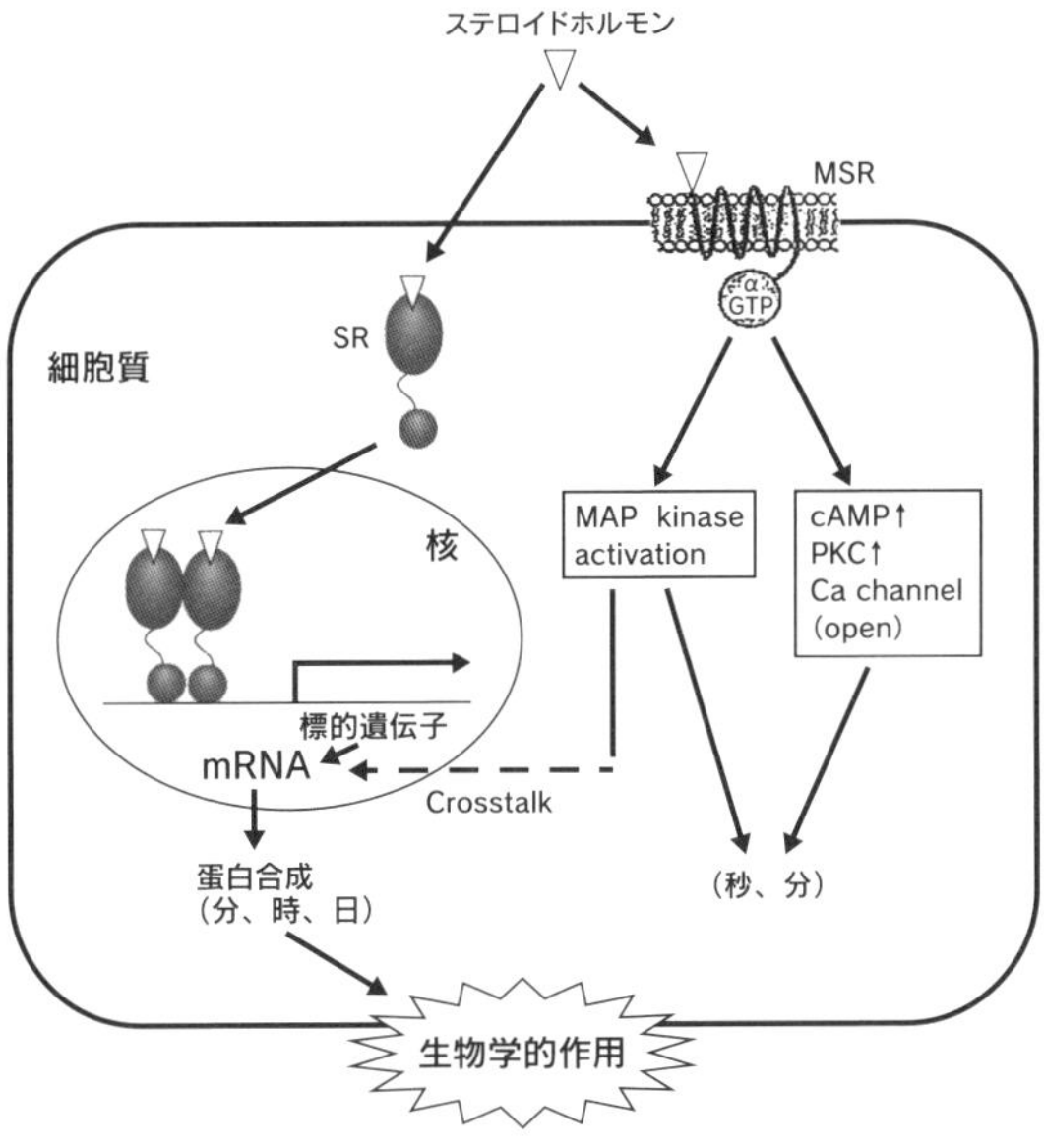

図 21. 細胞膜受容体の作用機序

Ad4BP/SF-1は、ウシとヒトではショウジョウバエと構造類似性が極めて高く種を超えて保存され、FTZ-F1box、リガンド結合ドメインとDNA結合ドメインを持つ核内受容体である（図22）。

Ad4BP/SF-1のノックアウトマウスを作製すると副腎、精巣、卵巣すべてが欠損する驚くべき事実が明らかにされ（図22）、当時センセーションを起こした。これは器官の発生・分化に転写因子が重要である事を証明した、最初の極めてエポックメーキングの発見であった。

それ以後、副腎・性腺の発生・分化に関わる多くの転写因子が次々とクローニングされた。転写因子の秩序だった発現により、副腎・性腺原基から、副腎、精巣、卵巣が分化し、ステロイドホルモンが生合成される機序が解明された。

図23に示すように尿生殖洞に存在する副腎・性腺原基はWT-1, Ad4BP/SF-1, DAX-1により未分化副腎に分化し、WT-1, Ad4BP/SF-1, Emx2により未分化性腺に分化する。SRY, SOX-9により精巣に分化し、SRYが存在しないと卵巣に分化する。このAd4BP/SF-1の発現調節機序は当時大村教授の大学院生として研究をしていた野村政壽先生（現久留米大学医学部内分泌代謝内科教授）の優れた研究がある。

Ad4BP/SF-1により副腎、精巣、卵巣に特有なステロイドホルモン生合成酵素遺伝子が発現し、副腎ではコルチゾール、アルドステロン、DHEASが、精巣ではTが、卵巣でE2が生合成される。コルチゾールはGR、アルドステロンはMR, TはAR, E2はERを介して作用を発現する。

以上の説明でわかるようにAd4BP/SF-1は副腎・性腺の発生・分化から、全てのステロイドホルモン生合成に到るまでの全体を司るマスター転写因子である。DAX-1が副腎へ、SRYが精巣への分化の方向付けを行っている（図23）。

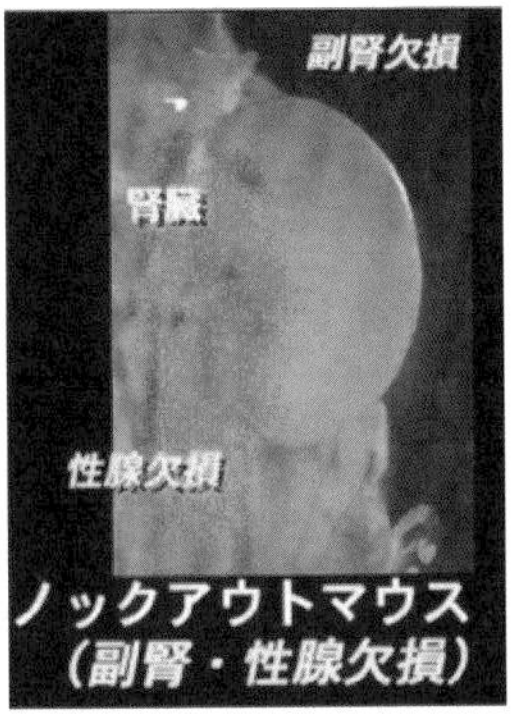

（諸橋憲一郎教授原図を改変）

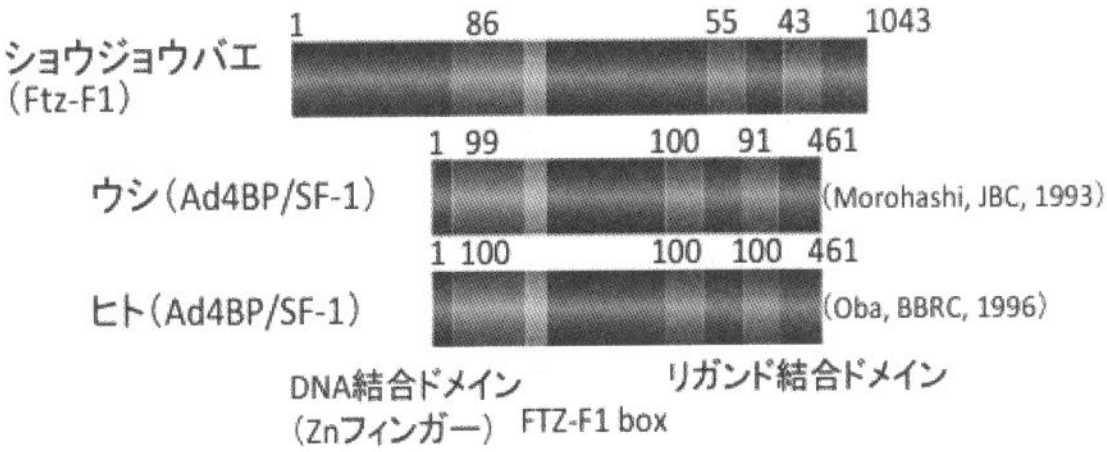

図 22. Ad4BP/SF-1 の構造と機能

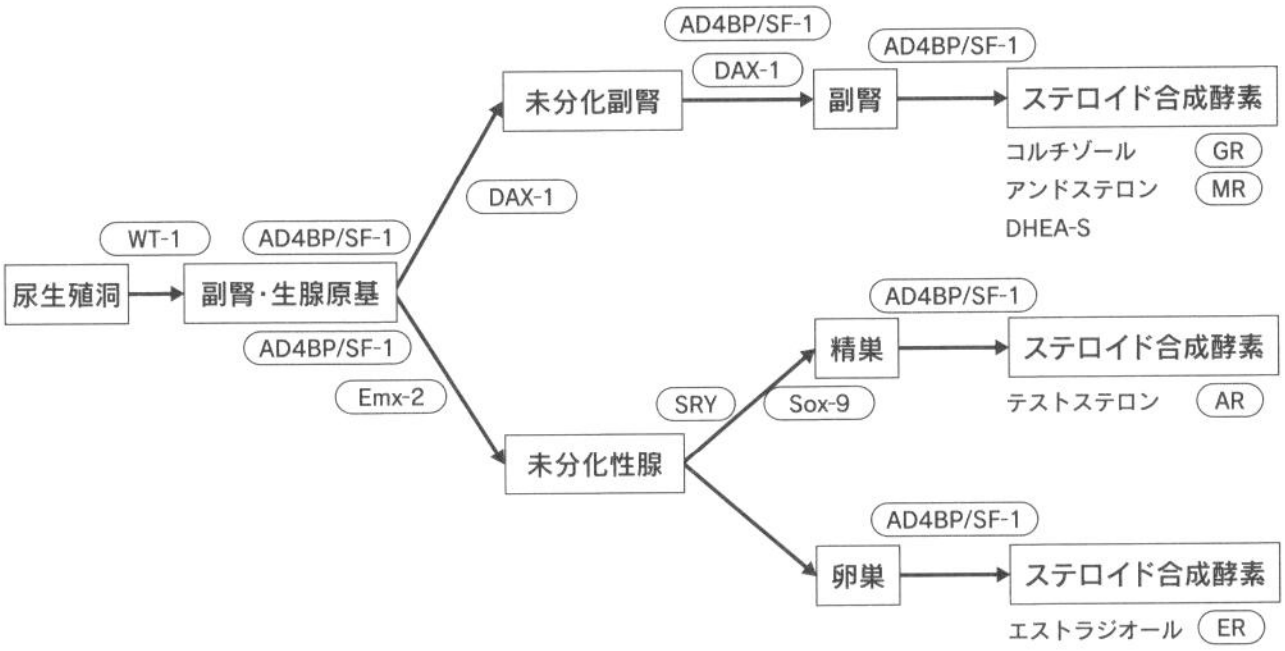

図 23. 副腎・生殖腺の発生と分化

① Ad4BP/SF-1による解糖系の制御

Ad4BP/SF-1の一つの遺伝子の欠損により何故、副腎、精巣、卵巣が欠損するかという事は全くわかっていなかった。

諸橋教授は一貫してAd4BP/SF-1を中心に性分化機構の研究を続け、次世代シークエンサーによる全ゲノム解析により、細胞内エネルギーATPの産生を担う解糖系遺伝子群が、Ad4BP/SF-1により統括的に制御されているという驚くべき事実を明らかにした。

Ad4BP/SF-1は、グルコースからグルコース6-リン酸を経てピルビン酸を生成する9つのステップの解糖系酵素の遺伝子群のほとんど全ての転写因子として、直接的に統括して制御し、細胞内エネルギーとしてのATPを産生し、更にグルコース6-リン酸からのNADPH、リボ核酸を産生しATPとともに細胞増殖を促進し、更にピルビン酸からのアセチルCoAと共にステロイドホルモンを生合成する事を明らかにした（図24）。

Ad4BP/SF-1の欠損により副腎、精巣、卵巣が欠損するのは、解糖系遺伝子のほとんどすべての発現が抑制され、ATP、NADPH、リボ核酸が産生出来なくなる事による事を明らかにした。

このように代謝系を構築する全ての遺伝子群を一つのユニット（レギュロン）として制御する事で、系全体を協調的に制御する事を示している。

これは核内受容体が多くの複合体として転写を制御している事が解明されているように、このレギュロンの考え方は、生命の秩序だった制御に極めて重要な機序と考えられる。

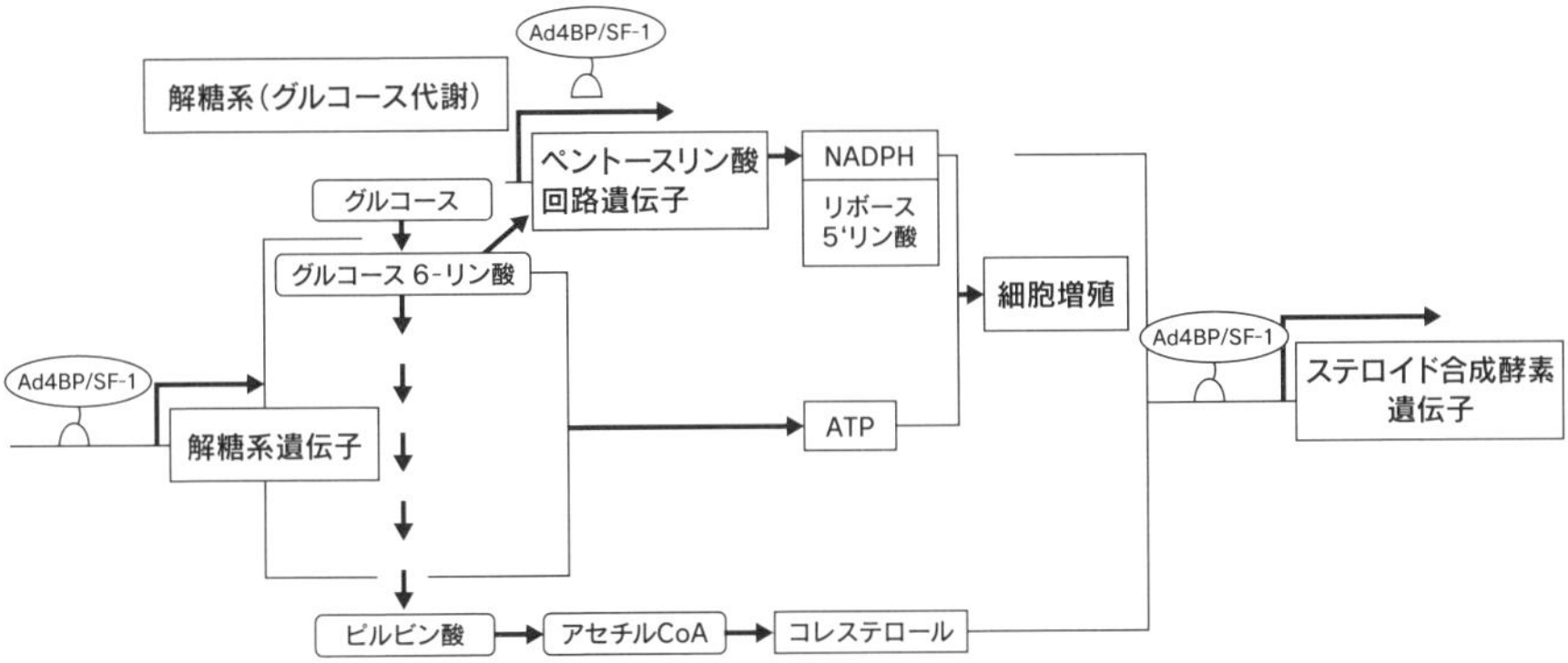

図 24. Ad4BP/SF-1 による解糖系の制御

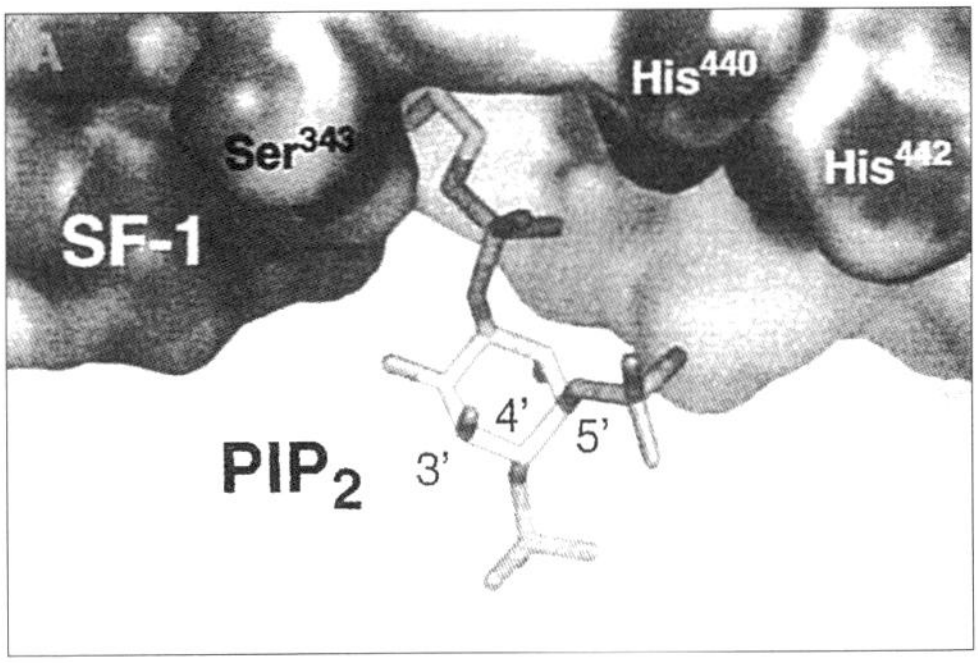

図 25. Ad4BP/SF-1 の脂質リガンド PIP2（Sablin 改変）

ワールブルグは、ガン細胞は酸素が十分に利用出来る場合でも、嫌気的解糖でのエネルギー産生が主体である事を発見した。これはワールブルグ効果と呼ばれている。現在この嫌気的解糖はエネルギー源のATPの産生のみならず、細胞増値に必要なNADPHとリボ核酸の産生を行い、ガン発生のメカニズムに重要な現象と考えられている。

諸橋教授は正常組織においても、臓器の発生・分化・増殖に解糖系遺伝子群が重要である事を証明した。

Ad4BP/SF-1は副腎・性腺と視床下部のみに発現している。それでは肝臓、筋肉、脂肪組織、膵臓などの他の臓器の細胞においても、Ad4BP/SF-1と同じ働きをする転写因子が存在し、解糖系遺伝子群を制御する普遍的な制御系が存在し、臓器の発生・分化を起こしている可能性を示唆しており、今後の非常に夢のある領域である。

② Ad4BP/SF-1のリガンド

ステロイドホルモン受容体は前章で述べたように、中央のDNA結合ドメイン、C末端にリガンド結合ドメインの共通構造を持ったスーパーファミリーを構成する。この共通構造をもとに多くのリガンドが不明のオーファン受容体が同定された。

Ad4BP/SF-1もその一つであり、リガンド不明のまま、そのノックアウトマウスの結果から副腎・生殖腺の発生・分化に必須の転写因子である事が明らかにされ、多くの研究者がそのリガンドを探索したが未だに不明のままである。

その中で偶然にリン脂質PIP2がAd4BP/SF-1のリガンド結合ドメインのポケットの入り口近くに結合し、Ad4BP/SF-1の転写活性を促進する事が明らかにされた（図25）。

先天性副腎低形成を起こすAd4BP/SF-1異常症において、リガンド結合ドメインの結合ポケットの入口近くのArg225→Leu（R255L）の点突然変異により、PIP2結合が低下しAd4BP/SF-1の転写活性が低下する事から明らかにされている。

私達は内分泌かく乱物質が、Ad4BP/SF-1の弱いリガンドとなる事を明らかにし注目されている。内分泌かく乱物質の項で紹介する。

第４章

転写因子病とコアクチベーター病

1　転写因子病とは

転写因子の基礎的研究の成果は臨床領域に大きなインパクトを与え、古典的なステロイドホルモン受容体異常症の各受容体の遺伝子レベルより病因が解明され、その遺伝子異常と病態の関係が明らかにされた。ステロイドホルモン受容体異常症はステロイドホルモン不応症の臨床症状を呈する。私達は原発性コルチゾール不応症と、アンドロゲン受容体（AR）異常症、DAX-1異常症と、ARに異常を認めないがコアクチベーターの異常によるコアクチベーター病の新しい疾患概念を提唱し世界的に注目された。

私達はステロイドホルモン受容体、オーファン受容体と転写因子の異常による疾患を、転写因子病と命名し、コアクチベーター異常による疾患をコアクチベーター病と命名する疾患概念を提唱した（表3）。

表3．転写因子病とコアクチベーター病

転写因子病

1．ステロイドホルモン不応症	
①アンドロゲン受容体異常症	精巣性女性化症、Reifenstein症候群
②グルココルチコイド受容体異常症	原発性コルチゾール不応症、高血圧、多毛症、性早熟
③ビタミンD受容体異常症	ビタミンD抵抗性くる病Ⅱ型
④エストロゲン受容体異常症	骨粗鬆症、高身長、インスリン抵抗性糖尿病
⑤ミネラロコルチコイド受容体異常症	偽性低アルドステロン症
⑥甲状腺ホルモン受容体異常症	Refetoff症候群
2．WT－1異常症	Drash症候群
3．DAX－1異常症	先天性副腎低形成＋低ゴナドトロピン性性腺機能低下症
4．Ad4BP/SF－1異常症	副腎、性腺欠損症
5．SRY異常症	真性半陰陽
6．Pit 1異常症	TSH、PRL、GH欠損症
7．HNF-1α、1β、4α異常症	2型糖尿病（MODY 1、3、5）

コアクチベーター病

CBP	Rubinstein－Taybi症候群
AR．AF－1特異的コアクチベーター	完全型精巣性女性化症

2　副腎と性分化は密接に関係する

私達は副腎発生分化の転写因子WT-1, SRY, DAX-1, ARの異常症を遺伝子レベルより解明したが、これら異常症は全てステロイドホルモン生合成の異常と同時に、性分化異常を伴っている事が特異な点である。

そこで、ここでは性分化異常にフォーカスを当て、私たちが詳細に検討したアンドロゲン受容体（AR）異常症と、そのコアクチベーター病と、DAX-1異常症を紹介し、性分化異常について考えて見たい。

まず転写因子による性分化のメカニズムの理解が重要である。図26に示すように性の決定においては遺伝の性は性染色体により決定される。XYの性染色体は男（46XY）であり、XXが女（46XX）である。性腺の決定はY染色体上のSRY（精巣決定遺伝子）により決定される。男ではSRYが存在するので性腺原基から精巣が形成される。精巣より分泌されるテストステロン（T）とミュラー（Müller）管抑制因子（MIS）により、内性器は男性の特徴を持った分化をする。

内性器の分化は、男性では胎児精巣のレイディッヒ（Leydig）細胞より分泌されるTがARと結合し、ウオルフ（Wolff）管に作用して、精巣上体、精管、精嚢へと分化する。胎児精巣のセルトリー（Sertori）細胞から分泌されるMISにより、ミュラー管は退縮する。女ではMISが存在しないので、ミュラー管は卵管、子宮、膣上部へと分化する。

外性器の分化は、男ではTから5αレダクターゼにより転換したDHTがARと結合し、尿生殖洞から前立腺と尿道へ、生殖隆起から陰茎と陰囊へと分化する。一方女では、精巣が存在せず、Tの産生がないので、尿生殖洞は膣に、生殖突起は外陰部に分化する。

外陰部は直接眼に触れるので、その特徴は一目瞭然である。男ではDHTの作用により、外陰部は陰茎と陰囊と尿道になり(図27・1)、女ではDHTの作用がなく、女特有の外陰部を示す(図27・5)。

しかし男でDHTの作用が減弱すると、図27・2—4の男と女の中間的なあいまいな外陰部となり、短小陰茎、尿道下裂、大陰唇の後部の癒合、尿生殖洞(尿道、膣)の癒合、陰核肥大などを示す。これをambiguous genitalia(あいまいな性)と呼ぶ。全く作用がなくなると完全女性型を示す(図27・5)。

一方女では、胎児期に過剰のDHTにさらされると、図27・3—4の陰核肥大の男性化を示す。

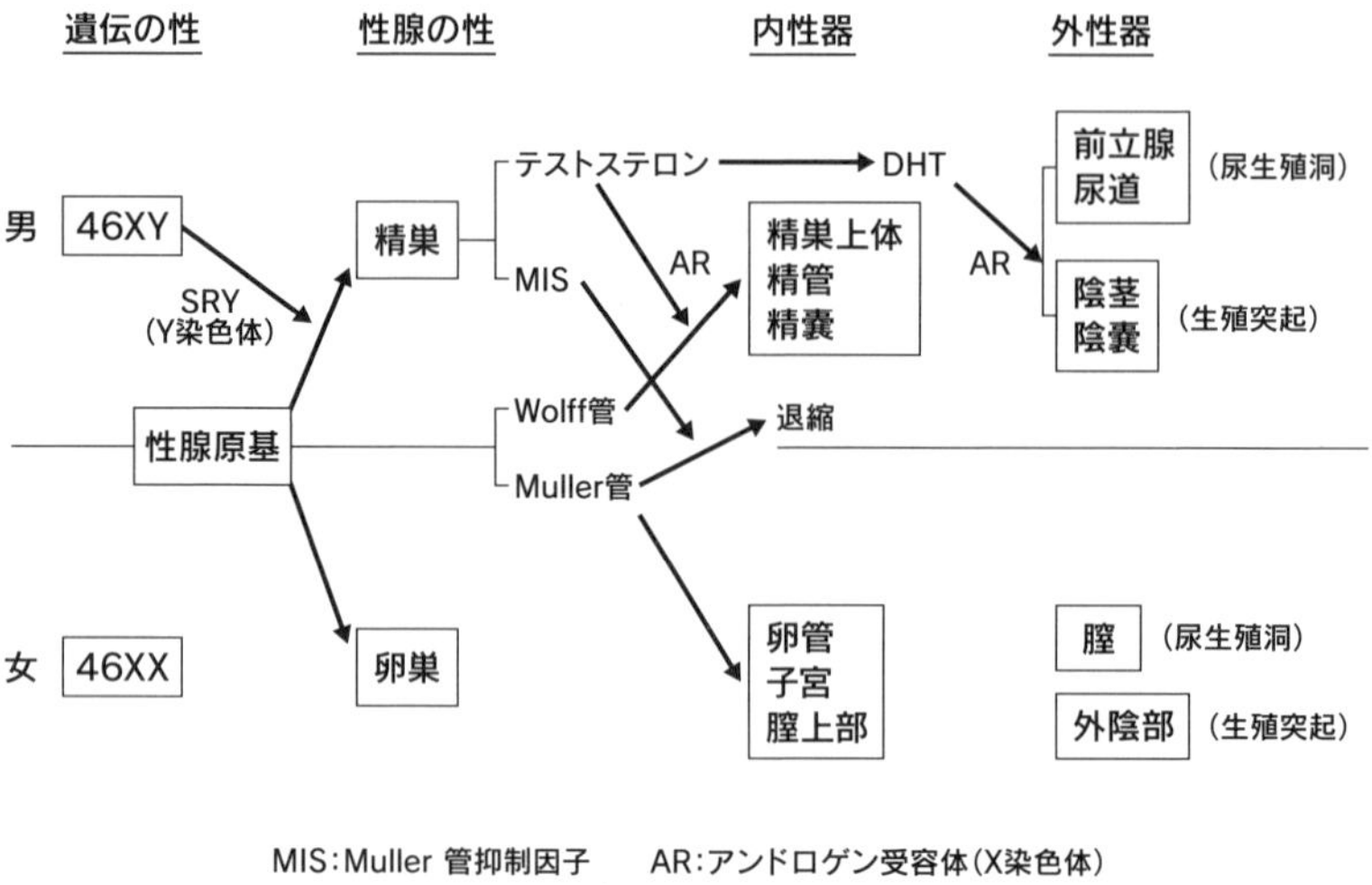

MIS：Muller 管抑制因子　AR：アンドロゲン受容体(X染色体)

図 26. 性分化のメカニズム

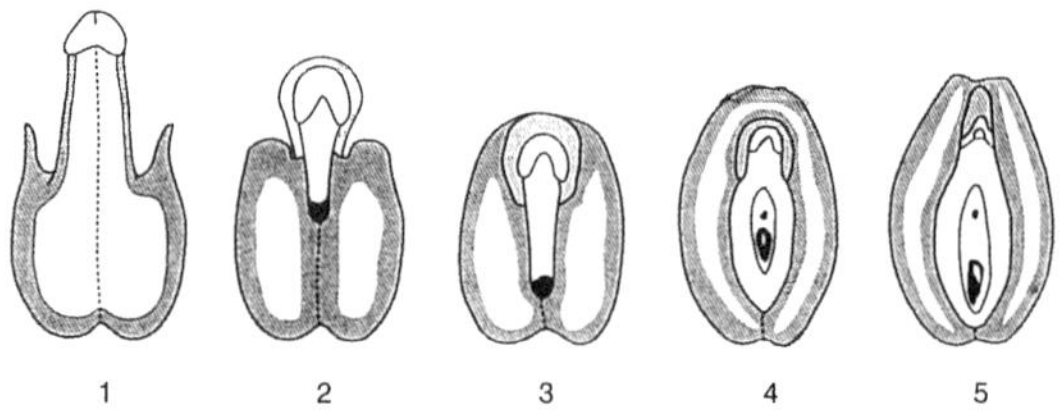

1．完全男性型、2－4．男と女の中間型のあいまいな外陰部（ambiguous genitalia)、
2．短小陰茎、尿道下裂、大陰唇の後部の癒合、
3．陰核（クリトリス）肥大、尿生殖洞（尿道・膣口癒合)、
4．陰核（クリトリス）肥大、陰唇癒合、
5．完全女性型

図 27. 男と女の外陰部とその異常（Sinnecker 改変）

3　男が女になるアンドロゲン受容体異常症

私たちがアンドロゲン受容体異常症の研究を行うきっかけになったのは、完全型精巣性女性化症の患者との出会いである。

病院の外来に20代の美人の女性が月経の発来がないと言う主訴で受診した。驚くべき事は染色体が46XYで遺伝的性は男性であり、腹腔内に精巣を持ち、血中Tは男性と同じ高濃度を示すにもかかわらず、体型は成熟した女性で乳房発育は良好で、陰毛は欠如しているが、外陰部は完全女性型である（図28左）。

当時我が国では症例の遺伝子解析は、ほとんど行われていない時代であったが、アンドロゲン受容体異常を遺伝子レベルで解明したいと思い、患者の陰部皮膚線維芽細胞の培養系において研究室をあげてARの遺伝子解析を行い、リガンド結合ドメインの一塩基変異の遺伝子異常を証明した（中尾隆介）。これはリガンド結合ドメインの787番目のメチオニンがバリンへの一アミノ酸置換（M787V）である（図29）。この変異アンドロゲン受容体cDNAを作成し、細胞に発現させたところ、この変異受容体は全くDHTを結合出来ず、転写活性を示さない事を明らかにした。一アミノ酸置換により男性が完全女性型になる事を知り驚嘆した（図29）。私達が以後遺伝子の研究にのめり込んで行く最初の遺伝子変異を証明した記念すべき症例である。

本症例は性分化で説明したように（図26）、腹腔内精巣からTが高濃度に分泌されているにもかかわらず、異常ARにT, DHTが全く結合出来ないため、男性内性器（精巣上部、精管、精嚢）は出来ず、精巣からMISが分泌されるので女性の内性器（卵管、子宮、膣上部）が欠如する。膣は盲端に終り、外性器は完全女性型となり（図27・5）、過剰のTがP450aromによりE2に変換され、その作用で体型は成熟した女性型を示す。

本症例を発表すると全国から同様の多くの症例のAR遺伝子解析を依頼された。10家系の解析で、全例でAR遺伝子異常を証明した（図29）。

AR異常症はAR遺伝子がX染色体に局在するので、男に発症し女は保因者となる。男の男性化障害で男が女性化を来す疾患である。最も重症型の完全型精巣性女性化症から軽症型のライフェンスタイン（Reifenstein）症候群まで種々の女性化を来たす。

経験したライフェンスタイン症候群では図29に示すように、リガンド結合部位の一塩基変異で743番目のグリシンがバリンへの一アミノ酸置換（G743V）である。変異受容体はリガンド結合能が正常であるが、熱に不安定であるため転写活性化能が弱く、体型は男性型であるが、外陰部は短小陰茎、尿道下裂（図27・2）と女性化乳房を示し、一部女性の特徴を示す（図28右）。一塩基の置換のわずかなAR上の位置の違いにより臨床型は全く異なる。

10家系の詳細な解析によりARの遺伝子変異と転写活性化能とリガンド結合能と臨床病型との関係を明らかにした（今崎恭介）（図29）。

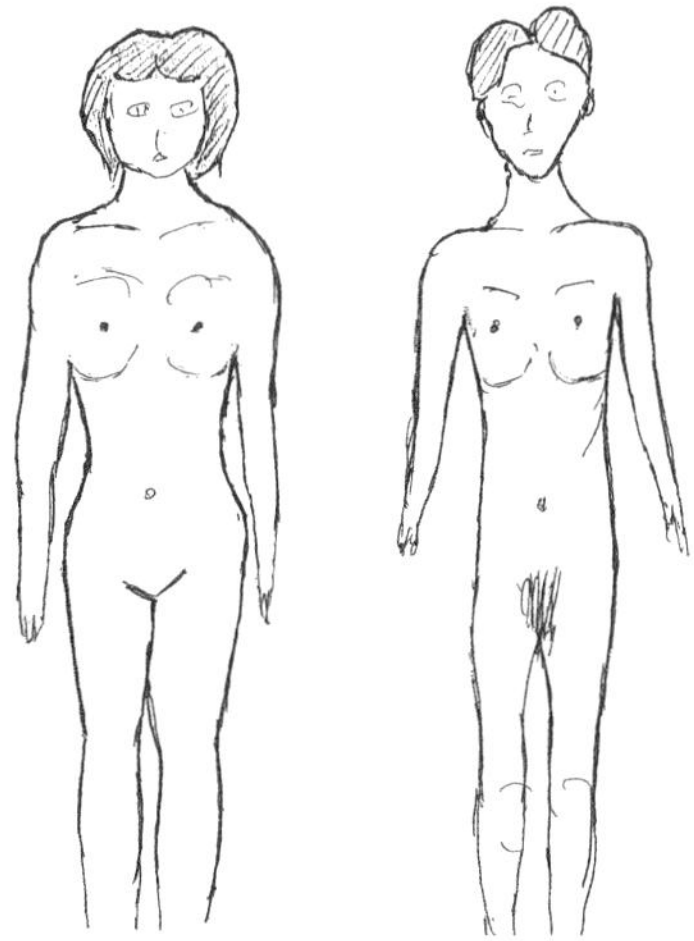

図 28.

完全型精巣性女性化症
AR 遺伝子変異
M787V

Reifenstein 症候群
AR 遺伝子変異
G743V

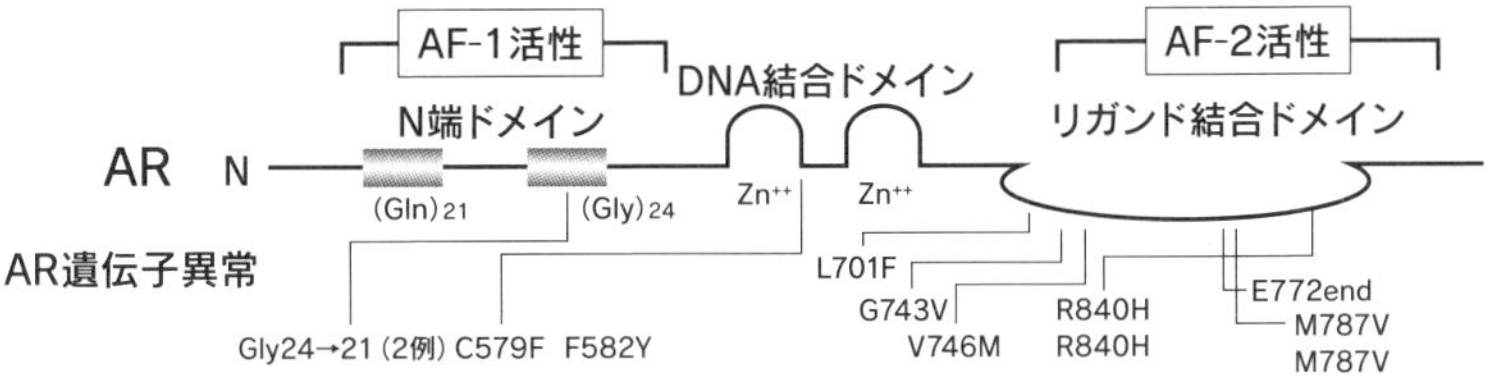

転写活性化能	⊖	±	⊖
リガンド結合能	⊕ (receptor positive)	⊕ (熱不安定性レセプター)	⊖ (receptor negative)
	完全型	RS	完全型

完全型：体型、外陰部、乳房発育は、女性型
Reifenstein (RS) 型：体型は男性型、尿道下裂、乳房発育は女性型

図 29. アンドロゲン受容体異常症 (自験 10 家系)

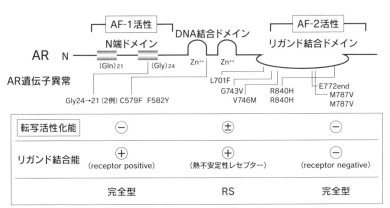

4　新しい疾患概念コアクチベーター病

この研究過程においてAR遺伝子およびAR結合能に全く異常を認めないアンドロゲン不応症を5例経験した。この内染色体46XYの19歳の社会的性は女性で、最も重症型の完全型精巣性女性化症の症例に注目した。

丁度そのころ、ステロイドホルモン受容体の作用発現に必須なコアクチベーターが、次々クローニングされていた。

AR遺伝子に全く異常がなくてもコアクチベーターに異常があれば、ARの作用が発現出来ないと仮説を立て、患者の陰部皮膚生検を行い、線維芽細胞を培養して患者の線維芽細胞内におけるコアクチベーターの異常を解析した。

患者の培養陰部皮膚線維芽細胞に、プロモーターのMMTV-ルシフェラーゼと正常のAR発現ベクターを一緒に導入し、DHTを添加するとARの転写活性化能は患者において著明に低下していた。これは細胞内のコアクチベーターの異常を強く示唆した。

既知のコアクチベーターを挿入しても、転写活性の回復は認められなかった。GST pull-down assayにより、ARのAF-1に特異的に結合する分子量90KDのコアクチベーターが本症例では欠損している事を明らかにした（図30）。本患者はARのAF-1と特異的に結合する未知のコアクチベーターが欠損するコアクチベーター病という新しい疾患概念を提唱した。私達が仮説を立てた通りの事が立証

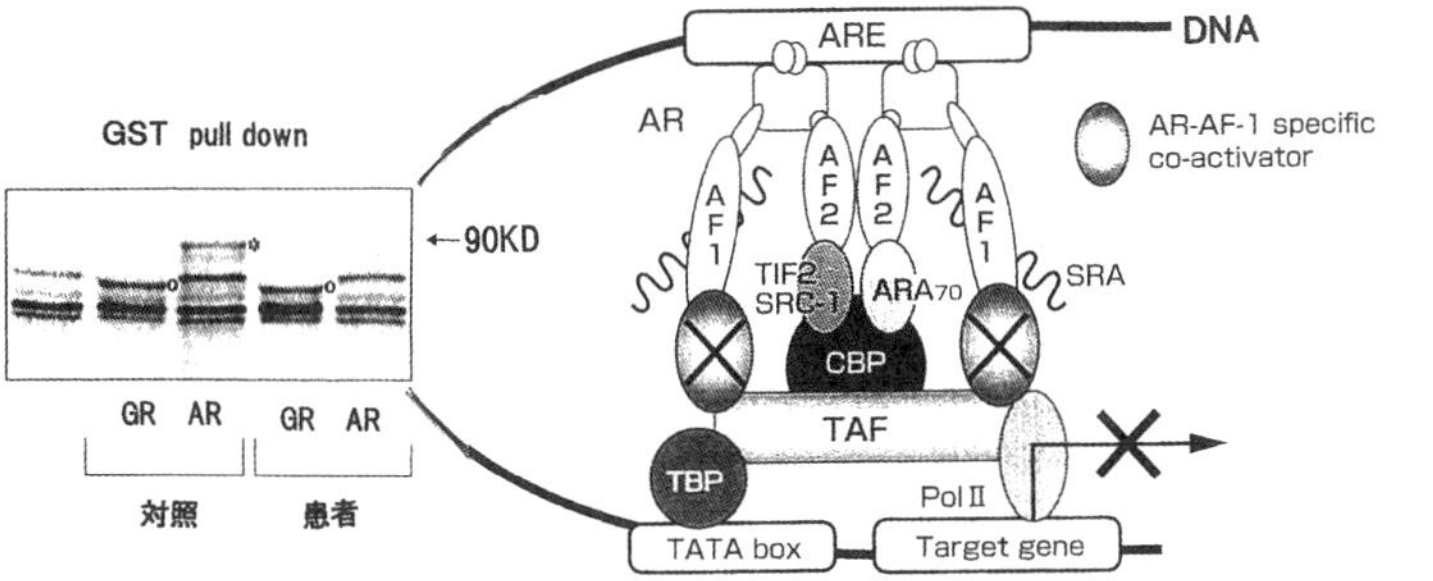

AR:アンドロゲン受容体, ARE:アンドロゲン受容体結合ドメイン

図 30. アンドロゲン受容体　コアクチベーター病

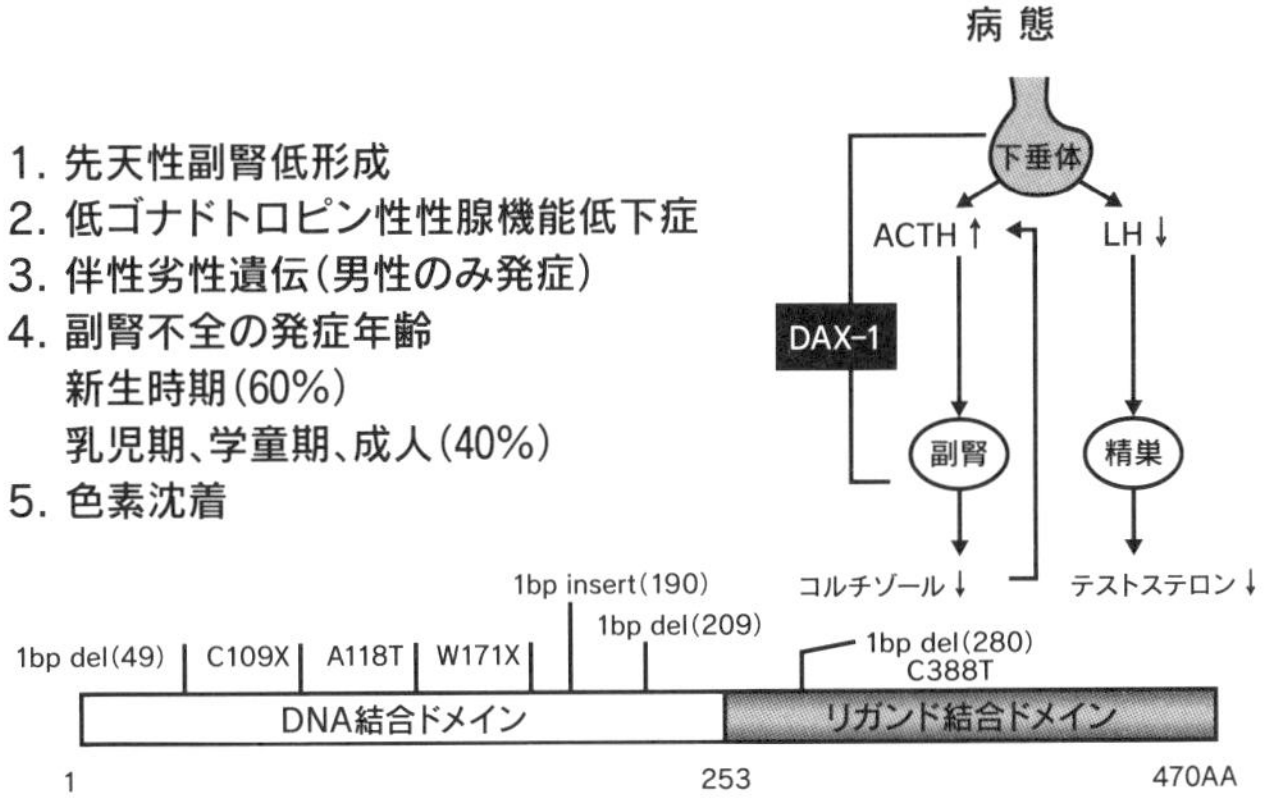

図 31. DAX-1 異常症 (自験 8 家系の解析)

され非常に興奮した。

世界で初めてステロイドホルモン不応症の原因として、コアクチベーター異常によるコアクチベーター病の新しい疾患概念を確立し、全世界の注目を集めた。この論文はNew Engl. J. Medに掲載され Editorialに取り上げられた（足立雅広）。

5 転写因子異常によるアジソン病

(1) DAX-1異常症

Ad4BP/SF-1遺伝子がクローニングされた翌年の1994年に、X連鎖遺伝をする先天性副腎低形成（先天性アジソン病）の症例より、X染色体に局在するDAX-1がクローニングされた。DAX-1はDNA結合領域にジンクフィンガー構造を持たない新しい核内受容体である。

DAX-1は副腎と下垂体ゴナドトロフ両方の発生分化に重要な転写因子であり、この異常により、先天性副腎低形成と、低ゴナドトロピン性性腺機能低下症を発症する事になる（図31）。

私達は、男性のアジソン病に低ゴナドトロピン性性腺機能低下症を示す3症例を経験し、それぞれ別々に症例報告として論文にまとめたが、当時アジソン病と性分化異常の関係は説明出来なかった。DAX-1が同定され、すぐこの3症例の病因はDAX-1ではないかと考え、遺伝子解析を行い、全ての症例にDAX-1遺伝子変異を同定し、日本で最初にDAX-1異常症を明らかにした（柳瀬敏彦）。

原因の不明の症例を記載しておく事の重要性を身を持って証明した。この3症例を含む8家系において DAX-1 の遺伝子異常を証明した。ミスセンス変異とナンセンス変異であった（図31）。遺伝子変異と病態の重症度には相関が見られていない。

伴性劣性遺伝で男性のみに発症し、粘膜、皮膚の色素沈着、類宦官症、血中 ACTH は著明高値で、血中コルチゾール、DHEAS は低値で、血中 LH, FSH も低値で LHRH に対し低・無反応で、血中テストステロンは低値であるが HCG テストには正常反応または低反応を示す（図31）。男性の先天性アジソン病に性腺機能不全（女性化）を合併している症例は DAX-1 異常症が強く疑われる。アジソン病の新しい病型を同定した。DAX-1 異常症は日本に多い疾患である事を全国疫学調査で明らかにした（表2）。

(2) Ad4BP/SF-1 異常症

私達はヒトの Ad4BP/SF-1 遺伝子をクローニングし（大庭功一）（図22）、Ad4BP/SF-1 異常症の発見を目指したが成功しなかった。

報告された症例数は少ないが、Ad4BP/SF-1 が常染色体に局在する事から、男女共に発症する。副腎不全と性腺不全を呈する症例は少なく、XY 性染色体を持つ男性の女性化を示し、多くはヘテロ型変異で、副腎機能は正常であるが、精巣形成不全を示す。副腎と生殖腺の発生分化に必要な Ad4BP/SF-1 の遺伝子発現量が異なる事を示している。

6　厚生労働省の難病指定

厚生省は難病研究班を立ち上げた。副腎ステロイドホルモン産生異常症調査研究班は、井林博教授が初代の班長に就任され、我が国のステロイドホルモンの臨床と研究を牽引された。以後、竹田亮裕教授、猿田享男教授、名和田新、宮地幸隆教授、名和田新、藤枝憲二教授、柳瀬敏彦教授、長谷川奉延教授が歴代の班長としてこの領域の進歩に貢献された。私は二度班長を担当させて頂いたが、上に述べて来たように丁度私が班長の時、ステロイドホルモン生合成酵素遺伝子とステロイドホルモン受容体と転写因子遺伝子が次々クローニングされた。私達はその基礎的成果を臨床に応用し、先天性副腎皮質酵素欠損症、ステロイドホルモン受容体異常症、転写因子異常症の病因を遺伝子レベルで次々と解明した。

難病法の成立を受け、厚生労働省は医療費助成の対象疾患を見直し、110の疾患を指定難病として選定した。柳瀬敏彦教授の御尽力により、先天性副腎皮質酵素欠損症、先天性副腎低形成症（DAX-1異常症、Ad4BP/SF-1異常症）とアジソン病が新たに指定難病に選定された事はすばらしい快挙で、歴代の班長のもとに頑張って来た事が社会に還元出来これほど嬉しい事はない。

第5章

内分泌かく乱物質（環境ホルモン）

私達が内分泌かく乱物質の研究にかかわり、社会に貢献した経緯と、その成果と今後の展望を概説する。

1　レイチェル・カーソンの警鐘

レイチェル・カーソン（図32）は１９０７年5月27日米国ペンシルベニア州スプリングデールで、敬虔なクリスチャンである父ロバート・ワルデン・カーソンと牧師の娘の母マリアの間に生まれた。小学校では体が弱く休みがちで、母マリアから多くの本を読んでもらい、子供向け雑誌に投稿した作文が入選した。文学を志したいと思い高校卒業後、キリスト教系の奉仕と尊敬を理想とするピッツバーグのペンシルベニア女子大学に入学した。そこで生き物の不思議を解くカギである生物学に魅せられ、文学でなく生物学を専攻した。大学を卒業後、メリーランド州ボルティモアのジョンズ・ホプキンズ大学の大学院に進学した。

レイチェルが28歳の時、父ロバートが急死した。母親と自分の生活のため商務省漁業局のパートタイムの放送台本書きの仕事に就いたが、姉が若くして死亡した。母の他に2人の姪も養うため、大学での研究生活をあきらめ、水産生物学の公務員の試験に合格し、漁業局に正式に採用され安定した収入を確保出来た。

1941年第二次世界大戦が始まると、戦場で発生する発疹チフスを媒介とするシラミと、マラリアを媒介するハマダカラを駆除するためDDTは劇的な効果を発揮した（図33）。

戦後、豊かさと便利さを求め、大量に生産されたDDTは農薬として無制限に散布され、更に家庭用の殺虫剤として使用された。

日本は敗戦後、害虫の発生で米の不作が続き、害虫の駆除のため、また衛生状態が悪くシラミやノミが増え伝染病の予防のため、米国で使用されていたDDTは日本で奇跡の農薬・殺虫剤として歓迎された。

私事になるが、私の父は九州大学医学部を昭和10年（1935年）に卒業し、第三内科の小野寺教授のもとで医学博士を取得し、後に小野寺教授が院長をされた中国満州新京市の満鉄病院の内科医長として母と新婚旅行を兼ね赴任した。私が4歳の時に終戦を迎えた。父は残務整理で満州に残ったが、母は私達3人の子供を連れ命からがら貨物列車で脱出し、中国から貨物船で福岡県の博多埠頭に辿り着いた。上陸の時、最初の洗礼はDDTの白い粉を頭にかけられた事だと、母が話していた事が脳裏に深く刷り込まれていた。実際小学校でDDTを頭にかけられた事を鮮明に覚えている。

1957年レイチェル・カーソンのところに、かつて新聞記者をしていた友人から一通の手紙が届いた。彼女はマサチューセッツの野鳥保護区に住んでいたが、地区の役所は蚊を駆除するためにDDTをヘリコプターで空から散布し、その結果小鳥が次々と死んで行くと訴えた。

農薬を始めとする化学物質を無制限に使い続けると、やがて春が来ても鳥がさえずらない沈黙の春を迎え、野生生物だけではなく、人間の生命も攻撃するかもしれないと10年前に心配した事が現実となり、農薬などの化学物質の危険性について書く事を決心したと「沈黙の春（Silent Spring）」の前書きに書いている。

1958年「沈黙の春」の執筆を始めた。米国だけでなくヨーロッパ、アジアなど農薬に関心のある科学者から1000以上の論文を集め、それを読みこなし細かく分析した。彼女にとっては大変な仕事であったと思う。

1960年思いもかけない乳癌が発見され、コバルト照射治療を始めた。乳癌と戦い、迫り来る死と向き合い、さらに膝の関節炎で歩く事が出来なくなり、最後は寝たきりで原稿を口述筆記させ、壮絶な執筆活動を続けた。4年を費やした執筆を完成させた時は達成感に涙を流した。

1962年沈黙の春は出版されベストセラーとなった。この本の中でレイチェル・カーソンはDDTをはじめ合成化学物質の殺虫剤、農薬は、自然界の水、土壌を汚染して土壌に残留して、植物、昆虫、鳥、哺乳動物に蓄積され、生殖、胎児、染色体に影響する事と、更に発癌の危険性も警告している。米国でコマツグミ、ワシの絶滅の危険性は殺虫剤、農薬が生殖能力を破壊しているのではないかと洞察している。

恐るべき事実を知った読者からの反響は大きかったが、それ以上に化学薬品会社からのすさまじい攻撃が始まった。しかし正確な科学的根拠のもとに書いた確信と、地球に生きるあらゆる生物のために書いた信念は揺るぎないものであった。

「沈黙の春」は多くの人に共感を呼び、当時の大統領ジョン・F・ケネディを動かし、農業委員会を設置し農薬の危険性を認めた。DDTなどの農薬の化学物質による環境汚染の危険性を世界に先がけ警鐘を鳴らしたレイチェル・カーソンの功績を称えた。

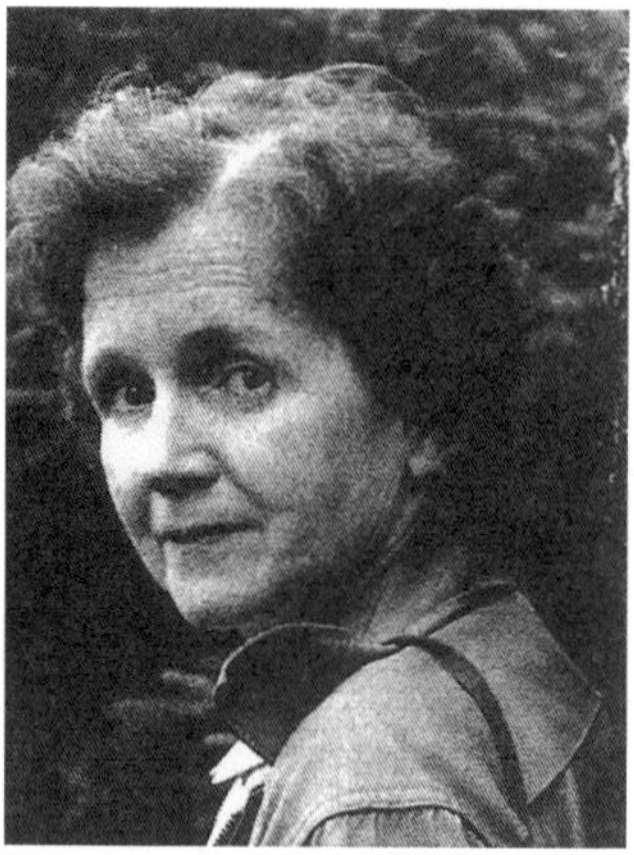

図 32. Rachel Carson
(1907-1964)
(post.gazetta.com)

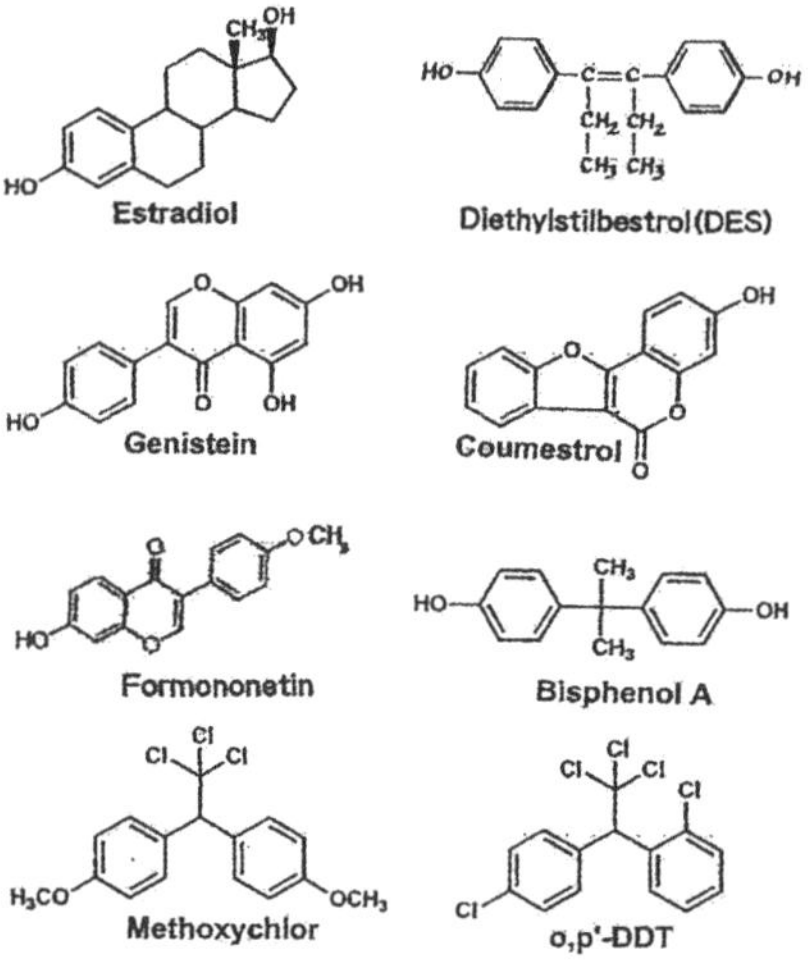

図 33. エストロゲン受容体（ER）に結合する化学物質

1963年動物保護研究所からアルベルト・シュバイツァー賞を受賞した。レイチェル・カーソンはシュバイツァー博士を尊敬し、「生命の畏敬」に深く共感を抱いており、この賞を心から誇りにした。1965年メリーランド州シルバースプリングの家で56歳の生涯を閉じた。現在DDTの製造は中止され使用は禁止されている（図33）。

2　内分泌かく乱物質への挑戦

レイチェル・カーソンが「沈黙の春」を出版して以後、米国五大湖を含めた多くの地域の多様な野生動物の性器異常や生殖異常が観察され、ヒトでは小児の小ペニス、尿道下裂が増加する報告が見られ、合成化学物質が引き金になってオスの「メス化」、メスの「オス化」が生じている事が危惧された。

一方妊娠中の流産防止のための合成エストロゲンであるジエチルスティルベストロール（DES）を服用した女性から生まれた女児に膣がんが発見され、母親が摂取した化学物質が胎児へ移行し重大な影響を及ぼす事や、ヒトの精子数が減少する報告が見られた。合成化学物質が内分泌系をかく乱する事が強く示唆された。

1991年シーア・コルボーンの働きかけで、米国ウィスコンシンで内分泌かく乱に関する会議が初めて開催され、合成化学物質がエストロゲン作用、抗アンドロゲン作用を示し、ホルモンをかく乱する作用を持つ事が共通に認識された。

シーア・コルボーンは、7年にわたる内分泌系かく乱物質の総合研究の広範なデータベースを駆使した科学的基盤をもとにして、環境政策に携わるピーターソン・マイヤーズと、ジャーナリストのダイアン・ダマノフスキーにより、一般の人にわかりやすくするために3人の共著で1996年「奪われし未来（Our Stolen Future）」が出版された。レイチェル・カーソンが「沈黙の春」を発表して30年後の事である。

全世界で翻訳され、世界中に一大センセーションを引き起こした。我が国でもマスメディアは大々的に取り上げ、「環境ホルモン」の造語が出来、内分泌かく乱物質関係の本は枚挙にいとまがない程多く出版された。

科学技術庁（現文部科学省）、厚生省（現厚生労働省）、通商産業省（現経済産業省）、環境庁（現環境省）が、相次いでこの問題を取り上げた。

科学技術庁の「戦略的基礎研究 CREST」では鈴木継美先生（東京大学名誉教授）を代表に「内分泌かく乱物質」が取り上げられ、分子生物学的手法を駆使した内分泌かく乱物質の作用機序の解明の研究がスタートした。

私達は副腎の発生・分化の転写因子と核内受容体の研究で、副腎と性分化は密接に関係しており、その転写因子と核内受容体の異常で、性分化異常が発症する事を証明していた。そこで合成化学物質がこれらの転写因子と核内受容体のリガンドとして性分化異常を発症する可能性を考え、「核内受容体・共役因子複合体と内分泌かく乱物質」として応募した。196件の応募課題の中から7件の研究課題が採択された。私達のプロジェクトは難関を突破して採択された。年間1億円で、5年間5億円の大型の研究費が獲得出来た時は非常に嬉しく思うと同時に責任の重さに身の引き締まる気持ちであった。鈴木継美先生は非常に厳しい先生であったが、先見性と洞察力のある先生で、私の尊敬する先生である。7つの研究班が組織され、5年にわたる研究で私達の研究班も多くの成果をあげた。その内の3つを紹介する。

(1) アンドロゲン受容体

私達は既に第3章に詳細に紹介したが、三次元共焦点顕微鏡と、蛍光色素を駆使して、核内における核内受容体と、コアクチベーター、コレプレッサーとの存在様式を明らかにし、核内受容体による転写活性化において、核内受容体のクラスター形成が必須であり極めて重要である事を世界で初めて明らかにした。

転写活性と核内受容体のクラスター形成を同時に観察するため、COS細胞にアンドロゲン受容体(AR)-GFP（蛍光色素）とMMTV-ルシフェラーゼのcDNAを同時に挿入し、ARのクラスター形成とARの転写活性の関係を明らかにした。図34に示すように、アゴニストのDHTの添加でARはクラスターを形成し転写活性を促進した（図34の1番左）。アンタゴニストのフルタミドではARはびまん性に分布し転写活性は抑制された（図34の右より2番目）。DHTの添加で転写活性は促進するが、それにフルタマイドを一緒に添加するとDHTで促進された転写活性は抑制され、DHTで形成さ

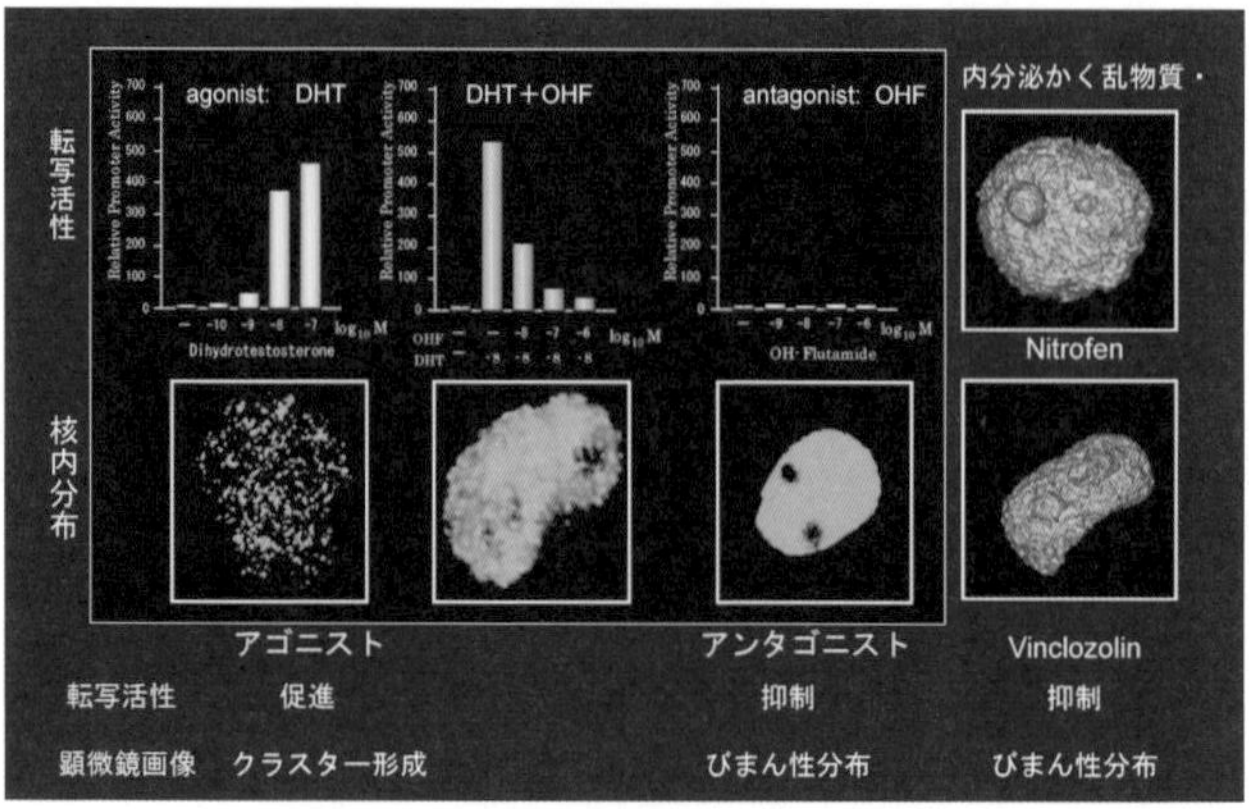

図 34. アンドロゲン受容体の共焦点顕微鏡におけるクラスター形成と転写活性

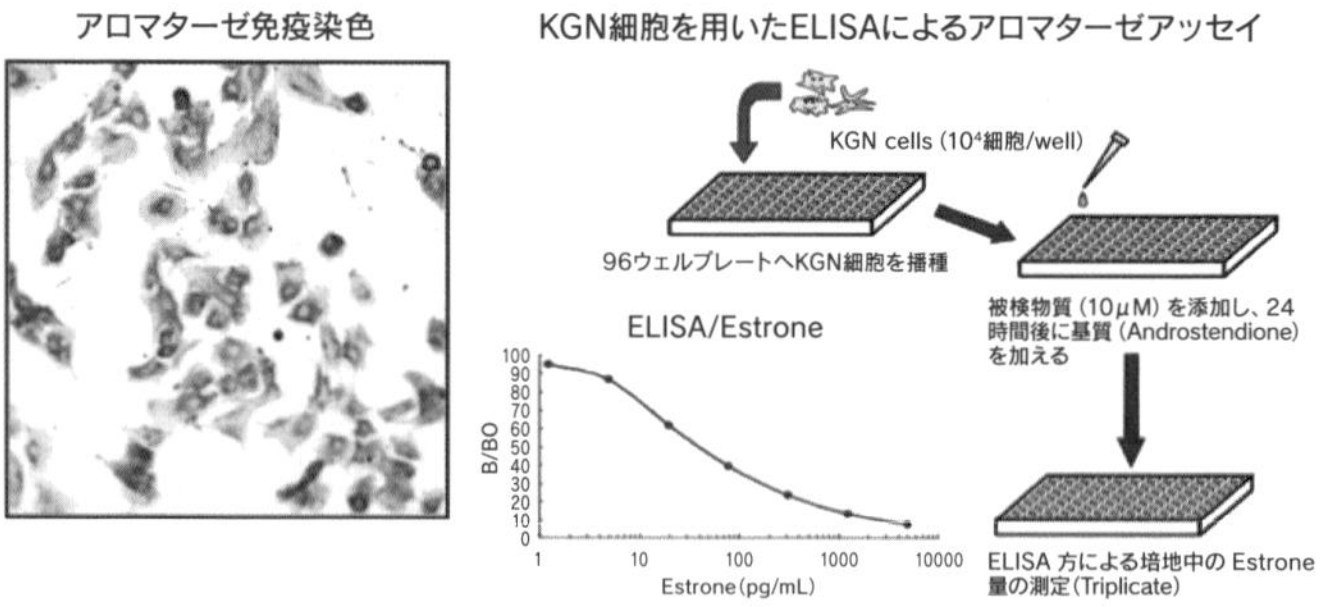

図 35. アロマターゼに作用する化学物質のスクリーニングの世界の標準細胞

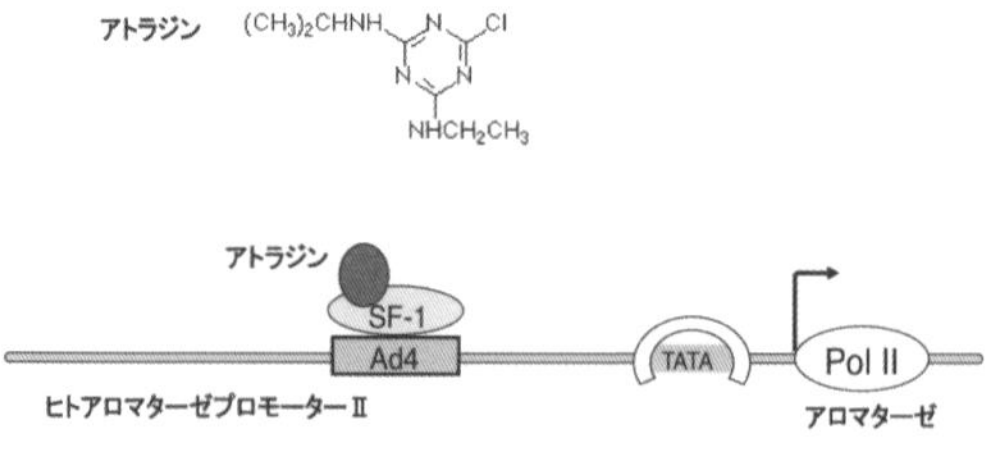

図 36. アトラジンは Ad4BP/SF-1 の弱いリガンドとなり
アロマターゼ転写活性を促進する

れたクラスターが破壊される事が証明された（図34の左から2番目）。これはARのクラスター形成が転写活性の促進に必須のステップである事を示している。この現象をARに作用する化学物質のスクリーニング法に応用した。多くの化学物質を検討しARに結合する化学物質はビンクロゾリンとニトロフェンのみであった（図34の1番右）。これらはARのクラスター形成を阻害し、ARはびまん性に分布し抗アンドロゲン作用を示した（後藤公宣）。

新たな抗アンドロゲン化学物質としてニトロフェンを同定した。これはオスのメス化を起こす事が危惧される。

(2) アロマターゼ

アロマターゼ（P450arom）はTをE2に転換する酵素で性分化に重要である。

私達は卵巣顆粒膜細胞癌患者の腹水細胞を継代培養し細胞株を樹立した（西芳寛）。この細胞は豊富なアロマターゼを発現し（図35）、機能性FSH受容体が存在し、正常のヒト顆粒膜細胞に近い性状を有する卵巣顆粒膜細胞でKGN細胞と命名した。現在全世界の１００カ所以上の大学や研究所で使用されている。

私達はこのKGN細胞を用いたELISA法によるアロマターゼアッセイ法を開発し国際特許を取得した（図35）。このKGN細胞はアロマターゼに作用する化学物質をスクリーニングする世界の標準細胞に決定された。実際我が国ではこのKGN細胞を使用してアロマターゼに作用する化学物質を同定するため、多くの化学物質がスクリーニングされた。私達はこのアッセイ系で55種類の合成化学物質をスクリーニングした。

有機スズは著明にアロマターゼ活性を低下させる事を明らかにした。有機スズはE2の生合成を低下させTを増加させる。イボニシ貝のメスにペニスが見られオス化（インポセックス）し、個体数が減少するのは、有機スズによると報告されている。

私達は新たにベンズイミダゾール系の農薬であるベノミルが、著明にアロマターゼ活性を増加させる事を明らかにした。オスのメス化に作用する事が危惧される。

(3) Ad4BP/SF-1

アトラジンは世界中で最も頻用されている除草剤である（図36）。野生ガエルのメス化でカエルが減少している。その原因はアトラジンと考えられていたがその作用メカニズムは不明であった。

私達はKGN細胞を使いアロマターゼに及ぼす効果を検討した。KGN細胞にはAd4BP/SF-1が発現していないので、Ad4BP/SF-1を強制発現させ、アトラジンを添加したところ著明なアロマターゼmRNAの増加とアロマターゼ活性の増加を認めた。

アトラジンはAd4BP/SF-1のリガンドになっている可能性があると考え、Ad4BP/SF-1蛋白を精製し、アトラジンとの結合実験を行ったところ、アトラジンは濃度依存性に特異的なAd4BP/SF-1に結合する事を証明した。アトラジンはAd4BP/SF-1の外因性リガンドとなり、アロマターゼmRNA

を増加させ、アロマターゼ活性を増加させている事を明らかにした（図36）。このアトラジンの作用機序の解明は全世界で注目された（Fan.W.）。

3 何故多くの化学物質はエストロゲン作用をかく乱するのか

内分泌かく乱物質の作用機構の研究は、全世界で大きなうねりとなって進められ、特に我が国の貢献は大きかった。その中で、多くの化学物質がエストロゲン作用をかく乱する事が私たちの結果も含めて明らかにされた。

図33にエストロゲン受容体に結合する代表的な化学物質を示す。ヒトの流産防止に使用されたDES。植物エストロゲン（フィトエストロゲン）として最も知られているのが大豆に含まれるイソフラボン（ゲニスタイン、クメストロール）。何故植物がエストロゲン作用を持つ物質を作り出すのであろうか？ この説明として有名な話はクローバーに含まれるフォルモノネティンである。1940年オーストラリアで羊の死産が急増し、メス羊が全く妊娠しなくなった。15年前から地中海産のクローバーの種をまき、これを羊が食べ始めてから起こった事がわかり、これを「クローバー病」と呼んだ。クローバーに大量に含まれるフォルモノティンが同定され、これが抗エストロゲン作用を持つ事が明らかにされた。クローバーは抗エストロゲン作用を持つフォルモノティンを大量に作り出し、羊はこれを食べ不妊になり過剰繁殖できなくなり、クローバーが羊に多く食べられるのを防ぎ、

クローバーの生存を守っていると考えられている。

2つのフェノール（ヒドロキシ基）を持つ多くのプラスチック合成に使用されたビスフェノールA。殺虫剤としての塩素化合物メトキシコール。レイチェル・カーソンが最初に警鐘を発した有機塩素系殺虫剤、農薬のOP，DDT。電気機器の絶縁、塗装溶剤など幅広く用いられた毒性の強いビフェニールの水素が塩素で置換された化合物のポリ塩化ビフェニール（PCB）としてのテトラクロロビフェニール。塩化プラスチック系の物質が燃焼する際に発生し、大気中に放出し、土壌に拡散する強い毒性のある塩素で置換された2つのベンゼン核を持つダイオキシンとしての2，3，7，8TCDDなどである。

これらの化合物はE2と構造は異なっているが、エストロゲン受容体（ER）に結合し、フォルモノティンは抗エストロゲン作用を示すが、それ以外の化合物は全てエストロゲン作用を示しエストロゲン作用をかく乱する。何故なのであろうか？　それを理解するためにはステロイドホルモン受容体の進化について知らなければならない。

最近、脊椎動物のステロイドホルモン受容体のゲノム構造が解明され、ERが脊椎動物の最も原始的なステロイドホルモン受容体であると言う驚くべき事実が明らかにされた。ERのリガンドはE2である。E2はコレステロールに始まりステロイドホルモン生合成の最終段階で合成されるので、E2が祖先ERの古典的リガンドとは考えにくい。ERの遺伝子構造、結晶化による三次構造と、3Dモデルを駆使して解析したところ、ERにはリガンド結合ポケットの立体構造に柔軟性がある事が明らかになり、祖先ERのリガンドが明らかにされている。DHEASの章で詳しく説明する。

ERの進化の過程で、リガンド結合ポケットの立体構造の柔軟性を獲得し、最終的なリガンドであるE2が出現するまでは、他のステロイドホルモンをリガンドとして作用発現していた事が明らかにされている。

人類の英知で合成されたE2と構造の異なる図33に示す多くの化学物質が、ERの立体構造の柔軟性のために、ERと結合し、エストロゲン作用をかく乱している事は皮肉な事である。

4　今後の課題

シーア・コルボーンらが「奪われし未来（Our Stolen Future）」（翔泳社・1997年）を出版し大反響が起こり、多くの研究が全世界で行われ、その成果をもとに4年後に「奪われし未来、増補改訂版」（翔泳社・2001年）が出版された。

世界では、経済協力開発機構（OECD）、世界保健機関（WHO）などの国際機関がこの問題を取り上げ、米国アカデミー（NAS）の学術会議（NRC）、米国内分泌学会は内分泌かく乱物質に対する見解を発表した。

人間が合成した化学物質は1000万種類以上あり、その中で生活に関係が深い化学物質は7500種類あると言われている。米国環境保護庁（EPA）とOECDは内分泌かく乱物質の自動化スクリーニング法を開発した。

内分泌かく乱物質に暴露された野生生物、実験動物は、いずれも生殖障害としてのメスの「オス化」や、オスの「メス化」を生じ、不妊を引き起こし、種の絶滅が危惧され、乳癌、子宮癌、前立腺癌を引き起こす分子メカニズムが解明された。

最近、内分泌かく乱物質により、甲状腺ホルモンの機能がかく乱され、神経系異常、脳の発達障害、知能障害を起こす研究が積極的に進められている。

内分泌かく乱物質はステロイドホルモン受容体に作用するので低用量の暴露が問題となっている。それではヒトにおいても同じ事が起こっているのであろうか?

ヒトにおいては倫理的に実験が不可能であり、間接的な証拠に頼らなければならない。精子減少についても確証はない。米国アカデミー（NAS）は、ヒトの健康問題には胎児から成人に到るまで個人暴露の追跡のコホート研究を提唱しているが、金と時間がかかり不可能である。

しかし、ヒトの臍帯血、臍帯中から、ダイオキシン類、PCB類、DDT、ビスフェノールが検出されている。これらの化学物質が複合的に母親から胎児に移行している事が判明した。土壌中に残留する化学物質は、食物連鎖の頂点に位置するヒトの口に入り、母親から胎児に移行し、成人の体に世代を超えて蓄積して行く事になる。

100年前には、全く考えもされなかった内分泌かく乱物質が、現在ヒトの健康障害を引き起こし、更にヒトの進化へも影響して行く事が強く危惧される。

環境中に放出され、土壌に長く残留する化学物質を出来るだけ少なくする努力が極めて大切である。

5 人類を滅亡から救うために

20世紀後半、内分泌かく乱物質の問題に加え、地球温暖化の問題が起こり、気候の温暖化による旱魃と、局地的豪雨により自然の生態が変化し、絶滅危惧種が増加し、人間の生活は破壊され深刻な問題を起こしている。

地球温暖化の大きな原因である温室効果ガスの二酸化炭素CO_2の排出の削減が世界をあげて進められている。もう一つの原因として冷蔵庫、エアコンの冷媒として使用されたフロンガス（炭素、塩素、フッ素からなる）のクロロフルオロカーボン（CFC）が大気中に放出され、紫外線により分解され、塩素ラジカルを発生しオゾン層を破壊する事が明らかにされている。当時の米国副大統領アル・ゴアは、この問題を積極的に取り上げ「不都合な真実」として、地球温暖化を世界に啓発した。

ジョー・ソーントンは、塩素chlorineを中心に、土壌に残留する化学物質の健康障害について「パンドラの毒（Pandora's Poison）」（東海大学出版会・2004年）という優れた本を出版している。

最近新たな問題として、廃棄されたプラスチックが熱や太陽光や紫外線などにより、細かく砕かれ、マイクロプラスチック（直径5㎜以下）となり、海洋の広い範囲に拡散し、海洋生物の体内に吸収され、魚への影響と、食物連鎖で最後にヒトが食べる事による人体の影響が問題にされ始めている。

私達は、福島原発事故による放射線による環境汚染を経験した。最近アレキサンダー・ダンヒルは古代の化石と地層の分析により、過去5億年の間に地球では5回の絶滅期が起こっており、現在6回目の絶滅期を迎えていると推測している。

絶滅期の個体の激減の大半は気候変動が関連し、大規模な巨大な火山爆発と、小惑星の衝突で、生物は急激な変化に適応できず生物種の約80％が絶滅している。

前回の絶滅期は６６００万年前に起きているが、その時と現在と全く違うのは、ヒトの英知がある事である。ヒトの英知を結集して、アレキサンダー・ダンヒルが推測する6回目の絶滅期を回避しなければならない。

第6章
歴史上の半陰陽の話題

第4章で半陰陽の例として、私達が詳細に検索したアンドロゲン受容体異常症を紹介した。アンドロゲン受容体遺伝子のわずか一塩基の異常と、その異常の部位の違いにより、男性であるが外見は完全な女性型を示すものから、一部女性化を示すものまで存在する事を証明した。現在多くの半陰陽が遺伝子レベルで解明されつつある。

今まで好奇の眼で興味本位に見られていた半陰陽を、社会は遺伝子異常による病気であると冷静に理解し、半陰陽を含む性同一性障害を暖かく社会に受け入れ、共に生きて行く社会を迎えている事は私達研究者にとっては大きな喜びである。ここでは医学が進歩する以前の歴史上の半陰陽の話題を紹介する。

1　ギリシャ神話に始まる半陰陽

半陰陽の起源は、ギリシャ神話に遡る。ゼウスが支配するオリンポス神殿において、商業と旅行の神であり、スポーツマンとしてギリシャ青年の典型としてのヘルメスを父に、美と愛欲の神アプロディテ（ヴィーナス）を母に生まれた美少年は、父と母の名前を合体してヘルマプロディートスと名付けられた。

ヘルマプロディートスが泉で水浴びをしている時、この森に住む若い女性のニンフのサルマキスに強姦され、サルマキスは生涯このままでいたいと神に願い、合体して一つになり、男でもあり、女でもある姿に変わった。

現代医学では、性の判別が難しく、男性と女性の両方の特徴を持った病態を半陰陽と命名し、ヘルマプロディートスから名前を取り、ヘルマフロディティズム（hermaphroditism）と言う。別名インターセックス（intersex）とも呼ばれる。

この半陰陽はギリシャ彫刻、ルネッサンスの絵画に多く取り上げられている。

2　半陰陽の分類

半陰陽は(1)仮性半陰陽と、(2)真性半陰陽に分類される。

(1)　仮性半陰陽

仮性半陰陽には①男性仮性半陰陽と、②女性仮性半陰陽がある。
①男性仮性半陰陽：染色体は46XYの男性であるが、女性化を示す疾患。その典型は前に紹介

した精巣性女性化症（アンドロゲン受容体異常症）である。

②女性仮性半陰陽：染色体核型は46XXの女性であるが、男性化を示す疾患。その典型は前に紹介した先天性副腎過形成の21水酸化酵素欠損症である。

(2) 真性半陰陽

真性半陰陽は一個体に精巣と卵巣の両方を持つ極めてまれな疾患である。卵精巣（ovotestis）か、一方に卵巣を他方に精巣が存在する2つの型がある。染色体核型は46XXが最も多く、46XYはまれで、47XXY、46XX/46XY、46XX/46XXYのモザイクが10〜20％である。

私達が経験した真性半陰陽を紹介する。28歳女性で、染色体核型は46XXであるが、外陰部では尿道と膣が癒合し、陰核（クリトリス）は肥大。2歳時に右精巣を摘出。子宮、卵巣は存在し、左性腺は生検で卵精巣であった。13歳膣成形を行い、20歳に結婚、月経は正常であるが不妊。SRYは患者の白血球には存在せず、卵精巣に存在した。体細胞性モザイクの真性半陰陽である。

3 21水酸化酵素欠損症と女性仮性半陰陽

21水酸化酵素欠損症による女性仮性半陰陽の歴史を振り返ってみる。

図37は極めて奇怪な絵である。17世紀ナポリ派の巨匠フセペ・デ・リベーラによる「アブルッツィ

のマリア・ヴェントゥーラと彼女の夫と息子」と題した絵である。

ナポリ王国アブルッツィ出身のマリア・ヴェントゥーラが、第3代アルカラ公爵に謁見した時、アルカラ公爵は、その珍しさに驚嘆し、スペイン国王フェリペ3世に贈るために、リベーラに依頼して制作させたものである。この絵に描かれているマリア・ヴェントーラは52歳で7人の子供の母親である。その腕には末子を抱き授乳させており、夫のフィリップが寄り添っている。

この絵の異様なところは、マリアの顔には37歳より生え出したふさふさした顎ヒゲと口ヒゲが伸び、前頭部は禿げ上がった男性の顔であるが、乳房は発達し子供に授乳させている事である。

第3章のポピュラーな病気―21水酸化酵素欠損症―の項で詳細に説明したように、女性で出産歴があり、37歳ごろから前頭部の禿と多毛症としての顎ヒゲのある成人女性の男性化は、21水酸化酵素欠損症の非古典型であると考えられる。

2015年は1865年に先天性副腎過形成（21水酸化酵素欠損症）の疾患概念を提唱する最初の症例の詳細な剖検報告が発表されて、150年目の記念の年である。論文はイタリア語で書かれているが、発表150年を記念して英語訳が出ているので、それを紹介し内容を解説する。

この論文は病理学者デ・クレチオ（De Crecchio）の情熱がなければ存在しなかった。1855年アジソンが患者の病理解剖を行い深い洞察のもとに、アジソン病の疾患概念を確立して10年後の事である。デ・クレチオは既に埋葬された死体を掘り起こし、死後15日後に剖検を行っている。彼のするどい観察眼による極めて正確なスケッチと分析を行い、半陰陽に考察を加えている。

デ・クレチオは１８３２年ナポリで生まれ、ナポリ大学医学部を卒業し、26歳の若さで同大学の教授に就任した著名な病理学者である。１８９４年62歳でナポリにおいて死亡した。

この論文はデ・クレチオが32歳の時に、現在廃刊となっているイタリア病理学雑誌モルガーニィ（Morgagni）に「女性が男性の外観を呈した1症例」として発表された。論文の記述とスケッチを見ると、患者の外観は豊富な顎ヒゲと口ヒゲが生え、前頭部は禿げ上がり、骨格、筋肉は発達し、まさに男性である（図38）。外陰部は女性であるが陰核（クリトリス）は著明に肥大し先端は陰茎のようになり、その程度は図27の3である。腹腔内に膣、子宮、卵巣、卵管が存在し、両側の副腎は巨大で腎臓より大きいと書いている。

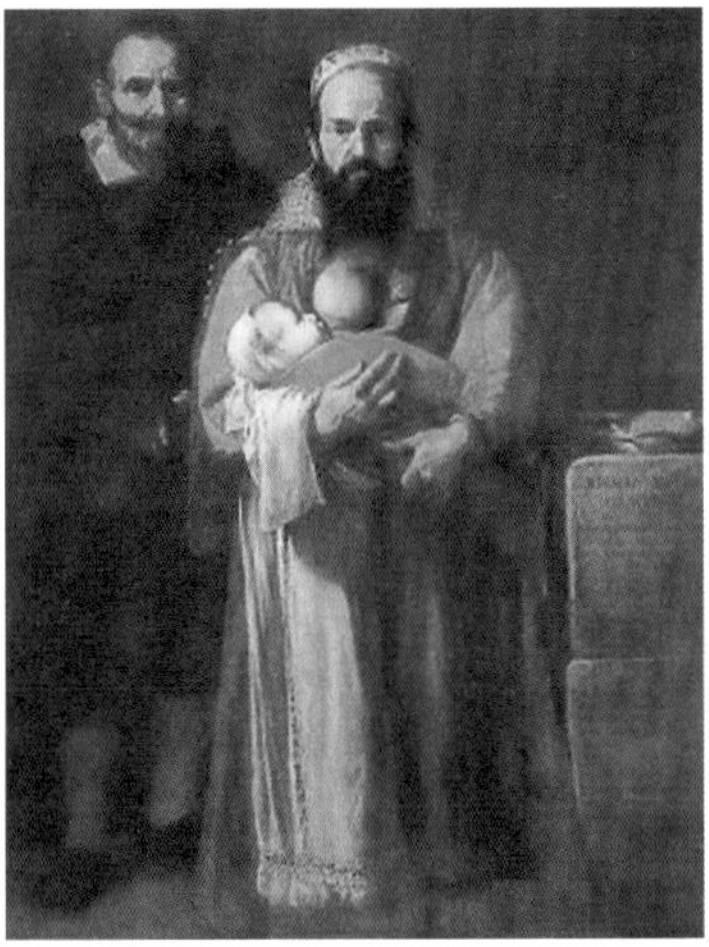

図 37. 息子に授乳させるマリア・ヴェントゥーラと彼女の夫
(gose de Ribera)

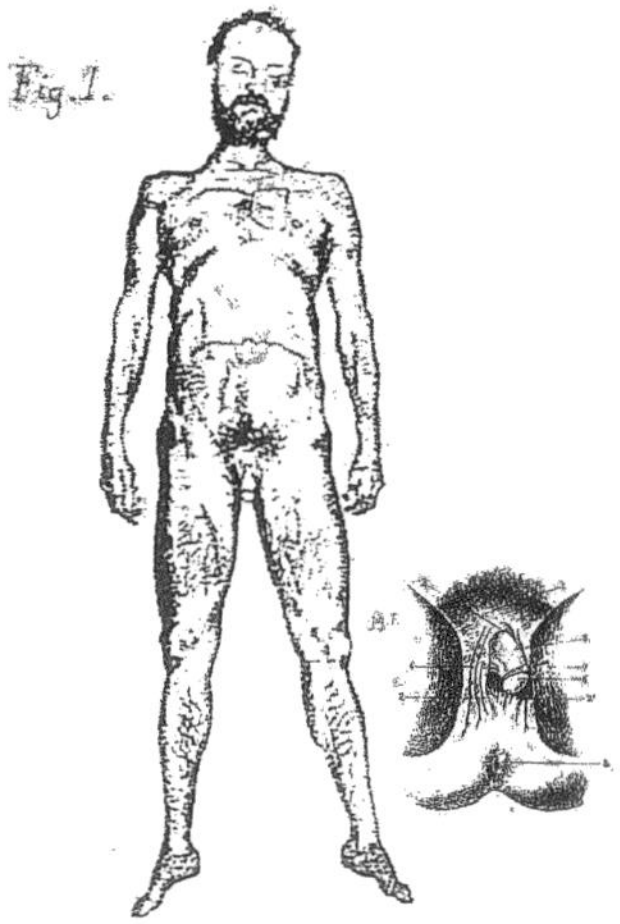

図 38. 最初に報告された 21 水酸化酵素欠損症の女性の男性化
(Delle Pranel 改変)

発表の10年前に、アジソンは副腎が生命維持に必須の臓器である事を明らかにしたが、デ・クレチオは病理学者であり、内科領域の発表に気付かなかったようで、副腎の検索はされていないのが残念である。世界で最初に報告された先天性副腎過形成（21水酸化酵素欠損症）の症例を紹介する。

患者マルゾは1820年に生まれ、助産婦により女として女の名前で洗礼を受け登録され、女の服を着て少女として成長した。しかし父はマルゾが17歳ごろから声が男のようになり、顎ヒゲが生え男の疑いを持った。20歳ごろウェイトレスと恋に落ち入り結婚を約束した。しかし彼の出生証明書には女であると書かれており失恋した。

マルゾは痙攣、嘔吐、下痢を時々起こしていた。ある晩急に息が止まり、多分ショックによって44歳で死亡した。

当時、病因は不明で治療薬はなく44歳まで全く治療されず放置された。剖検所見で皮膚は黒ずんで小麦色をしていると書かれているように色素沈着を示し、剖検で両側副腎は肥大している事が書かれている。ACTH過剰分泌により副腎アンドロゲンの過剰分泌が長期にわたり続き、男性化が進行した先天性副腎過形成の21水酸化酵素欠損症の単純男性型による女性仮性半陰陽である。マルゾは副腎クリーゼにより副腎不全で死亡した可能性が高い。

1949年ヘンチが関節リウマチの患者にコルチゾンを使用し劇的な効果を証明し、ノーベル賞を受賞した年に、ウィルキンスは初めて先天性副腎過形成の患者にコルチゾンを試みている。しかしマルゾはその恩恵を受ける事はなかった。

最初の章で述べたように原因のわからない症例の詳細な記述と病理解剖が、如何に重要であるかを示した論文である。

4　アスリートと真性半陰陽

20世紀に入りオリンピックで問題が提起され半陰陽に注目が集まった。

ステラ・ウォルシュは1911年ポーランドに生まれ、両親と共に米国に渡り、オハイオ州クリーブランドで生活した。短距離走でアスリートとして頭角を表し、20の世界記録を樹立し、米国の女性アスリートの英雄となった。1932年ロサンゼルスのオリンピックにポーランド選手として出場し、100m走で11・9秒の世界記録で金メダルを獲得した。

当時米国ではヘレン・ステフェンスが彗星の如く表れ、短距離界で次々と記録を出し、ウォルシュとステフェンスは良きライバルとなった。

1936年ベルリンのオリンピックの100m走で、ウォルシュは11・7秒の記録を出したが、ステフェンスは11・5秒の世界記録を出し、金メダルを獲得し、ウォルシュは銀メダルに終わった。ウォルシュは自分が女性で最も早く走ると言う自負があり、ステフェンスは男であると抗議し、オリンピックでは初めてのセックスチェックが行われ、ステフェンスは女であると診断された。

その後アメリカの市民権を得ることができたウォルシュは1947年に結婚し、選手を引退した後は平穏な生活をしていた。しかし1980年クリーブランドのショッピングセンターの駐車場で、強盗に襲われ銃で撃たれ不慮の死を遂げた。司法解剖が行われ、予想もしなかった仰天する結果が明らかにされた。

ウォルシュの腹腔内には精巣と卵巣が存在し、染色体核型はほとんどが46XYであるが一部は45XOのモザイクの真性半陰陽であった。皮肉にも彼女がステフェンスは男であると告発した正にその病態であった。

彼女は男であるのに女として走り金メダルを取り、オリンピックの詐欺師として厳しく非難された。しかし彼女は意図してドーピングを行い筋肉増強剤を使ったわけではなく、本人も両親も病気である事は全くわからず、女として育てられ女として全力を尽くして頑張ったわけで本人には責任はない。

しかし短距離走は1秒、0・1秒を争うスポーツである。このような悲劇が二度と起こらないようにオリンピックや世界大会ではドーピングが厳しくチェックされているように、疑わしい女性アスリートのセックスチェックが行われるようになった。

5　教皇ジョアンナは女性仮性半陰陽だったのか

マリア・ニュー博士は先天性副腎過形成の21水酸化酵素欠損症の臨床と研究では世界が誇る内分泌学者である。

２０１１年第84回日本内分泌学会学術総会（会長 松本俊夫徳島大学教授）の特別公演に招待され、たまたま私が座長をさせて頂いた。しかし不運にもマリア・ニュー博士は学会の前に大腿骨を骨折され、物理的には出席は困難であったが、責任感が強く無理を押して車椅子で講演をされた。21水酸化酵素欠損症の多くの症例の遺伝子解析の成果からの最新の進歩と、出生前診断と出生前治療の試みのすばらしい講演であった。後半は教皇ジョアンナが女性仮性半陰陽であるという考察の話であった。

我が国では教皇ジョアンナの話はほとんど知られていないが、ヨーロッパでは非常に有名で多くの本が出版されベストセラーになっている。最近も本が出版され映画化されている。教皇ジョアンナの話は9世紀の昔の話で、その公文書は残っていないが、女教皇の伝説として何世紀にもわたって生き続け、語り続けられている。

ジョアンナは両親の死後、修道女となり修道士と恋仲になり、男装して修道院にもぐり込んだ。彼女は聡明で多くの知識を身につけ、高い見識を持ち教皇に登りつめていった。

西暦８５５年行列を率いてローマのサンピエトロ大聖堂へ向かっていた男装の教皇ジョアンナは突然倒れ、悶え苦しみ、白い礼服を大量の出血で赤く染め赤ん坊を出産した。

教皇が女性であった事にローマ市民の驚きは想像を絶するものがあり、１３５０年以後ボッカチオを初め多くの作者に取り上げられ、多くの著書が出版されている。ジョアンナは怒った群衆に体を引き裂かれ、彼女の死後ローマでは3昼夜血の雨が降ったと言う記載がある。当時女性は蔑視され月経は不潔と考えられ、女性は男性より劣った生き物と見なされていた。その女性が教皇である事は許されない事であった。

女教皇ジョアンナが実在した事を支持する3つの証拠がある。

①1276年教皇ヨハネス20世は、過去の記録を徹底的に調べ、ジョアンナを教皇ヨハネス8世として正式に認め、自らをヨハネス21世と改めた。シェナの大聖堂には歴代の教皇の胸像が並べられ1600年までレオ9世とベネディクト3世の間に教皇ジョアンナのヨハネス8世の胸像がおかれていたが、1601年その胸像は突然撤去された。これは16世紀の宗教改革でプロテスタントが、カトリックの攻撃材料としてジョアンナを利用したため、バチカンがその存在を否定するため行われたと考えられている。

②1100年から600年間教皇就任式に穴が開いた椅子が使用された（図39）。教皇候補者が男である事を確かめるため、この椅子に座らせ椅子の穴を通して外性器を触れ、「彼は立派な精巣を持っている」と大声で叫び、全ての牧師が「我々の父は男である」と答えたと言う。この椅子は現在バチカン博物館に保管されている。

③教皇宮邸とサンピエトロ大聖堂の最短の道で教皇の行列は行われていたが、教皇ジョアンナがこの道で出産して以後、この道を忌み嫌い意図的に避け、廻り道の行列が行われるようになった。

これらの事実から女教皇ジョアンナは実在したと考えるのが妥当である。

現在では教皇ジョアンナは、女が男よりも劣る生き物として蔑視された時代に、困難を乗り越えて夢を実現させた女性の理想像とされている。女性が蔑視されていた時代に、絶対的権力を持つ教皇は男でなければならず、いくら男装しても厳しいヒトの眼をあざむく事は出来ず、あざむくためには外見の体形が男である事が必要である。

マリア・ニューは多くの経験した21水酸化酵素欠損症の症例の中で、染色体核型が46XXの女性の全く治療されていない21水酸化酵素欠損症の症例で、外見は男性で多毛があり、筋肉は発達し、男性として多くの恋人を持ち男性として結婚し、毎月月経があった症例を経験している。デ・クレチオの最初の症例も治療を受けないで思春期から男性化が顕著になっている。

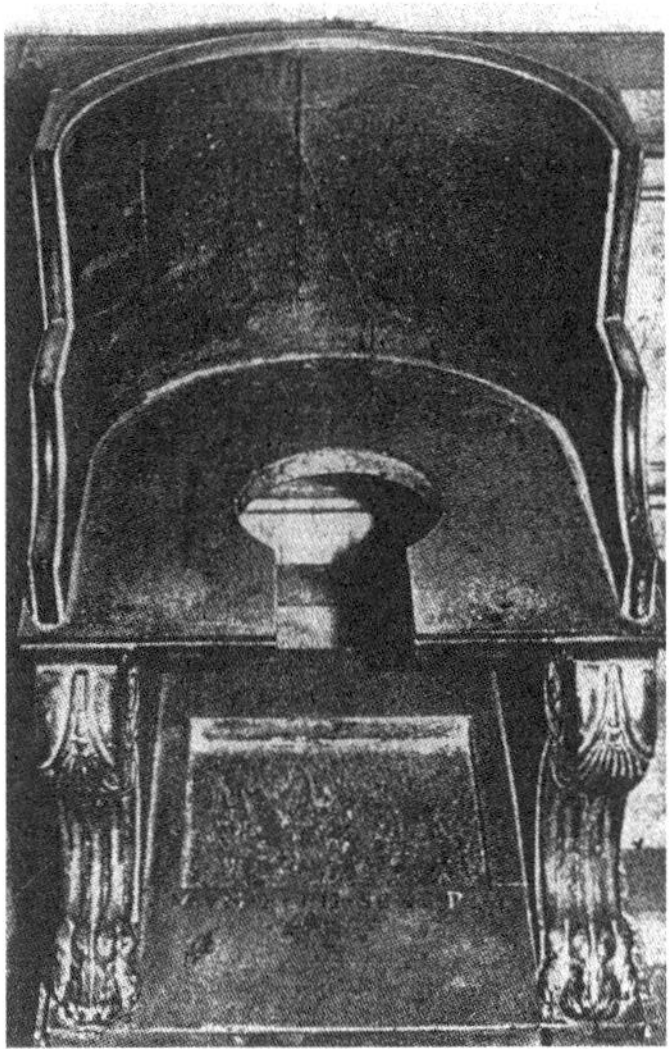

図39. 教皇就任式に使用された穴開きの大理石の椅子
(John Wolfin's Lectionem Memorabillium)

マリア・ニューは医学的観点から、教皇ジョアンナは女性が男性化を示した21水酸化酵素欠損症による女性仮性半陰陽であり、妊娠して子供を出産したと推論している。

第７章

新しい治療法の開発

副腎でのステロイドホルモン生合成と、核内受容体・転写因子を介した作用機構と、副腎の発生・分化の分子メカニズムが解明され、全貌が明らかにされた。

これらの成果を治療に応用するため、最大の努力を行い、ヒトの健康と長寿に貢献し、社会に還元する事が重要な使命である。

私達はジョン・F・ケネディが九死に一生を得た副腎クリーゼの治療のための副腎再生と、合成グルココルチコイドの副作用対策としてのステロイド性骨粗しょう症と、高齢男性のテストステロン（T）低下に伴う、リビドーの低下と、サルコペニア、内臓脂肪、２型糖尿病と骨粗鬆症の悪化を来たす加齢男性性腺機能低下症（LOH 症候群）へＴの補充を行うため、Ｔの作用は持つが、前立腺には抑制作用を示し、前立腺癌の危険性のないアンドロゲン受容体モデュレーター（SARM）の開発を紹介する。

1　副腎再生とグルココルチコイドの副作用の対策

(1)　副腎クリーゼと副腎再生

ジョン・F・ケネディは米国下院議員として英国を訪問中に副腎クリーゼでショック状態に陥り九死に一生を得ている。

私が厚生省特定疾患副腎ホルモン調査研究班の班長をしていた時、アジソン病と副腎クリーゼの全国調査を行った（1997年）。その結果、アジソン病109例が集計され、その病因として以前は結核性が圧倒的に多かったが、結核患者の激減により特発性が42・2％、結核性が36・7％で特発性が相対的に多くなり、新たに、先天性副腎低形成（アジソン病）の原因としてのDAX-1異常症と、Ad4BP/SF-1異常症の存在が明らかにされた。

その中で副腎クリーゼの発症率は37・4％（107人中40人）と高率に見られた。その原因として感染症が75％と、補充療法中の中断が7・5％にみられた。副腎クリーゼで不幸にも死亡されている患者も見られている。感染症などのストレス時にコルチゾールを増量する事と、生涯にわたりコルチゾールを補充しなければならない重要性を示している。

最近、柳瀬敏彦教授を責任者として、日本内分泌学会は副腎クリーゼを含む副腎機能低下症の診断と治療のガイドラインを作成した。

私達は副腎クリーゼを回避するため副腎再生を行い、アジソン病および慢性副腎不全の治療を行う事を目指した。

Ad4BP/SF-1は副腎・生殖腺のマスター転写因子であり、そのノックアウトマウスでは副腎、生殖腺が欠損する事が明らかにされた。更に当時、骨髄間葉系幹細胞を使用した再生医療が注目されていた。そこでAd4BP/SF-1遺伝子を骨髄間葉系細胞に導入する事により、副腎細胞が再生出来ると仮説を立てた。

Ad4BP/SF-1遺伝子を導入したアデノウイルスを、マウス長期培養骨髄間葉系細胞に感染させたところ、驚いた事に多くのステロイドホルモンが産生される事が明らかとなり、私の仮説が正しい事が証明され非常に興奮した。

このAd4BP/SF-1を発現した骨髄間葉系細胞にはStAR, P450scc（CTP11）, 3β-HSD, P450c11（CYP11β）, P450c17（CYP17）, 17βHSDのmRNAが発現しており、プロゲステロン（P4）, DOC, コルチコステロン（B）、17αハイドロロキシンP4（17αOHP4）、アンドロステネジオン（△4-A）とTを産生していた（図40）。コントロールの細胞ではステロイドホルモンの産生は全く認められなかった（權藤重喜）。

ヒトの骨髄間葉系細胞にAd4BP/SF-1遺伝子を導入すると、コルチゾール、DHEA、アルドステロンを初め、その中間体ステロイドホルモンを産生し、機能性のACTH受容体を発現しており、生体内の生理的ACTHの調節下でコルチゾールを産生し、ヒトの副腎再生医療に使用出来る可能性を強く示唆した。マウス脂肪組織幹細胞でもAd4BP/SF-1遺伝子を導入しステロイド産生に成功した。

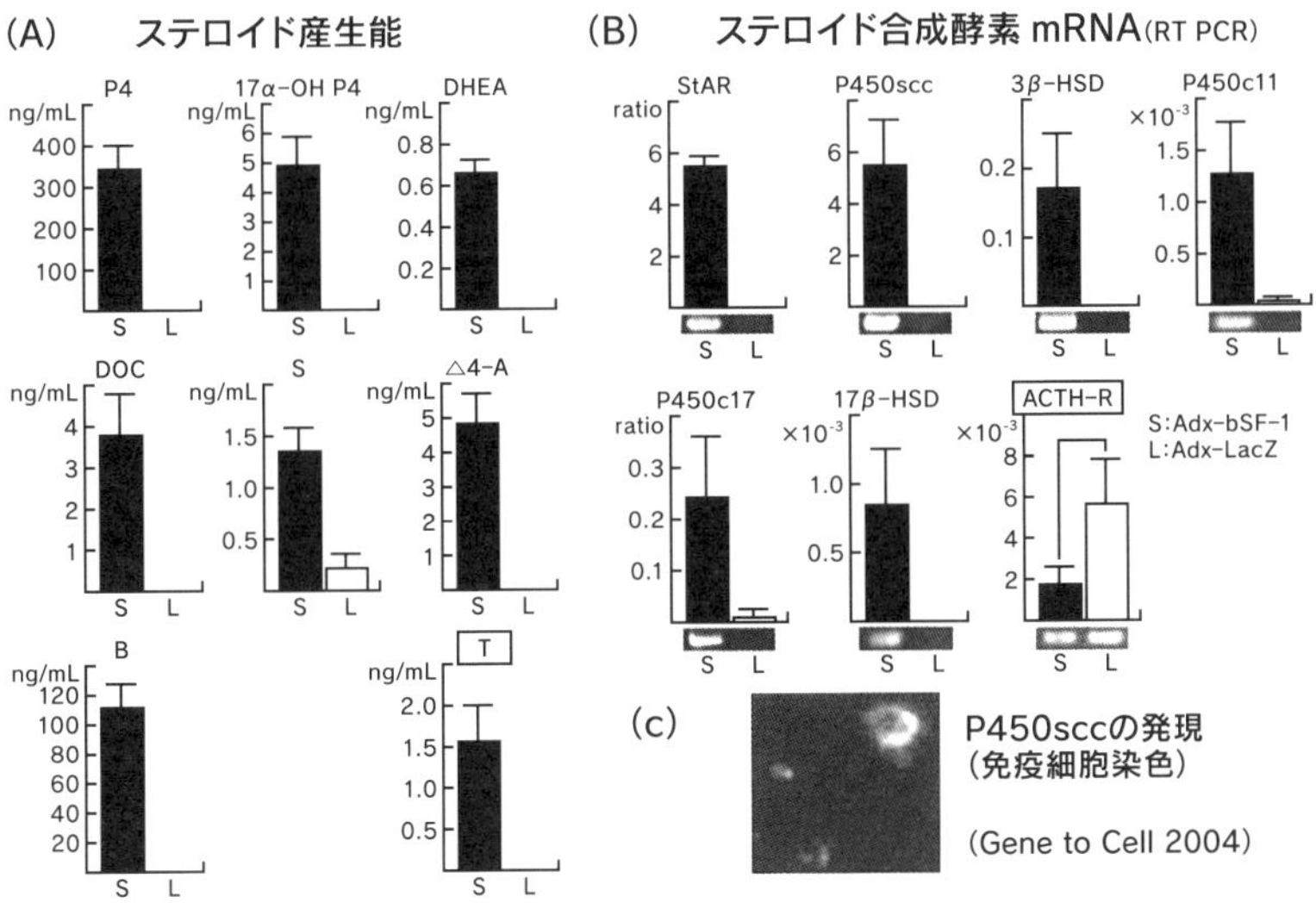

図 40. Ad4BP/SF-1 を骨髄間葉系幹細胞に導入による
ステロイド産生(A) とステロイド合成酵素 mRNA(B)

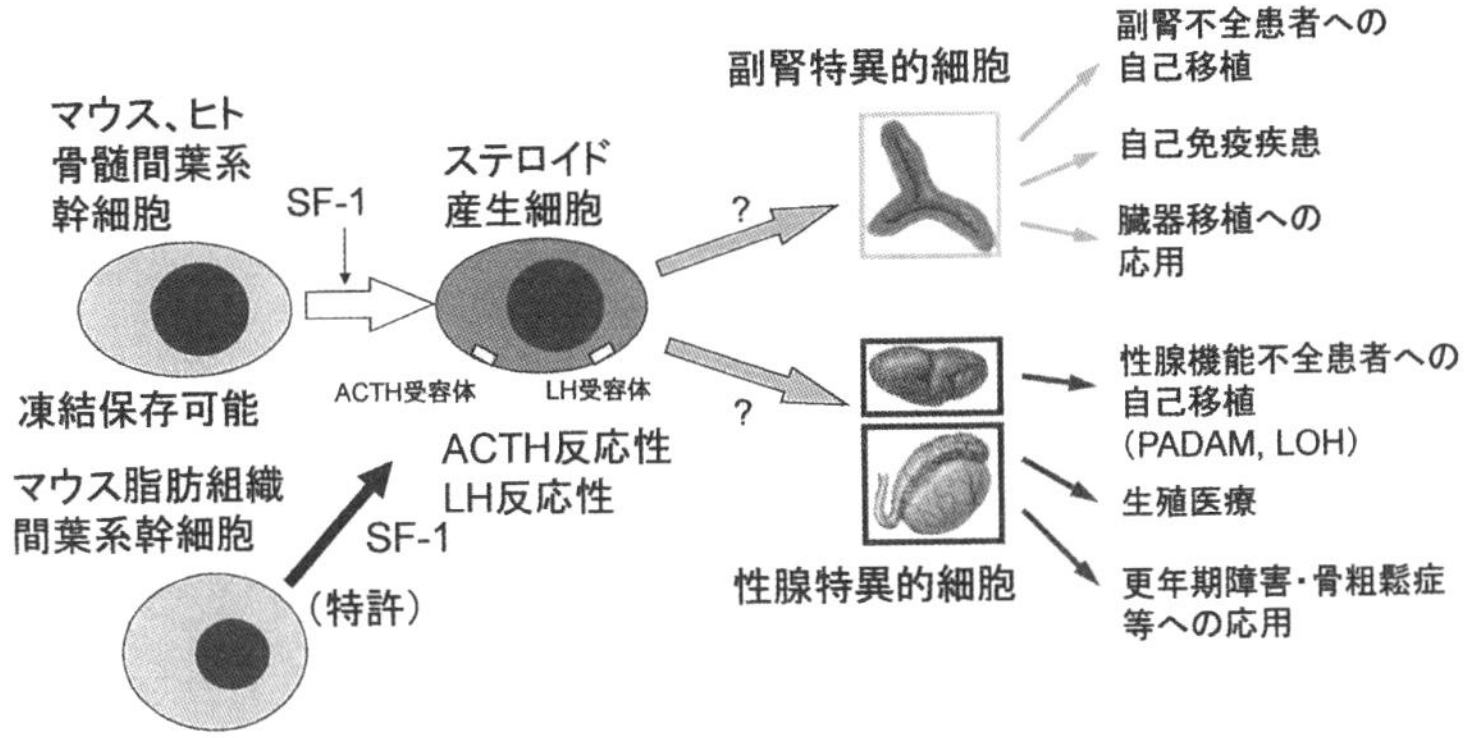

図 41. Ad4BP/SF-1 導入によるステロイド産生細胞の臨床への応用

脂肪組織は骨髄に較べ、その採取が比較的容易であるため、自家細胞移植としての間葉系幹細胞の供給源としては将来有望といえる。

これは将来アジソン病、およびステロイドホルモンを服用し、副腎萎縮を起こした患者の新しい移植治療として大きな夢を与えるものである（図41）。

山中伸弥教授によりiPS細胞が開発され、Ad4BP/SF-1をiPS細胞へ導入する事によりステロイドホルモンが産生される事が証明されている。新たな副腎再生療法として注目される。

(2) グルココルチコイドの副作用の対策

合成グルココルチコイドは強力な抗炎症、抗免疫作用をもち、関節リウマチ、膠原病、血液疾患、呼吸器疾患、腎疾患、消化器疾患、皮膚疾患を含め、多くの疾患の治療に使用されている。現在でもこれを超える薬は存在しない。

メイヨークリニックのヘンチ博士が、若年女性の重症関節リウマチ患者に劇的な効果を報告して以来、この70年私達は合成グルココルチコイドの恩恵を受けながら副作用と戦っている。

グルココルチコイドは生命の維持に必須であり、体のすべての組織にGRは存在する（図42）。その生理作用を発現するためには、副腎が1日に分泌するコルチゾールとして20㎎あれば十分である。しかしアレルギー疾患、膠原病、関節リウマチ、リンパ系腫瘍などの治療に使う合成グルココルチコイドは、力価が高く量も多くなり、糖代謝、脂質代謝、骨代謝に強く作用し、副作用としてステロイド性骨粗しょう症と、ステロイド性糖尿病を発症し、免疫抑制作用により感染症を引き起こし、副腎萎縮を来たし、副腎クリーゼを来たす事になる（図42）。副腎萎縮による副腎クリーゼを回避するため、私達は副腎再生法に成功した。

グルココルチコイドの抗炎症・抗免疫作用は炎症性転写因子AP-1（c-Jun, c-Fos）、またはNF-κBとGRとの蛋白ー蛋白結合により、AP-1またはNF-κBがそれぞれの炎症性サイトカイン遺伝子のプロモーターに結合出来なくなり、サイトカインの産生が抑制され抗炎症作用を起こす。これをtransrepressionと呼ぶ。一方糖尿病、骨粗しょう症などの副作用は、GRのホモ二量体がGRE（DNA）に結合するtransactivation機能を過剰に活性化する事により発症する。副作用を惹起せず、強い抗炎症、抗免疫作用を持つtransrepressionとtransactivationを解離するGRモデュレーター（SGRM）の開発が試みられているが、未だ成功していない（図42）。

そのため副作用に対する対策が必須である。私達は我が国のステロイド性骨粗しょう症の骨折予防ガイドラインを策定した。

最近、ステロイド性骨粗しょう症の病態の詳細が明らかにされている。ステロイドホルモンは直接骨に作用し、骨芽細胞と骨細胞のアポトーシスを促進し、骨形成の低下と骨質の劣化を導く。一方破骨細胞は正常状態に維持され骨吸収の促進が持続する。骨芽細胞と骨細胞に対する直接作用が発症機構の主体である。

我が国では、ステロイド性骨粗しょう症の管理と治療ガイドライン改訂委員会で２００４年度版の

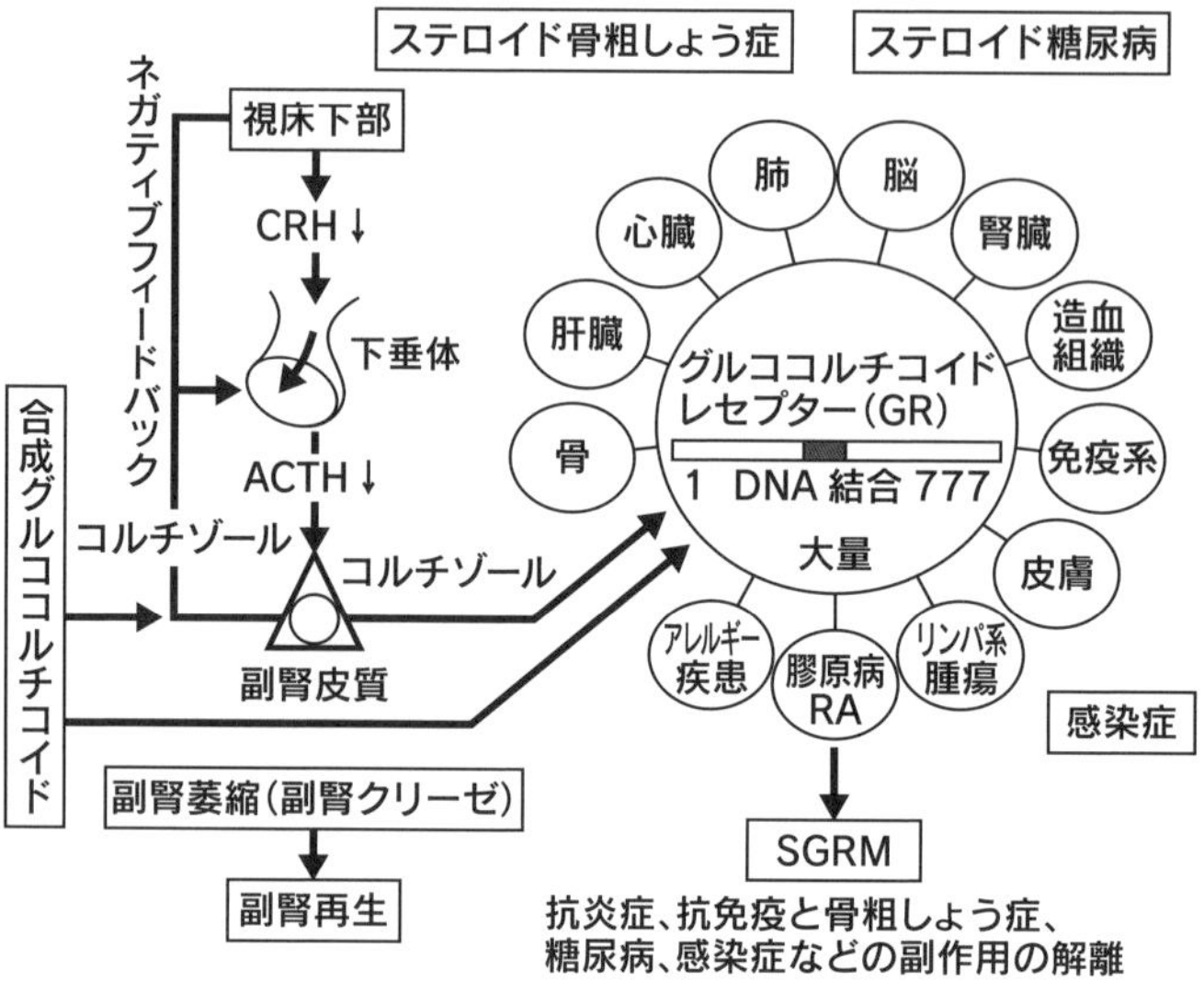

図 42. グルココルチコイドの作用と副作用と、その対策

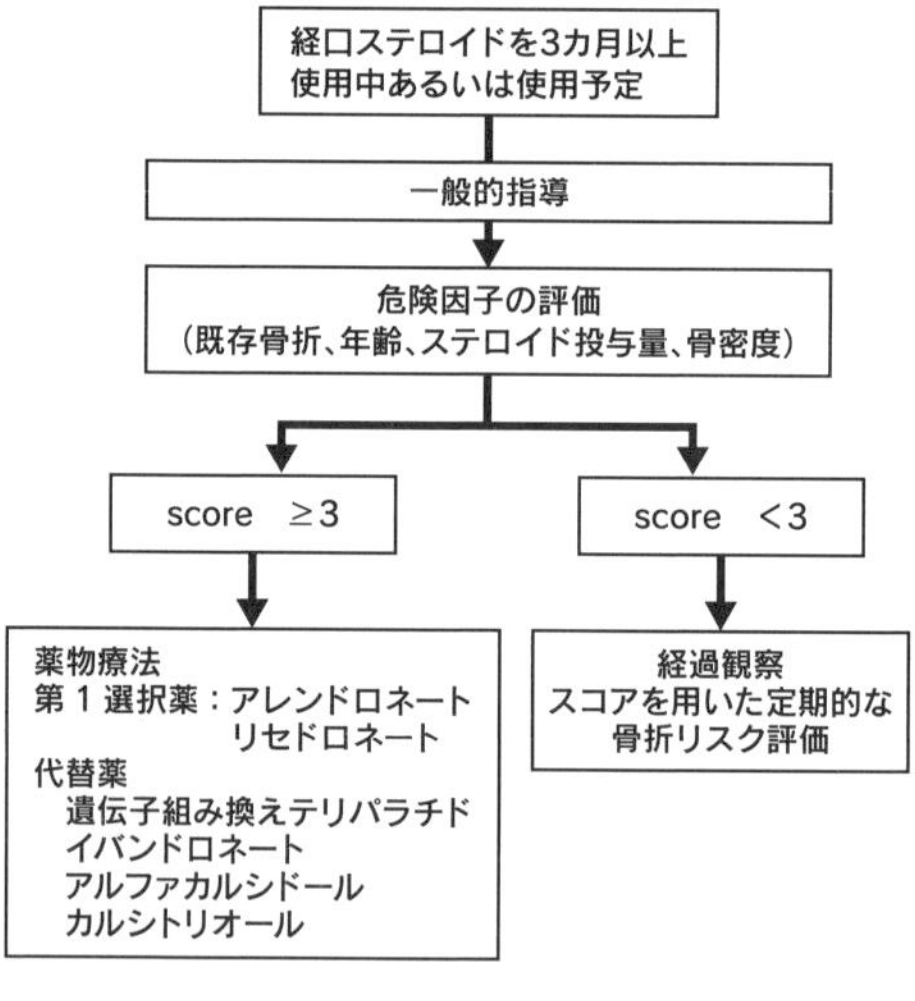

危険因子		スコア
既存骨折	なし	0
	あり	7
年齢（歳）	50未満	0
	50～64未満	2
	65以上	4
ステロイド投与量（PSL換算mg/日）	5未満	0
	5～7.5未満	1
	7.5以上	4
骨密度（%YAM）	80以上	0
	70～80未満	2
	70未満	4

図 43. ステロイド性骨粗鬆症の管理と治療ガイドライン

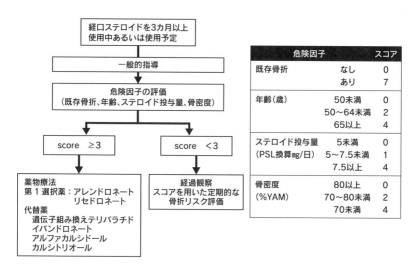

ガイドラインの検証を行い、2014年我が国のステロイド性骨粗しょう症による骨折の一次予防と二次予防の5つのコホートスタディを解析し、多くの医療関係者に使いやすいように、複数の危険因子を組み合わせたスコア方式を取り入れた世界に類をみないガイドラインを策定した（図43）。

2 前立腺に抑制作用を示すアンドロゲン受容体モデュレーター

私は21世紀COEで九州大学医学研究院の「大規模コホートに基づく生活習慣病研究教育」の拠点リーダーとして、更に文部科学省科研費、基盤S「アンドロゲンとその標的因子による中枢性肥満と動脈硬化」の代表として研究を進めた。

その中でDHEASの研究と、前立腺に抑制作用を示すアンドロゲン受容体モデュレーター（SARM）の研究に力を入れた。DHEASの研究の進歩は、最後に詳しく紹介するので、ここではSARMについて紹介する。これらの研究は九州大学を退任後も特任教授として続けた。

(1) 加齢男性性腺機能低下症候群（LOH症候群）

近年高齢男性が増加し加齢によりTの低下に伴い、リビドーの低下と勃起能の低下のみならず、抑うつ（男性更年期）、筋肉量と筋力の低下（サルコペニア）、内臓脂肪の増加、2型糖尿病の悪化と骨粗しょう症の悪化が明らかにされている。これをLOH（late onset hypogonadism）症候群と呼ぶ。

このLOH症候群に対してT補充を行い、QOLの高い生活を目指した取り組みが進められている。LOH症候群に見られる内臓脂肪肥満と同様の肥満は、前立腺癌患者の精巣全摘出による全アンドロゲン欠如と、クラインフェルター症候群で見られている。実験的には我が国において加藤茂明教授により作成に成功したアンドロゲン受容体（AR）ノックアウトマウス（ARKOマウス）はヒト精巣性女性化症のモデル動物であり、中年以後内臓脂肪肥満を示す。それでは何故血中Tが低値を示すと、内臓脂肪肥満が起こるのか考察してみたい。

(2) 男性における女性ホルモン（E2）の役割

男性においてTはアロマターゼ（P450arom）によりわずかであるがE2に変換する。しかし男性におけるE2の作用はよく分かっていなかった。これに解答を与えてくれるのが、アロマターゼ欠損症の極めてまれな症例である。P450c19遺伝子変異によるアロマターゼ欠損症の男子患者が、20歳の成人に達した症例報告の5例をまとめて見た（表4）。全例に骨端線閉鎖不全による高身長と、粗しょう症と、肥満（内臓性脂肪肥満）を認めている。更にインスリン抵抗性、2型糖尿病、高中性脂肪血症、脂肪肝、NASHも見られている。

全例、血中Tは正常で、アロマターゼ欠損により血中E2は感度以下であり、E2補充によりこれらの症状は改善している。

即ち男性において、Tから変換する微量のE2が骨端線閉鎖作用、抗骨粗しょう症作用、抗肥満作用の重要な作用を持っている事を証明している。

加齢によるTの低下によりTより変換するE2の減少が、内臓脂肪性肥満を起こす事を示している。

(3)　アンドロゲン受容体モデュレーター(SARM)の開発

LOH症候群におけるT補充で問題になるのが、Tが前立腺を刺激するので、前立腺癌の危険性がある。そこで前立腺にはTのアンタゴニストとして働き、肝臓、筋肉、骨、脂肪組織にはTのアゴニストとして働くARモデュレーター(SARM)の開発が重要である。

ステロイドホルモン受容体と、コレギュレーター(コアクチベーター、コレプレッサー)の研究のめざましい進歩により、同じ受容体のリガンドであっても、リガンドの構造の違いにより、受容体の3次構造の違いが起こり、組織特異的にコアクチベーターまたはコレプレッサーをリクルートし、組織の違いによって、アゴニストまたはアンタゴニストとして全く別の作用を惹起することが明らかにされている(図44)。

それを応用して、乳癌、子宮内膜癌の発症・進展を抑制し、生活習慣病を抑制するエストロゲン受容体モデュレーター(SERM)が開発され、すでに臨床応用されている。

そこで前立腺においてはコレプレッサーをリクルートしてアンタゴニストとして作用し、肝臓、脂肪組織、骨、筋肉においてはコアクチベーターをリクルートしてアゴニストとして作用するリガンドを探索した(図44)。

ステロイドホルモンの開発において伝統のある「あすか製薬株式会社」の山口隆社長にお願いして、ARに作用するステロイド骨格を持った合成化合物と、TとDHEA誘導体の110の新規の合成化学物質を提供して頂いた。柳瀬敏彦先生と研究を進めた。

組織特異的に作用するSARMを同定するため、2つの異なった標的細胞を使用した二段階法を導入した。第一段階では前立腺癌細胞（LNCaP）に作用しない化合物を探索した。PSAを指標とするとほとんどの化合物はDHTと同様に、PSA転写活性を上昇させるが、わずか3つの化合物が全くPSA転写活性を上昇させなかった。そこで第二段階ではこの3つの化合物を使用して、脂肪前駆細胞（3T3-L1）において、S42のみがDHTと同様にUCP-1 mRNAを有意に上昇させた。

S42（SARM-42）はステロイド骨格を持った$C_{21}H_{28}O$（TZP-3157）（MW296）の合成化合物である（図45）。S42はARに高親和性で特異的に結合し、精巣摘除去勢オスラットの萎縮した前立腺の増殖作用を全く示さず、Tのアンタゴニストとして作用し、肝臓においては、SREBP-1c mRNAを抑制し、血中中性脂肪を著明に低下させ、IRS-2 mRNAを増加させ、インスリン感受性を高め、抗脂肪肝作用、抗糖尿病作用を示した。脂肪組織においてはUCP-1 mRNAを増加させ、抗肥満作用を示し、筋肉においては、ミオスタチンの発現を抑制し、筋肉量増加させ、骨においては、骨密度増加作用を示すTのアゴニストとして作用する（図45）。S42は前立腺には抑制作用を示し、前立腺癌の危険性がなく、男性のLOH症候群の理想的な薬物として開発される事が期待される。

表4. 成人した男性アロマターゼ欠損症患者の特徴（n=5）

年齢（歳）	27 ± 3	高身長、骨端線閉鎖不全（100%）
身長（cm）	191 ± 12	骨粗鬆症（100%）
体重（Kg）	108 ± 80	肥満（100%）
BMI（Kg/m²）	30 ± 4	インスリン抵抗性（80%）
血中テストステロン（ng/dL）	866 ± 50	2型糖尿病（60%）
血中エストラジオール（pg/mL）	nd	高中性脂肪血症（60%）
		脂肪肝、NASH（40%）

エストジオール治療により肥満、代謝異常は改善　nd：感度以下

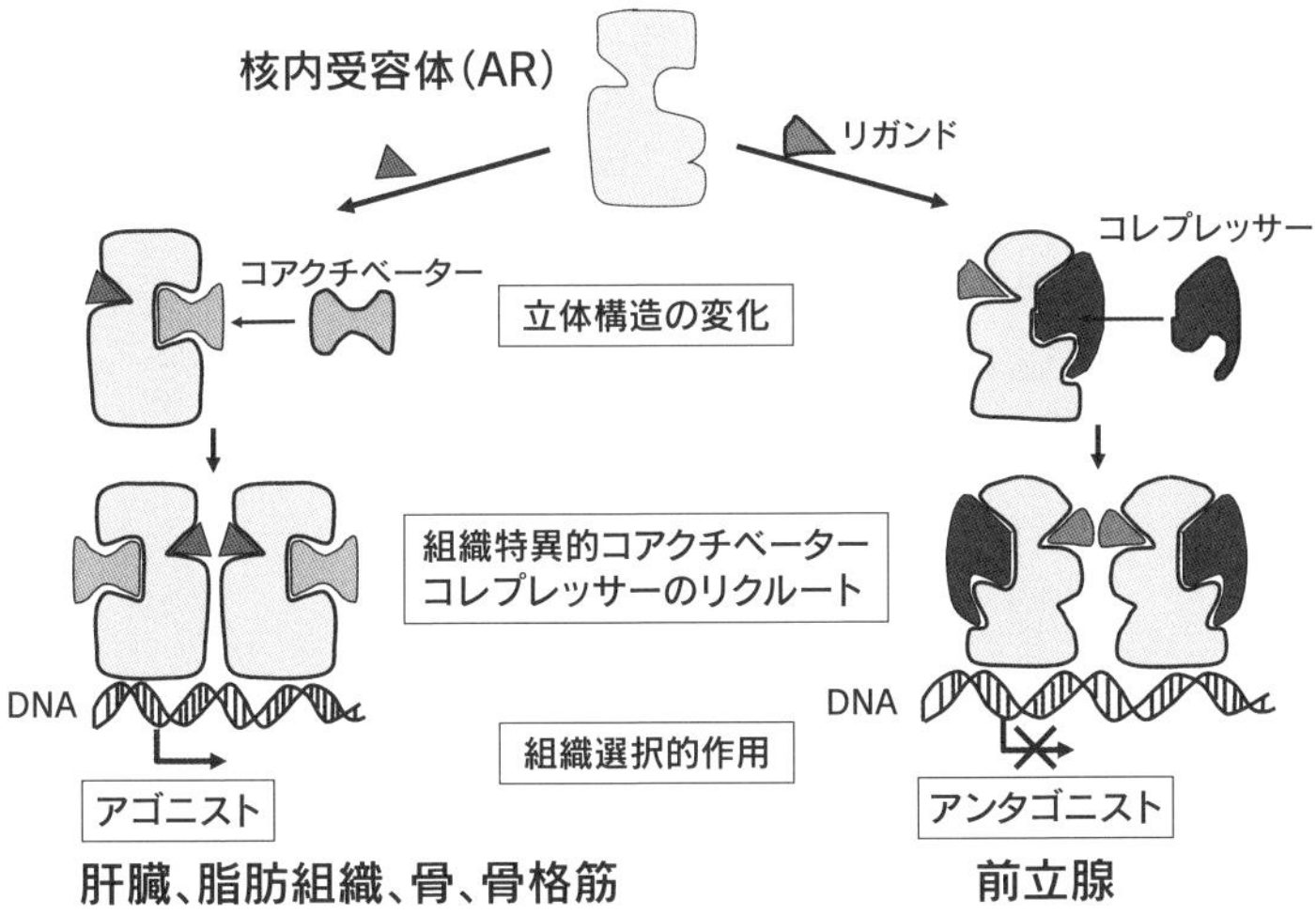

図44. アンドロゲン受容体（AR）の立体構造の変化によるSARMの開発

(4) SARM開発の現状

テストステロン（T）剤の開発は、Tが肝臓で不活化される事を防ぐため17位にメチル基を持った17α-methyltestosteroneが開発されたが、経口投与で肝障害を起こす欠点がある。7β位をエステル化させ疎水性を高め作用時間を長くしたtestosterone enanthateが油性デポ製剤として、我が国で性腺機能低下症患者の治療に頻用されている。

多くの製薬会社が開発中のSARMは、前立腺に刺激作用を示さない非ステロイド系薬剤である。その多くは骨格筋の増強作用を示すサルコペニア治療薬と骨粗しょう症の治療薬である。

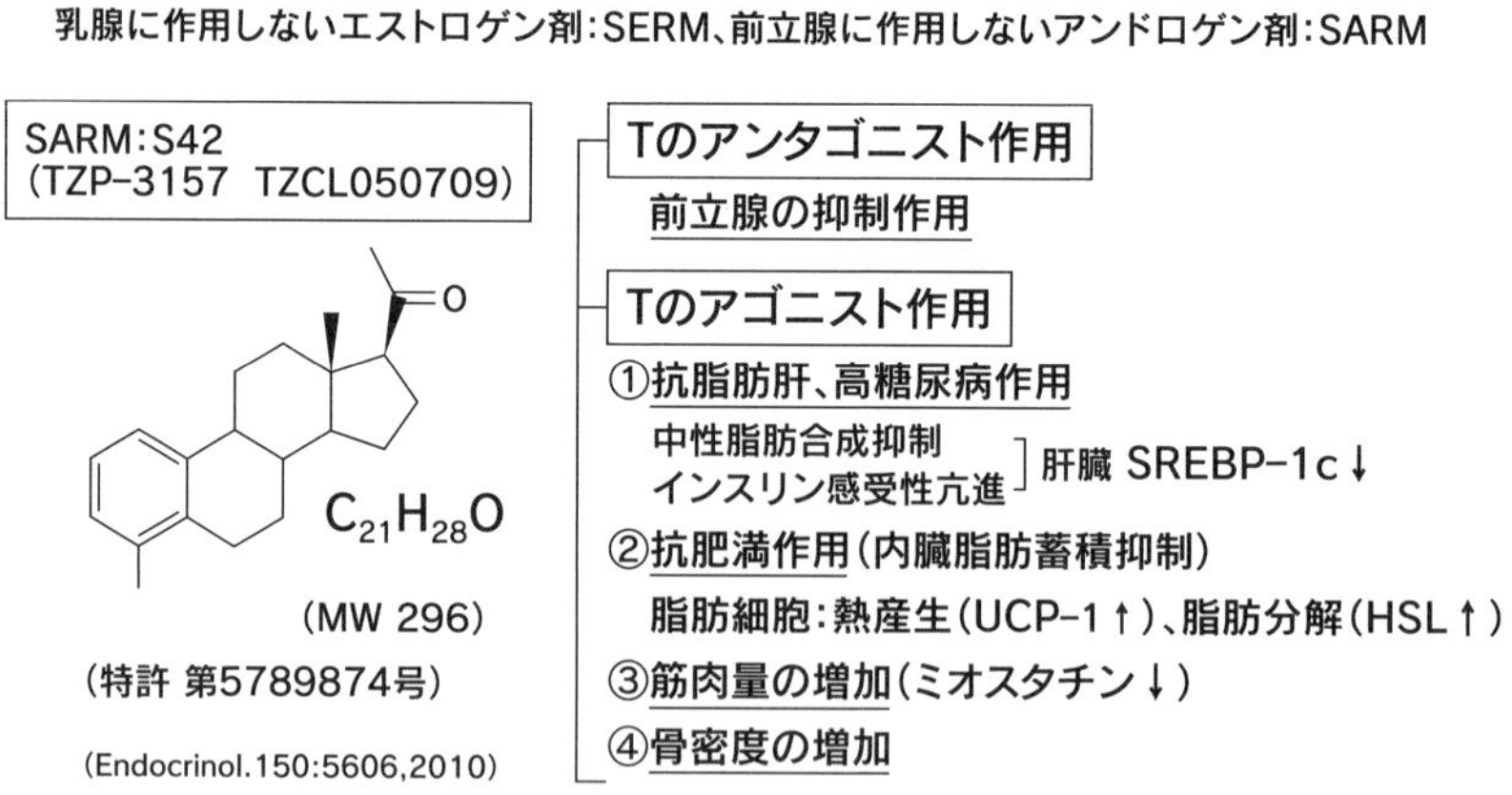

図45. S42の構造とSARMとしての作用

第8章

進化医学が拓くステロイドホルモンの最前線

1　進化医学とは

(1)　ダーウィンの進化論

チャールズ・ダーウィンは、1809年2月12日イギリス西部シュルーズベリで、医師ロバート・ダーウィンの息子として生まれ、恵まれた家庭に育った。父の後を継いで医師になるため、エジンバラ大学に入学した。しかし医学に全く興味が持てず大学を中退し、父を激怒させた。しかし社会から尊敬されて欲しいと言う父の希望で、牧師になるためケンブリッジ大学に入学した。そこで牧師で植物学と地質学の学者であるジョン・ヘンズロー教授から、イギリス海軍の測量船ビーグル号に乗って南アメリカ大陸の海岸線の海図を作る世界一周の旅に誘われた。父親は強く反対するが、叔父に説得してもらい、1831年ビーグル号に乗船しプリマス港を出港した。ダーウィンが22歳の年で、以後5年間航海を続けた。航海4年目の1835年ガラパゴス諸島のチャタム島（サン・クリストバル島）に着いた。ガラパゴスはスペイン語でカメを意味し、そこに住むゾウガメの甲羅の形と、鳥のフィンチのクチバシの形が、島ごとに異なっている事に気づいた。島の独特の餌を食べやすいように環境に適応して変化を遂げていた。これらが進化論に繋がる事に気づいたのは、多くの標本と観察記録を携えて帰国した後の事である。

1859年それらをまとめて「種の起源」（ジョン・マーレー出版社）を出版した。たちまち売り切れ、異例の反響を呼んだ。2009年原書初版の翻訳「種の起源」（光文社古典新訳文庫）が刊行され150年目に当たり、進化論は再び脚光を浴びた。

分子生物学の進歩により2003年にヒトゲノム配列が解明され、さまざまな生物のゲノム解読が進み、遺伝子DNAの塩基配列の類似性から生物の進化の過程が明らかにされた。

ダーウィンの進化論は、進化学として発展し、生物が共通の祖先から進化する分子系統樹が作成された。

(2) 進化医学

医学において進化学は、全く注目されていなかった。医学に進化学の新しい視点を取り入れ、進化医学を提唱し確立されたのは、私が心から尊敬する井村裕夫先生（京都大学名誉教授）である。

先生はNesseのWhy we get shick? を読まれ、2000年に「人はなぜ病気になるのか—進化医学の視点」（岩波書店）を出版され、進化医学を提唱された。2012年に「進化医学　人への進化が生んだ疾患」（羊土社）を出版され、進化医学という新しいジャンルを確立された。

多くの病気は、遺伝と環境の相互関係の上に発症する。生物の自然選択による進化は環境に適応するために起こる。地球の歴史を見ると、環境の激変により80％の種の絶滅が繰り返し起こっており、それを乗り越えて現在の生物種が存在する。そして生物の分子系統樹が構成されている。井村裕夫先生は〝進化医学は、病気の成立機構を生命進化の立場から理解し、対策を考える学問の方法論である〟と定義されている。

この進化医学の立場からステロイドホルモンの受容体と生合成酵素の進化の最近の研究の成果を見ると、極めて興味深い事が明らかにされ、ヒトおよび、霊長類に特有のDHEASの謎を解く鍵を与えてくれる。

2　ヤツメウナギからの進化
―祖先ERとステロイドホルモン生合成・代謝酵素―

ステロイドホルモンの進化を理解するためには核内受容体、特にステロイドホルモン受容体とステロイドホルモンの生合成・代謝酵素の進化の関係を知る事が重要である。

(1)　ステロイドホルモン受容体の進化

多くの種のゲノム構造の解明により、分子系統発生学的見地から明らかにされた事は、核内受容体が酵母および植物には存在せず、多細胞動物に特異的に出現した事である（図46）。これは進化の転換点に重要な役割を持つ事を示している。最近の10年の脊椎動物のゲノムの塩基配列の解明の目覚ましい進歩により、ステロイドホルモン受容体の起源において極めて重要な発見がなされた。

脊索動物からヒトへの進化の系統樹を図47に示す。最も原始的な脊椎動物は、今から5億3千万年前に進化した円口類のヤツメウナギである。次いで顎口類の硬骨魚類（サメなど）は今から4億6千万年前に、霊長類の類人猿のテナガザルは今から1800万年前、オランウータンは1400万年前、ゴリラが700年前、ヒトに最も近いチンパンジーは今から600万年前に進化している。

ソーントンは、2001年にステロイドホルモン受容体の起源を明らかにするため、ヤツメウナギの研究を行った。

ヤツメウナギについて少し紹介する。ヤツメウナギは円口類に属し、顎を持たない最も原始的な脊椎動物である（図47）。脊椎骨はわずか存在するが、顎口類における椎体を欠き脊索を保存している。脊椎動物の進化の研究に重要視され使用される。5億3千万年かけてヒトに進化した事になる。

ヤツメウナギは両側に7対の鰓孔を持ち、一見目のように見え、本来の目と合わせて〝八目〟と呼ばれる（図47）。ビタミンAのレチノールを大量に含み、現在でも栄養価の高い食材となっている。

ソーントンは、ヤツメウナギに初めてステロイドホルモン受容体が出現する事を発見した。

この受容体の塩基配列を明らかにし、最も古い最初に出現した祖先の原始的なステロイドホルモン受容体は、エストロゲン受容体（ER）であると言う驚くべき事実を明らかにした（図46）。ソーントンは祖先ERのDNA結合ドメイン（DBD）と、リガンド結合ドメイン（LBD）をコードしたcDNAを合成し培養細胞に発現させ、DBD蛋白は標的遺伝子の上流のEREに結合し転写を活性化し、LBD蛋白にはE2のみが結合し転写を活性化する事を証明した。アイソトープでラベルしたリガンドの結合アッセイで、E2が特異的に祖先ERに結合する事を証明した。祖先ERは機能を持ったERである事を明らかにした。

　この祖先ERは5億3千万年前にヤツメウナギに出現し、以後遺伝子の複製を繰り返し、受容体の遺伝子に変異が起こり、プロゲステロン受容体（PR）、更にグルココルチコイド受容体（GR）、ミネラロコルチコイド受容体（MR）、アンドロゲン受容体（AR）に進化した事を証明した（図46）。

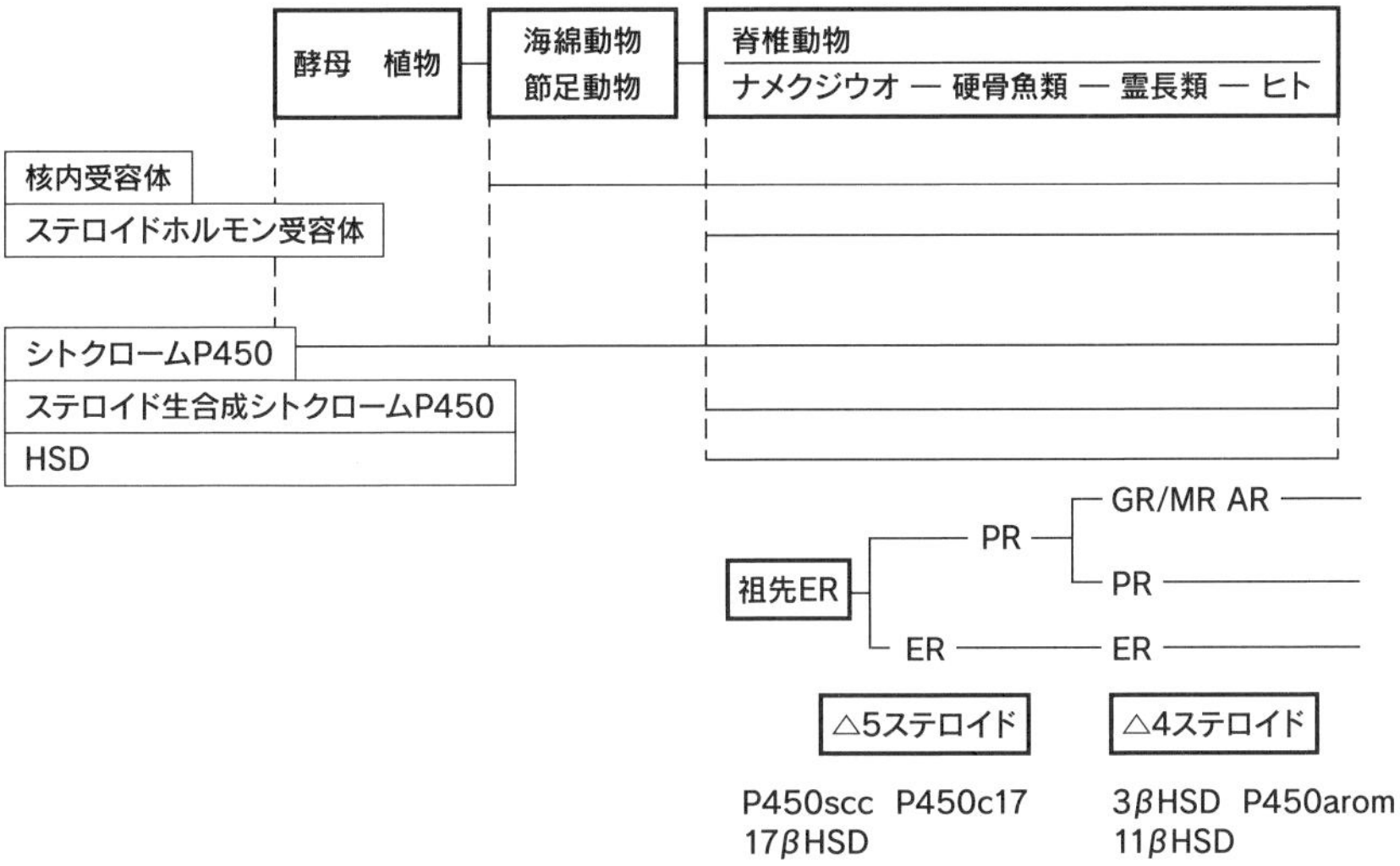

図46. ステロイドホルモン受容体と生合成・代謝酵素の進化と祖先ERの進化

最初に出現したステロイドホルモン受容体がERであると言う事実は私達に非常に大きな衝撃を与えた。

ERの生理的リガンドE2は、コレステロールから始まるステロイドホルモン生合成の最後に、P450aromにより生合成される。ステロイドホルモン生合成の順番から考えると（図6）、PRが最初に出現する方が理論的だと思えるが、そうではない事が不思議である。

性分化の章で述べたが、個体は元来女性になるように仕組まれており、男性になるためには、多くの転写因子が必要である。ステロイドホルモン受容体も、最初ERが出現するのは女性化が基本にあるのかもしれない。

それでは祖先ERのリガンドは何であり、どのような機能を持っていたのであろうか？

ベーカーらはERαとE2の結合を結晶構造から解析し、更にヒトERαとDHEAが代謝された△5-アンドロステネジオール（△5-Adiol）と3β-Adiolと、更に27水酸化コレステロールの結合を3Dモデルから分析した。ERαにそれぞれ3.6nM、6nM、1.3μMの高親和性で安定して結合する事を証明した。これらは3βHSDとE2を生合成するP450aromが出現する前の祖先ERのリガンドである事を示している（図48）。

更に興味ある事は、3D構造の解析から、祖先ERにおいて、リガンドが結合するポケットの立体構造が柔軟性を持っている事が明らかにされた事である。これはエストロゲン作用をかく乱する多くの外因性化学物質が、ERに結合し作用する事を示している。

(2) ステロイドホルモン生合成と代謝酵素の進化

シトクローム P450は古くから存在し、細菌、酵母、後生動物（海綿動物、節足動物）に見られる（図46）。シトクローム P450は遺伝子複製により変異を起こし、多くの外因性化学物質を水酸化し、代謝して解毒する酵素に進化した。更にコレステロールからオキシステロールと、胆汁酸などのステロイドを生合成する。

最近の分子系統樹の分析から、ステロイドホルモンを生合成するシトクローム P450は外因性化学物質を解毒するシトクローム P450から進化した事が明らかにされている。

前述したように、祖先ERは立体構造の柔軟性を持っている事から、外因性化学物質をリガンドとして作用していた事が示唆される。現在の進化したERはこの性質を保持し、内分泌かく乱物質の章で述べたが、多くの内分泌かく乱物質がERに結合しエストロゲン作用を発現している。

まずP450scc、P450c17、17βHSDのΔ5経路で生合成されるプレグネノロン、DHEAから生合成されるΔ5-Adiol、3β-Adiolと、オキシステロールから生合成される27水酸化コレステロールが、祖先ERのリガンドとして作用した（図48）。次いで3βHSDとP450aromが出現すると、Δ4ステロイドホルモンが生合成され、ERから進化したPR, GR, MR, ARとERに、特異的にステロイドホルモンが結合し特異的な作用を発現した（図46）。

ステロイドホルモン生合成と、代謝のシトクローム P450と、HSDはナメクジウオと脊椎動物のヤ

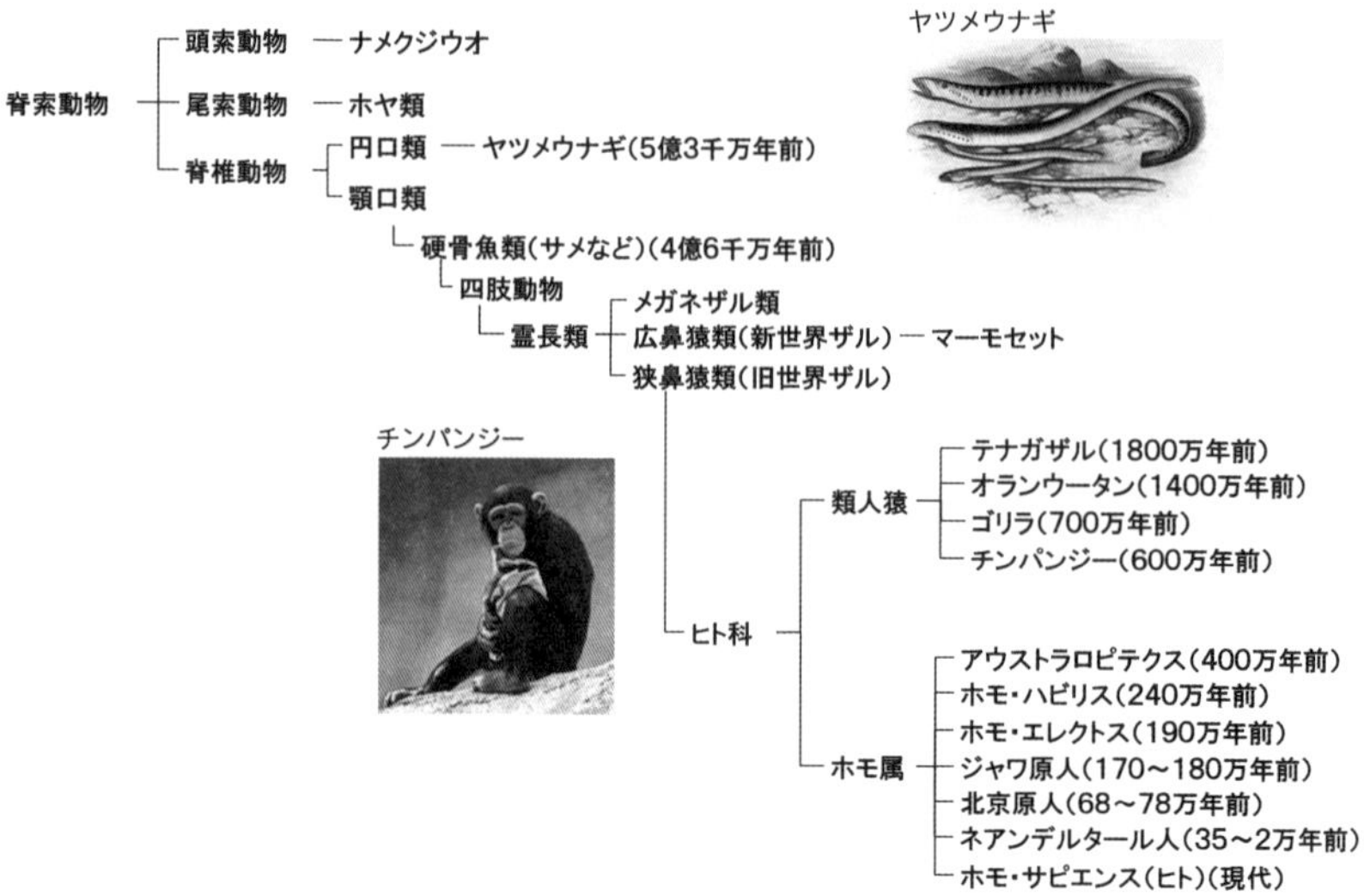

図 47. 脊索動物からヒトへの進化の系統樹

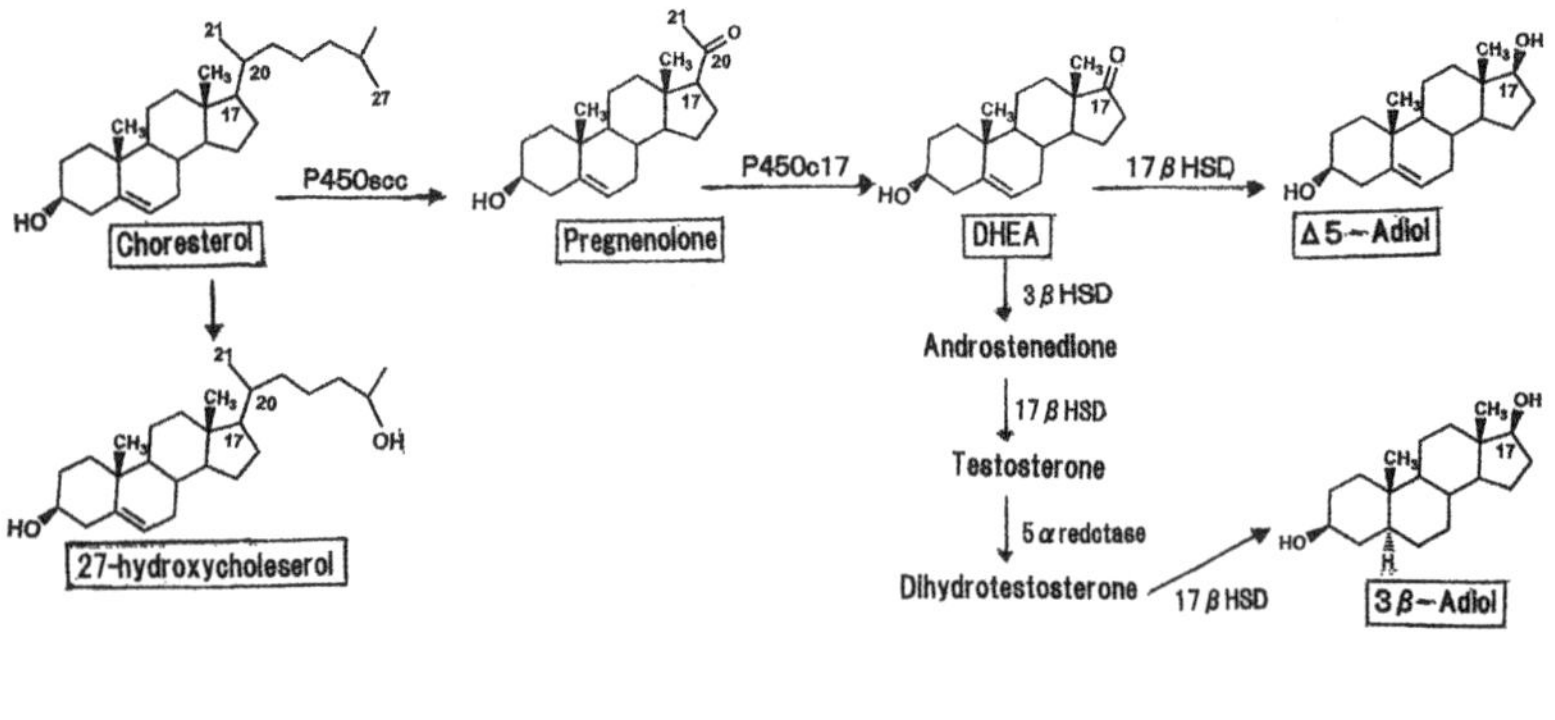

図 48. 祖先 ER のリガンドの生合成経路

ツメウナギに最初に出現している。これらの事実はステロイドホルモン生合成・代謝酵素と、ステロイドホルモン受容体は、同時に進化して脊椎動物に出現した事を示しており、脊椎動物の進化と分化の複雑な調節のネットワークに重要な役割を持っていると考えられる。

脊椎動物の進化で最初から存在したDHEAを生合成する△5経路は、ヒトにおいて存続し、ヒトにおいて重要な経路である。胎児におけるDHEASの過剰産生、ニューロステロイドとしてのプレグネノロンとDHEA、アドレナーキにおけるDHEASの著増と、密接に関係しており、脳の進化と脳と知能の発達と体の発育に重要な役割を持っている。最近この領域の研究が急速に進んでいる。DHEASの章で詳しく解説する。

第9章

進化医学から DHEAS の謎に迫る

1　DHEAS の研究と取り組み

私が DHEAS の研究を何故ライフワークとして生涯取り組んできたかについて述べてみたい。DHEAS の歴史を振り返って見る。

20世紀の初頭、ステロイドホルモンの中で最初に発見されたのは性ステロイドホルモンである。アルフレッド・ブテナントとエドワード・ドイジーは熾烈な競争をして、1929年ほとんど同時にエストロンを精製し、結晶化に成功した。

その競争については、最近シンプソンがレビューを書いているので参考にして欲しい。

ブテナントは1939年にノーベル賞を受賞し、ドイジーはビタミンＫを発見し、1949年にノーベル賞を受賞している。

更にブテナントはテストステロンとプロゲステロンを発見し、1940年に尿中に DHEA を同定した。1944年にマイソンにより尿中に DHEAS が同定された。

1954年ミジョンが、最初にヒト血中から DHEA と DHEAS を抽出し、DHEAS は血中に最も大量に存在し、尿中17KSの大部分はDHEAS由来である事を証明した。ハンバーガーらは1948年に、尿中17KSは男女ともに30歳台でピークを示し、老化とともに減少する事を明らかにした。

井林博先生は、東京大学医学部第三内科で、大澤仲昭先生、山路徹先生、宮地幸隆先生、関原久彦先生をはじめ、多くの優秀な先生方とともに、我が国における内分泌学の黎明期にステロイドホルモンの研究の端緒を開き、リーダーとして我が国を牽引された。

井林博先生はDHEASに注目され、ガスクロマトグラフィーを駆使して、副腎静脈血のステロイドホルモンの分析を行い、副腎から大量に分泌されるステロイドホルモンはDHEASである事を証明された。関原先生はDHEASのRIAを開発し、山路先生は血中DHEASは男女ともに思春期に急激に増加し20歳前後でピークに達し、以後老化とともに直線的に著減する特異なパターンを示す事を明らかにされた。

井林博先生は1971年（昭和46年）、九州大学医学部第三内科（現病態制御内科）の教授として赴任された。内分泌学の臨床が全く存在しない内科に、加藤堅一助教授（現在の准教授）が先頭に立たれ、私達は夢を持って内分泌学の研究をスタートし、多くの優れた成果を出し、我が国の内分泌学をリードする教室に発展した。

私達はDHEASのRIAを駆使して、副腎からのDHEASの分泌調節機序と、クッシング症候群、ストレスと、老化における、コルチゾールとDHEASの解離機序を明らかにした。

当時九州大学薬学部の小嶋正治教授と、第一ラジオアイソトープの小川弘先生と、教室の梅田文夫先生が、副腎に親和性の強いアドステロールを発見し、^{131}Iアドステロールによる副腎シンチグラフィーを開発し、副腎疾患の診断に大きく貢献された。

私は１９８８年に井林博教授の後任として、学問は継承と創造であると言う信念のもとにDHEASをライフワークとして進めた。

血中に最も高濃度に存在し、老化とともに著減するDHEASの生理作用は全く不明であった。私は老化とともに発症する病気に関係すると考え、動物実験、インビトロ実験を行い、抗肥満作用、抗動脈硬化作用、抗糖尿病作用、抗骨粗鬆症作用、抗認知症作用を次々と明らかにした。

１９９４年米国のイエンらは、中高年男女にDHEA 50㎎／日を3カ月間内服させると、活力がみなぎり、気分が爽快になり、リラックスした気分（sense of well-being）になる、ヒトでの最初の効果を発表した。米国のニューズウイーク誌は、DHEAが〝若さの泉〟（fountain of youth）であると大々的に取り上げ、DHEAは若返りの薬としてセンセーションを引き起こした。

DHEASのバイブルであるパーカーの名著Adrenal androgen in clinical medicine、およびDHEASをクールな眼で見たレイ・サヘリアンのDHEA：A practical guide（日本訳本「DHEA奇跡のホルモン療法」宝島社１９９７年）に、私達の多くの研究成果が引用された。我が国のメディアも私達の成果を取り上げ、DHEAの薬を手に入れたいと全国から教授室に電話がかかった。

１９９４年米国で〝栄養補助食品の健康と教育法〟の法案が採択され、DHEAは栄養食品（サプリメント）とされ、医師の処方箋がなくても手に入る事が出来るようになった。我が国では多くの方が米国で購入して使用している。

DHEASの研究については、帝国臓器製薬株式会社（現あすか製薬株式会社）から継続して研究者を派遣して頂いた。高度先進医療研究会の会長である岩井宏方先生は、第16回研究会にDHEASをテーマに取り上げて頂き、大盛会に終わり、DHEAS研究会を発足して頂いた。その他多くの方々に支援して頂いた。

我々を含む全世界の成果の多くは、DHEASが極めて微量にしか存在しない動物に薬理量を投与した効果であり、この結果をヒトに応用出来るかが問われた。厚生省（現厚生労働省）に創薬の開発相談に行ったが、ヒトでのデータが必須であると言われた。しかし当時ヒトでのDHEAの投与研究は非常に厳しかった。

２０００年に初めて、老人に介入する国の長寿医療研究受託費〝老人病に対する介入治療法及び予防法に関する研究〟に採択された。3年間のヒトで初めてのDHEA投与研究をスタートさせる事が出来た。この研究において、成人男性にDHEA 25㎎／日を2週間内服し75g OGTTを行い、インスリン感受性の亢進、抗肥満作用と、抗炎症作用の可能性を明らかにした。

ラブリーらはDHEASがプレホルモンであり、末梢でE2またはTに変換して作用する事が本質であると主張した。しかし私は核内受容体の研究を長年進めてきた中で、ステロイドホルモンが特異的作用を発揮するには、特異的受容体が存在するはずであると考えDHEA受容体に挑戦した。教室の岡部泰二郎先生は第3章で紹介したストレスに重要な核内受容体TINURのクローニングに成功し、引き続きDHEAの標的遺伝子のクローニングの端緒を開いた。次章で紹介する。

最近内分泌学者に加え、人類学者と、進化医学の研究者の貢献により、DHEAとDHEASの作用機序に画期的なブレイクスルーする目覚ましい成果が発表され、DHEAとDHEASの新しい時代を迎えている。以下世界における最新のDHEASの研究成果と、今後の展望を概説する。

2 霊長類のなかでヒトと類人猿のみに大量に存在するDHEAS

米国で〝猿の惑星〟という映画がシリーズで制作されている。類人猿のチンパンジー、ゴリラ、オランウータンが人間を支配し、人間がチンパンジーを教育し、話す力と考える力を身につけさせ、猿と人間が共存する姿を映画化している。荒唐無稽な映画であるが、チンパンジーは人間に最も近い動物である（図47）。教育によりどの程度知能を持つか興味は尽きない。欧米では見られない事であるが、我が国ではニホンザルが、人間の近い所に暮らしておりなじみが深い。京都大学の類人猿の研究は世界をリードしている。

各種動物の血中DHEAS濃度を見ると、霊長類では、ヒト（20歳台）の男性310μg/dL、女性183μg/dLで、チンパンジー70μg/dL、ゴリラ23μg/dL、オランウータン17μg/dLと高値を示す。最近霊長類において、平均血中DHEAS値と最大寿命は正の相関を示す興味ある事実が報告されている（図49）。一方ラット、モルモット、ハムスター、ニワトリ、ウサギ、ヒツジ、ブタ、ヤギ、ウマ、ウシは、全

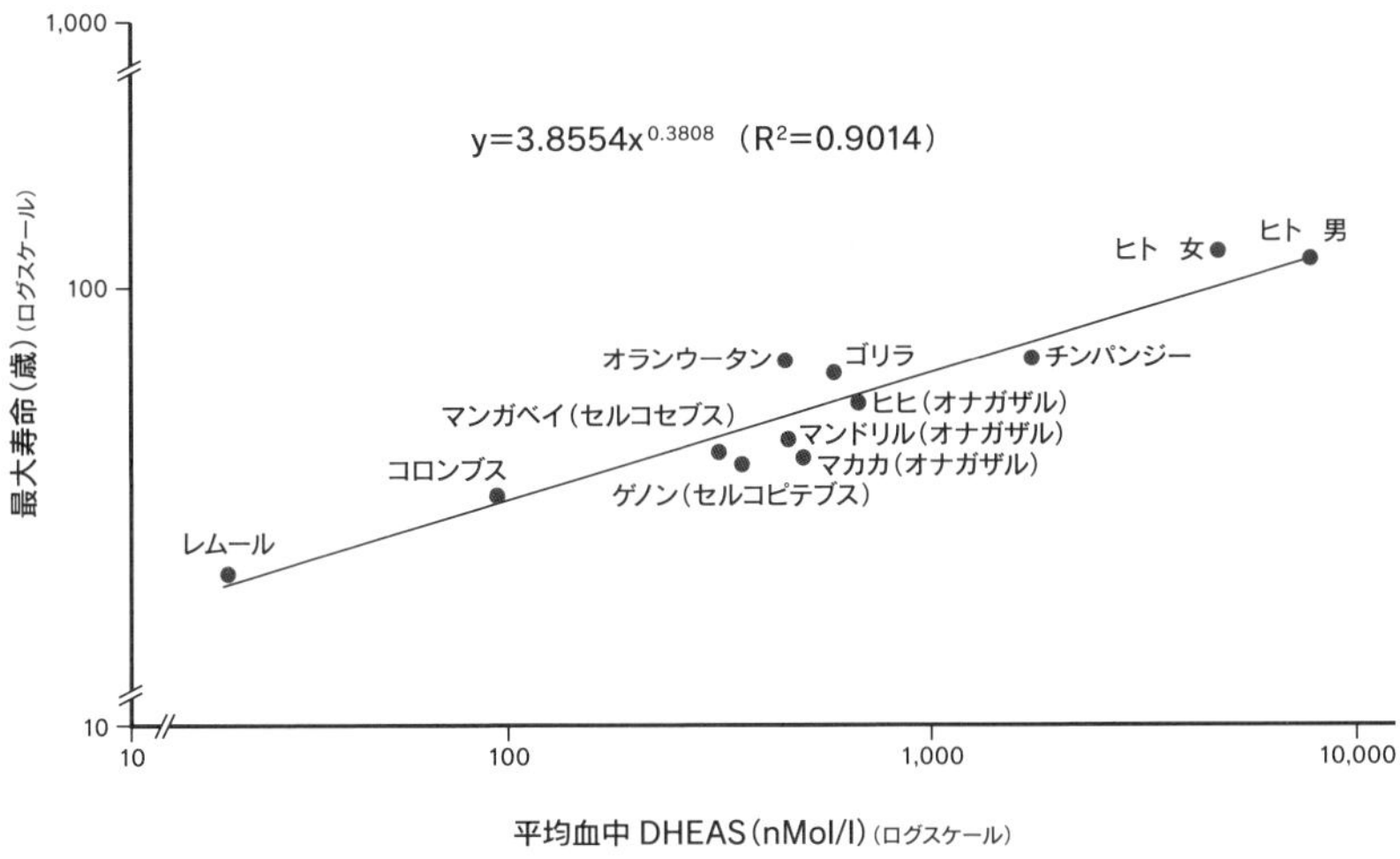

図49. 血中DHEASと霊長類の最大寿命の相関（Kroll 改変）

て血中DHEAS濃度が5μg/dL以下と極めて低値を示す。これはヒトの1/60～1/40以下の低濃度である。

ヒトおよび、類人猿のチンパンジー、ゴリラ、オランウータンの血中DHEASが非常に高値で、それ以外の検索された全ての動物で極めて低値を示す事は、DHEASが寿命、脳と知能の発達に関係している事を強く示唆する。

3　ヒトにおけるDHEASの一生

ヒトのライフヒストリー（生活史）の特徴は、未熟な状態で出産し、長い成長期（少年期と青年期）と成人期を持ち、女性は閉経し、その後長い老年期を持つ。DHEASはこのライフヒストリーに重要な役割を持つ。図50は胎児期から生涯にわたる血中DHEASの変動を示したものである。

胎児期は文献の引用であるが、小児から成人までの血中 DHEAS の変動は私達が実際健診で測定したものをプロットし直線として表したものである。

血中 DHEAS は胎児期に高値を示し、出産と同時に著減し感度以下となる。生後2～3歳頃から増えはじめ20歳台でピークに達し、以後老化とともに直線的に著減する。20歳台のピーク時から高齢まで男が女に比べ常に高値を示す。

思春期の10歳前後で、男はT、女はE2の分泌が始まり二次性徴が始まる。この思春期の前の6歳から10歳までの血中 DHEAS が増加する時期をアドレナーキ（adrenarche）と呼ぶ。

一方老化とともに DHEAS が直線的に減少し著減する時期をアドレノポーズ（adrenopause）と呼ぶ（図50）。

胎児期に高値を示すのはヒトと類人猿に見られ、類人猿ではその後年齢とともに減少する。アドレナーキとアドレノポーズが存在する独特な DHEAS の変動は、ヒトとチンパンジーのみに見られ、特にアドレナーキはヒトとチンパンジーの特徴である。

この独特な DHEAS の変動を起こす機序を考えて見たい。

図51左に成熟した副腎の三層構造を示す。外側の被膜直下のアルドステロンを生合成する球状帯（ZG）と、その下の幅広いコルチゾールを生合成する束状帯（ZF）と、その内側の DHEAS を生合成する網状帯（ZR）と、中心部のカテコラミンを生合成する髄質（M）から構成される。胎児では構造

が全く異なり、外側の薄い永久層（DZ）と、その下の幅広い胎児層（FZ）からなる。ステロイドホルモンは、もっぱらこの胎児層でDHEASのみが生合成される。出産後、胎児層は完全に退縮し、永久層の細胞が増殖し、生後6カ月では永久層は球状帯と束状帯のみからなり網状帯を欠いている。そのためアルドステロンとコルチゾールのみを生合成しDHEASの生合成は全く見られない。生後2～3歳で網状帯の出現部位に小島状に網状帯の細胞が出現し、6歳で網状帯が形成され18歳まで増大する。これに比例して血中DHEASが増加し、20歳台でピークに達する。60歳台で網状帯は退縮し始めDHEASは著減する。

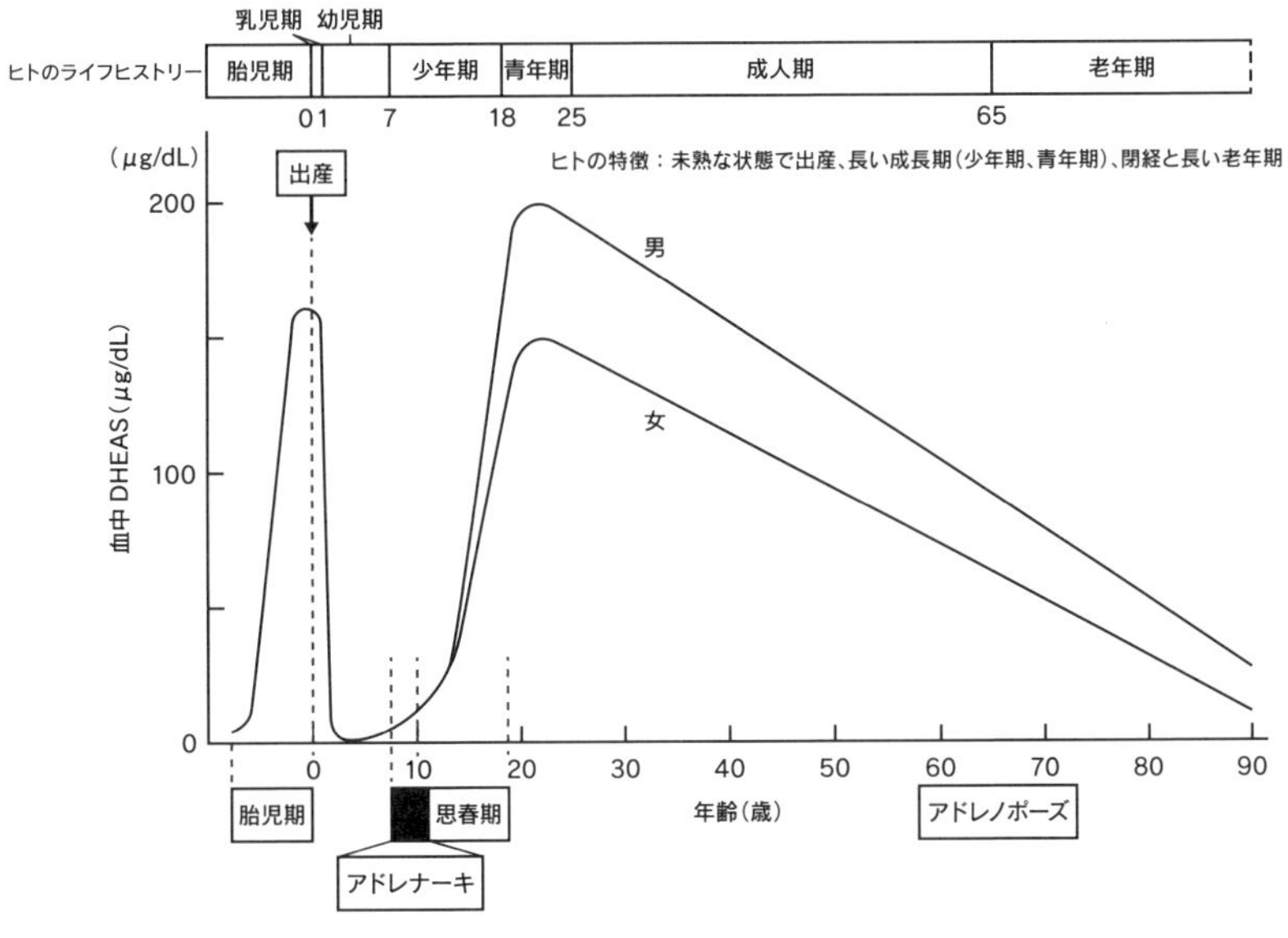

図50. ヒトのライフヒストリーと胎児期と出産後の血中DHEAS

4　ヒトのライフヒストリーを通して重要なＤＨＥＡＳ

生物は固有のライフヒストリー（生活史）を持っている。ヒトのライフヒストリーは受精に始まり、胎児期を経て生まれ、未熟な状態で出産し、長い成長期（少年期と青年期）と成人期を経て、女性では閉経を経て、長い老年期と超高齢期を示す（図50）。

井村裕夫先生はこのライフヒストリーからライフコース・ヘルスケアーの重要性を提唱されている。血中DHEASはヒトのライフヒストリーで独特な特徴ある変動を示す（図50）。DHEASがヒトのライフヒストリー全体を通して、如何に重要であるかについて最新の知見を解説する。

(1)　胎児期

胎児副腎は、若年成人副腎とほぼ同じレベルの大量のDHEASのみを生合成・分泌する。

進化のところで紹介したように、ヤツメウナギに始まるP450sccとP450c17により最初に生合成されるのが△5経路のDHEAである。霊長類において大量に生合成され、ヒト胎児において最初に生合成される事は、進化を通してDHEASは極めて基本的で重要なステロイドホルモンである事を示している。

胎児のDHEASは、妊娠時、胎盤においてE2を生合成する前駆体として重要である事は既に良く知られた事実である（図7）。しかしそれ以外は全く謎であった。

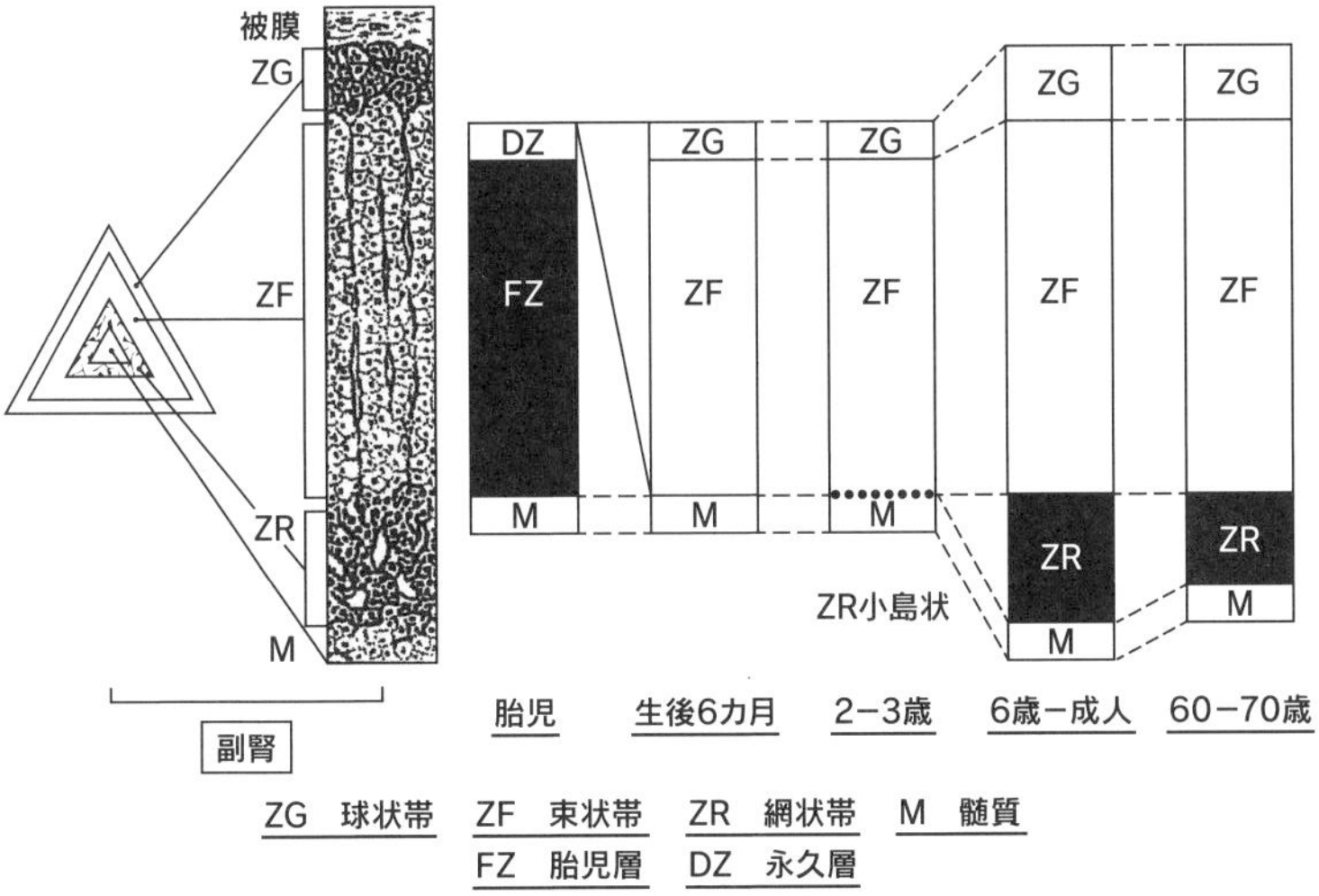

図 51. DHEAS を産生する胎児副腎と副腎網状帯の一生

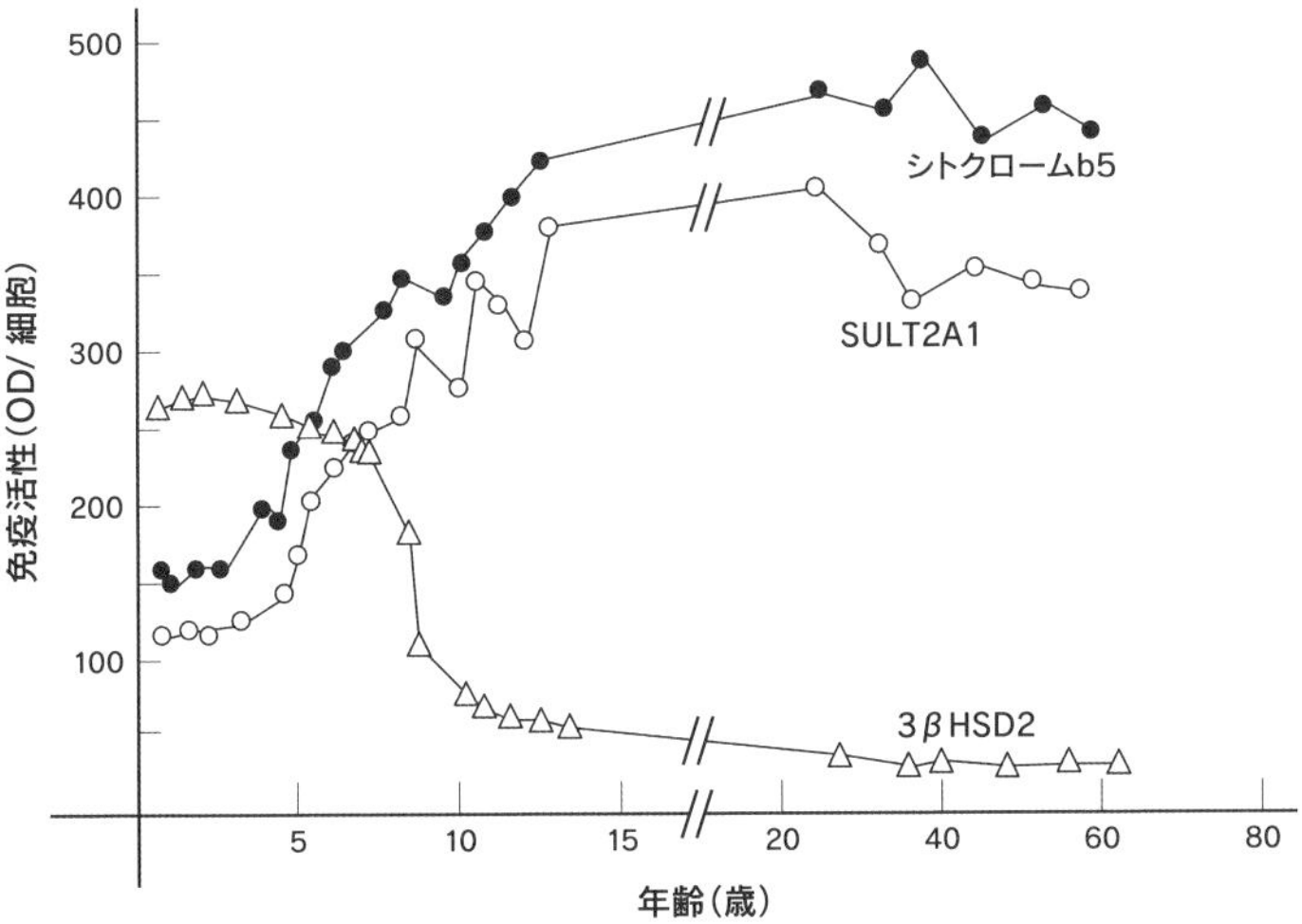

図 52. アドレナーキの DHEAS 産生の増加の機序（Rainey 改変）

胎児のDHEASの意義について考えて見たい。

最近ラットと、ヒトの胎児神経ニューロンの培養系で、無酸素などの刺激に、DHEAは胎児神経ニューロンの生存を著明に延長させる神経保護作用と、神経ニューロンの増殖と形成作用が証明されている。マウス胎児神経ニューロンにおいてDHEA生合成酵素P450c17と、NGF（神経成長因子）受容体が、免疫染色で共存する事が明らかにされ、その関係が注目されていた。

驚く事にDHEAは膜1回貫通型のNGF受容体に7.4nMの高親和性で結合し、AktとERK 1/2のシグナルを介して、神経ニューロンの生存を延長させる抗アポトーシス作用により神経ニューロンを保護するDHEAの作用メカニズムが明かにされた。

更に興味ある事は、このNGF受容体（TrkA）はTrk（チロシンキナーゼ）受容体の1つであり、脊椎動物の祖先から存在して進化し、DHEAは全てのTrk受容体に結合する驚くべき事実が明かにされている。進化発生学的に脊椎動物の祖先に発生して進化したNGFのTrk受容体にDHEAは高親和性で結合し、抗アポトーシス作用による神経保護作用を起こしていると考えられる。胎児の脳には1000億個の多くの神経細胞と、グリア細胞が存在する。DHEAはこれら神経細胞の保護に重要である。

最近脳の発達と認知機能における、脳の生涯を通してのストレスの影響が注目されている。母体が栄養障害、不安、うつ状態の過度のストレスにさらされ、ストレスが長く続くと、第3章で紹介したように視床下部のCRHの分泌が増加し、転写因子TINUR（NURRI）が下垂体で発現し、コルチゾールのネガティブフィードバックを阻害し、コルチゾール高値が長く続く事になる。母体のコルチゾール分泌が亢進し、胎児が過剰のコルチゾールにさらされるか、または妊娠中にグルココルチコイドの投与を受けると、脳の海馬、扁桃体、前頭葉に影響し、将来不安神経症、うつ病などの病気の発症に関係することが示唆されている。DHEASはストレスによるコルチゾール増加に対して、抗コルチゾール作用により脳神経ニューロンを保護していると考えられる。

(2) アドレナーキ

男女ともに10歳前後に始まる二次性徴の思春期の陰に隠れ、思春期が始まる前の6歳～10歳のアドレナーキについては、ほとんど関心が持たれていなかった。しかし最近アドレナーキにおけるDHEASの増加するメカニズムの詳細が解明され、アドレナーキの意義について優れた解析がなされている。

① アドレナーキの引き金は何か

副腎においてアルドステロンを分泌する球状帯と、コルチゾールを分泌する束状帯は、生後すぐに存在するが、DHEASを分泌する網状帯は存在せず、2～3歳頃に小島状に出現し、6歳頃初めて網状帯が形成され13歳頃まで増大し、それに平行して血中DHEASは増加する。即ち網状帯は、胎児副腎の胎児層が、再度成人副腎に出現する極めて特異な層である（図51）。

１９９０年代に下垂体から分泌されるACTHがアドレナーキの引き金であると考えられた。しかしアドレナーキでは血中DHEASは増加するが、血中ACTHとコルチゾールは一定である。更にACTHとコルチゾールの間にはネガティブフイードバック調節が存在するが、ACTHとDHEASには存在しない。そこでACTHの前駆体のプロオピオメラノコルチン（POMC）からプロセシングした78～96の18アミノ酸からなるペプチド、βリポトロピン（LPH）と、βエンドルインが、候補として考えられたが全て否定された。

私達はCRHが血中ACTH、コルチゾールとDHEAを、若年者と高齢者ともに増加させる事を報告した（大橋昌夫）。これはACTHがコルチゾールとDHEAの分泌を刺激する事を示している。

ウエーバーらは、家族性グルココルチコイド欠損症の11人の患者（6・5歳～21・6歳）を解析し、6人にACTH受容体遺伝子の変異を証明した。8人おいて血中DHEASは感度以下で、残りは測定出来るが正常人に比べ極めて低値であった。

家族性グルココルチコイド欠損症で死亡した患者の剖検により、副腎の束状態と網状帯が著明に萎縮しているが、球状帯と髄質には萎縮は認められず、ACTHは束状帯と網状帯の両方の増殖と発達に重要である事が証明されている。この結果は、正常の小児におけるアドレナーキのDHEASの分泌調節にACTHが重要である事を示している。

１９８０年アンダーソンは、副腎のコルチゾールがアドレナーキの引き金であると言う仮設を立てた。小児が成人に成長する時に、副腎の成長速度は体の成長速度の約3分の1である。

血中コルチゾールの濃度は生涯一定であるために、小児が成長する時に副腎コルチゾールの1日の生合成速度は、大人の5倍以上に増加する。そこで小児の副腎内コルチゾールは高くなる。この副腎内コルチゾールの増加が、未知のメカニズムによりDHEASの分泌を増加させると考えた。

2011年トパーらは、小児の副腎内コルチゾール濃度はピーク時116±36μMの高値である事を証明した。彼らは培養副腎細胞において、コルチゾールは3βHSD2の活性を直接抑制して、コルチゾール50μM以上の容量依存性にDHEAの分泌を著明に増加する興味ある事実を明かにした。この作用は11-デオキシコルチゾールとコルチゾンに見られ、プレドニゾロンとデキサメサゾンには見られず、P45017αと3βHSD2のmRNAのレベルには全く作用しない事を明らかにした。この結果からアドレナーキにおいて副腎内コルチゾールが増加し、3βHSD2の活性を直接に阻害し、血中コルチゾールは低下し、視床下部ー下垂体ー副腎系のアップレギュレーションを介して、ACTH分泌を促進して網状帯の成長を増大させ、17,20リアーゼ活性を増加させDHEASの増加を導く事が示唆される。今後アドレナーキの小児における、ACTHとコルチゾールの分泌の詳細な検討が必要である。

② 網状帯におけるDHEAS生合成メカニズム

最近アドレナーキにおける網状帯でのDHEAとDHEASの生合成メカニズムの詳細が解明された（図52）。胎児副腎の胎児層と同様に、網状帯が形成される6歳頃から△5経路のP450sccとP450c17の発現に加え、P450c17のコファクター蛋白であるシトクローム b5が発現し、網状帯の増大とともにシトクローム b5 の発現が亢進し 17, 20 リアーゼ活性が高くなり、17OH プレグネノロンから DHEA の生合成が亢進する。更に網状帯の増大とともに SULT2A1 の発現が亢進し、DHEA と DHEAS の生合成が亢進する。

網状帯の最大の特徴は▷5 経路から▷4 経路へのステロイドホルモン生合成の鍵を握る 3βHSD2A の発現が著明に低下する事である。それにより▷5 経路が活性化され DHEA と DHEAS の生合成が促進する（図52）。この 3βHSD2A の発現低下のメカニズムは現在のところ明らかでない。

③ アドレナーキにおける DHEAS の生理学的意義

自然人類学者のキャンプベルはアドレナーキの重要性について〝Adrenarche and the evolution of human life history〟の優れたレビューを発表している（参考文献：第9章(イ)脳の発達1）。是非一読して頂きたい。

アドレナーキはヒトのライフヒストリーの進化において、脳の発達と、寿命の延長と、性的二形（sexual dimorphism：雌雄の区別のある生物において大きさ、形、色が違う事）の減弱に重要な時期であると提唱している。

(イ) 脳の発達

チンパンジーからヒトへと進化した脳の容積を比較してみる。図47に示すように約６００万年前に進化したチンパンジーの脳の容積は約390mLである。その後アフリカで最初に発見された400万年から200万年前に進化したヒト科の絶滅した化石人類のアウストラロピクスは身長120cm～140cmで、手が比較的短く、足が長く、骨盤が狭く、骨格からするとヒトに近く、直立二足で歩行していたと考えられ、その脳の容積は約400mLでありチンパンジーと変わらない。一方ホモサピエンス（ヒト）の脳の容積は、約1400mLであり、チンパンジーとアウストラロピクスの約3・6倍である。この事実は脳の発達がヒトへの進化への大きな鍵を握っている。最近ヒトのライフヒストリーの進化が解明されつつある。

チンパンジーに比較してヒトは特徴的な発達と成長パターンを示す。ヒトの新生児は非常に大きな脳（400mL）を持ち、これはチンパンジーの成体の脳に近い。出生後もヒトの脳は非常に早く成長し、小児段階（6歳）で成人サイズ（平均1350mL）の90%に到達する。その後長い成長期（少年期と青年期）を経て成塾して行く。

最近ツオリコファーらは、ヒトに最も近いネアンデルタール人の化石から、新生児、幼児の頭蓋骨と成人女性の骨盤の復元を行い、ヒトの特有なライフヒストリーが、既にネアンデルタール人に見られ、出生時の脳の大きさは、現代人とほぼ同じ400mLである事を明らかにした。

ボーリューらは齧歯類（マウス、ラット）の脳の神経細胞、グリア細胞にシトクロームP450c17が存在し、脳においてDHEAS、プレグネノロンSが生合成され、DHEAに学習力と記憶力の増強効果を認め、ボーリューらはこれをニューロステロイド（neurosteroid）と命名した。

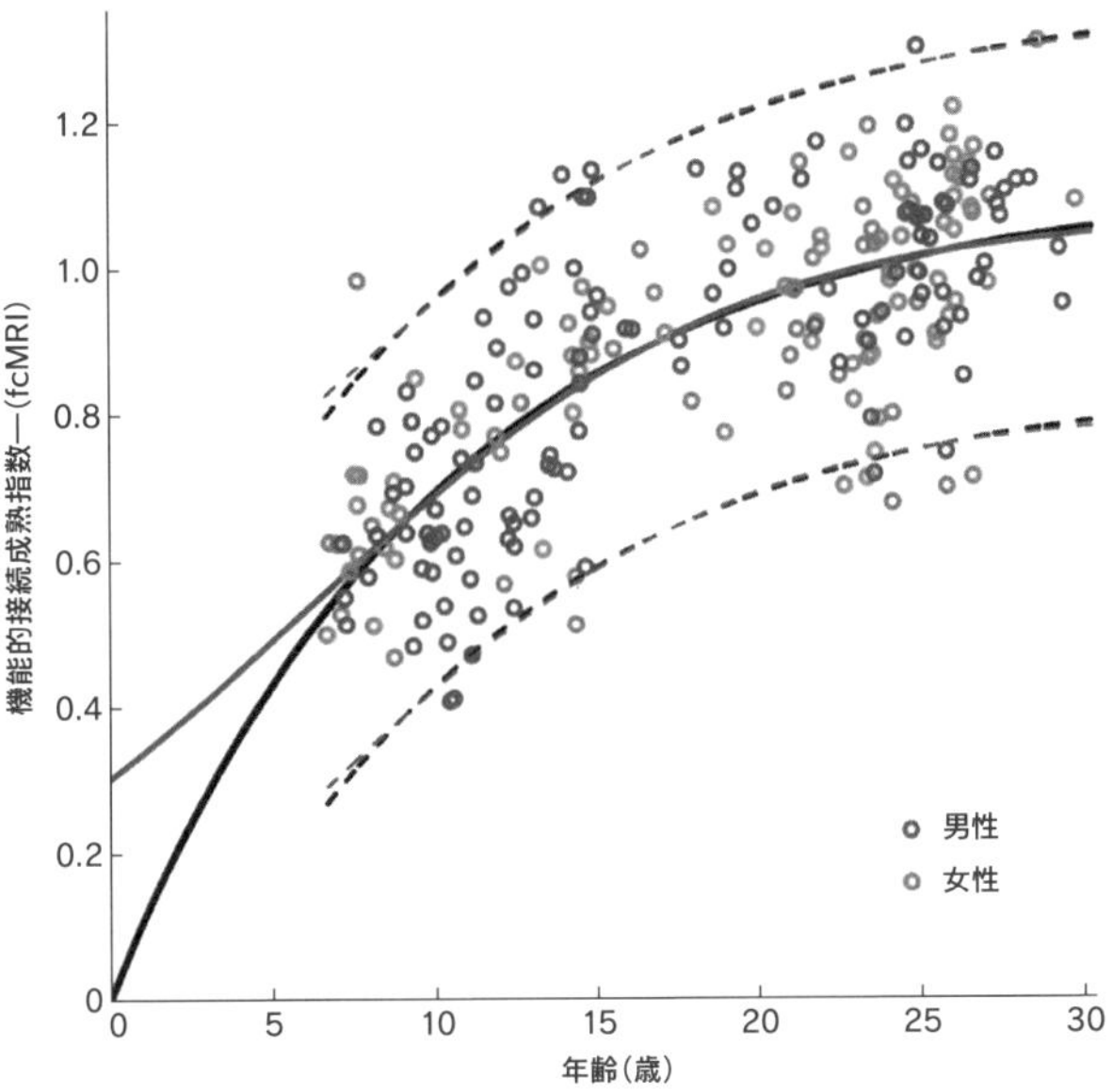

図 53. 人の脳の機能的成熟（Dosenbach）

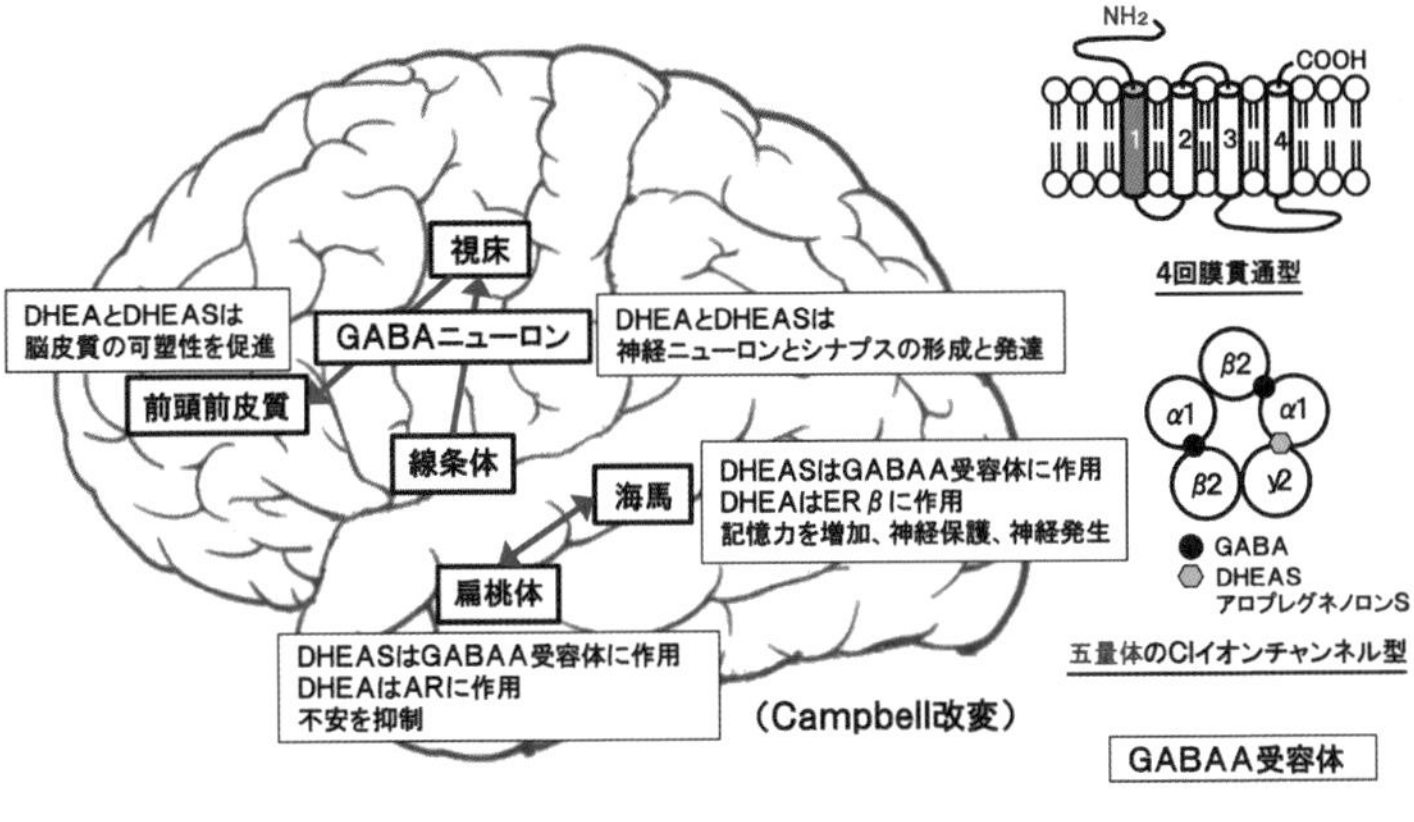

図 54. DHEAS の脳における作用機序と GABAA 受容体（Campbell 改変）

GABAA受容体を活性化する。扁桃体ではDHEASはGABAA受容体に、DHEAは直接またはTに変換してARに、それぞれ結合して作用を発現して不安を抑制する。海馬ではDHEASはGABAA受容体に、DHEAは直接またはE2に変換してERに、それぞれ結合して作用を発現して、学習力と記憶力を増加させる。小児期の7歳～11歳においてDHEAとDHEASは扁桃体を活性化し、恐れと不安を抑制し、更に海馬を活性化して記憶力と認知機能を増加させ、社会性を獲得させせる。6歳～25歳までDHEAとDHEASは線条体―視床下部―前頭前皮質のGABA神経ニューロンとシナプスの連携を増加させ、脳皮質の可塑性を促進し脳を成熟させ、成人に必要な学習力と熟練力を獲得させ、社会的環境に適応させて行く。

(ロ) 成長と栄養

ヒトにおける体の大きさの増加が、寿命の延長と性成熟に大切である。そのために性的二形が弱くなり、女性の大きさが男性と変わらない程度に大きくなり、生殖のためのエネルギーを蓄えた。

大きなヒトの脳にエネルギーを与えるため、他の霊長類の体の大きさに比べ筋肉が少なく脂肪が増加するトレードオフを起こした（トレードオフ trade-off. 一方を追及すれば他方を犠牲にせざるを得ない状態)。

オングらは英国の大規模の正常出生児のコホート研究において、770人の男女の小児の出生体重と出生後の体重増加と、年齢8歳時の血中DHEASを検討し、体重増加が正常範囲において血中DHEASは男女とも出生時体重と逆相関を示し、低出生体重では8歳時において血中DHEASは最も高値を示した。即ちDHEASの増加が早期の体重増加を起こす事を明らかにした。

思春期前と思春期の男女の前向き研究において、血清DHEASの増加とBMIが正の相関をする事が示されている。DHEASと脂質代謝については第9章で詳しく述べるので参照して頂きたい。私達の研究成果を含め血中DHEAは、血中インスリンと逆相関を示し、インスリン感受性を亢進し、DHEAは糖の取り込みを促進する。DHEAとDHEASはアドレナーキの成長と体重増加に重要な役割を持っている。

(ハ)　早発アドレナーキ（premature adrenarche：PA）

第二次世界大戦のオランダにおける食料難の時期に、母体内で低栄養に曝された胎児は低体重で出生し、成人になり肥満や糖尿病が高頻度に発症する事が報告され、バーカーは出生時の低体重と心血管死の関連を提唱した。この現象はdevelopmental origin of health and disease（DOHaD）と呼ばれている。

近年我が国では女性の〝やせ〟と低出生体重児が増加し、将来の生活習慣病との関係が危惧されている。その原因の一つとしてアドレナーキのDHEASの過剰分泌が注目されている。

DHEASはアドレナーキにおける小児の成長と体重増加に重要である事が明らかにされたが、

正常体重以下の低出生体重児において、過剰なDHEASの分泌亢進を起こし、女児8歳、男児9歳未満で、血中DHEASが40μg/dL—222μg/dL以上と異常高値を示し、恥毛、腋毛が出現する事を早発アドレナーキと呼ぶ。女児が男児より現れやすい。

早発アドレナーキを経て、男児で早期の陰茎の発達と、女児の早期の乳房発達を呈する事を思春期早発症（precorcious puberty：PP）と呼ぶ。

イバネツらは思春期早発症の病歴のある女性において、高アンドロゲン血症（DHEASとアンドロステネジオン高値）、肥満、インスリン抵抗性と、多のう胞性卵巣症候群（PCO）が高率に発症する事を明らかにした。早発アドレナーキの発症と、思春期早発症の女子のPCOの発症は、将来のメタボリックシンドロームと心血管病の発症の危険性を示唆する。

最近この仮説を支持する新しい遺伝子変異による2つの疾患が明らかにされた。

(a)　H6PDH欠損症

H6PDH欠損症は見かけ上、11βHSD1欠損症の病態を示す。

生体内で11βHSD1は細胞内の小胞体でコルチゾンをコルチゾールに転換する（図6）。このの11βHSD1活性の維持にはNADPHが必要であり、H6PDHがこのNADPHを供給する事が明らかにされている（図55・A）。

8例の報告されたH6PDH欠損症の内4例の遺伝子解析がなされた。驚く事に11βHSD1

遺伝子には全く異常を認めず、NADPHを供給するH6PDHの遺伝子にホモと複合ヘテロの変異が全例に認められた。H6PDHの活性の消失により11βHSD1の活性が低下する事が明らかにされた。コルチゾールのクリアランスが増加し、視床下部ー下垂体へのネガティブ・フィードバック抑制が減弱しACTH分泌が増加し副腎からのDHEASの分泌が亢進する。尿中コルチゾール代謝物が減少し、コルチゾン代謝物が増加している。4例の内3人の成人女性にPCOを発症し、6歳の少年に早発アドレナーキが発症している。全ての症例で高アンドロゲン血症（著明な血中DHEAS、アンドロステネジオン、T高値）を示している。

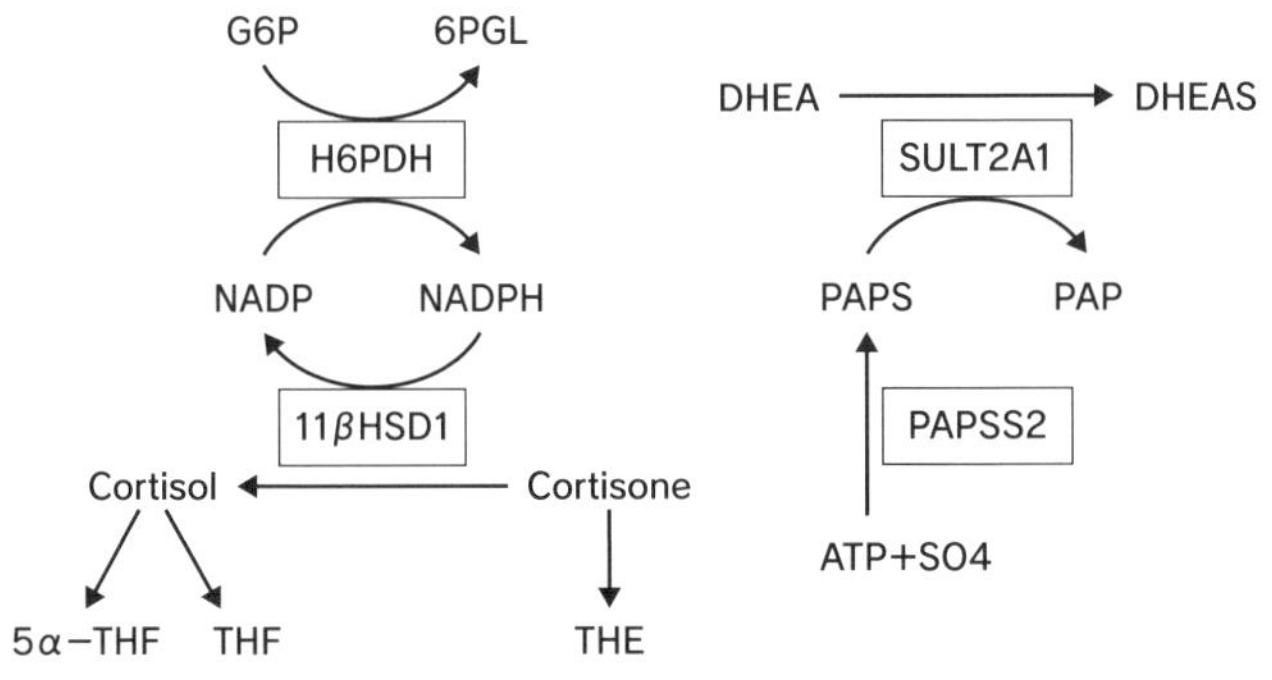

A. 11βHSD1におけるH6PDH　　B. SULT2A1におけるPAPSS2

図55. 11βHSD1とSULT2A1の活性を調節する因子

(b)　PAPSS2欠損症

最近6歳で恥毛が出現した早発アドレナーキの女児が11歳でニキビと多毛、13歳で二次性無月経となり、血中アンドロステネジオンとTの高値と肥満をきたし、PCOを発症した症例が報告された。驚く事に血中DHEASは感度以下でDHEAは正常であった。

DHEASは副腎網状帯においてDHEAからSULT2A1により生合成される（図6）。サルフェートはPAPSS2により供給される（図55・B）。本症例においてSULT2A1の遺伝子変異は全く認めず、PAPSS2に複合ヘテロの遺伝子変異が証明された。母親は1アレルの変異で肥満、月経不順と多毛を呈している。即ちPAPSS2の遺伝子変異によりSLUT2A1の活性が低下し、サルフェートを供給する事が出来ず、DHEAからDHEASの生合成が低下し、DHEAからアンドロステネジオンとTの生合成が増加し、早発アドレナーキからPCOを発症したと考えられる。早発アドレナーキの小児の5％～10％で血中DHEASが測定感度以下を示す事が報告されている。これらの症例はPAPSS2欠損症の可能性が示唆される。早発アドレナーキからPCOとメタボリックシンドロームを発症する2つの疾患が明らかにされた。

今後早発アドレナーキ発症の新しい原因遺伝子が同定され、成人後のPCCOとメタボリックシンドロームのリスク因子が解明される事が期待される。

(3) アドレノポーズ

血中DHEASは、男女ともに20歳台をピークとして以後老化とともに直線的に著減する（図50）。老化とともに血中DHEASが減少するメカニズムが明らかにされている。

図51に示すように老化に伴い副腎網状帯のみが特異的に退縮（萎縮）し、若年成人の68％までになる。この原因として副腎網状帯には特異的にMHC11抗原が発現し、高齢者副腎に限局的に多くの

CD3＋, CD4＋のT細胞が浸潤し、MHC11抗原と反応して網状帯細胞のアポトーシスを起こす。これはアクチビンの高発現により促進される。更にテロメアの短縮により網状帯細胞の再生能が欠如する。DHEA産生に必須のシトクローム b5も老化とともに30％まで活性が低下する。これらのメカニズムによりDHEASの産生が老化とともに著減する。

人生80年の時代に入り、老化とともに血中DHEASが著減する事は、DHEASの欠乏が老化とともに増加する疾患の発症と進行に関係しているのではないかと多くの研究が行われた。DHEASは体組成、インスリン感受性、血管機能、免疫機能、骨代謝、脳機能に重要である事が私達の研究を始め我が国から多くの優れた成果が発表された。しかしその多くはDHEASの少ないゲッ歯類の動物を対象としたものでありヒトのエビデンスが少なかった。

最近急速にDHEAとDHEASの作用機構の詳細が解明され、多くの臨床疫学研究のエビデンスが発表された。DHEAはヒトへの応用が強く期待される。その最新のトピックスを紹介する。

① アルツハイマー型認知症

1906年ドイツの精神科医のアロイス・アルツハイマーが、アルツハイマー病を最初に報告して以来、現在高齢者の増加に伴いその患者数は著増している。

厚労省の発表では、認知症患者は現在462万人で軽症認知症（MCI）患者は400万人と推定されている。2025年には認知症患者は700万を超え、65歳以上の高齢者の5人に1人が認知

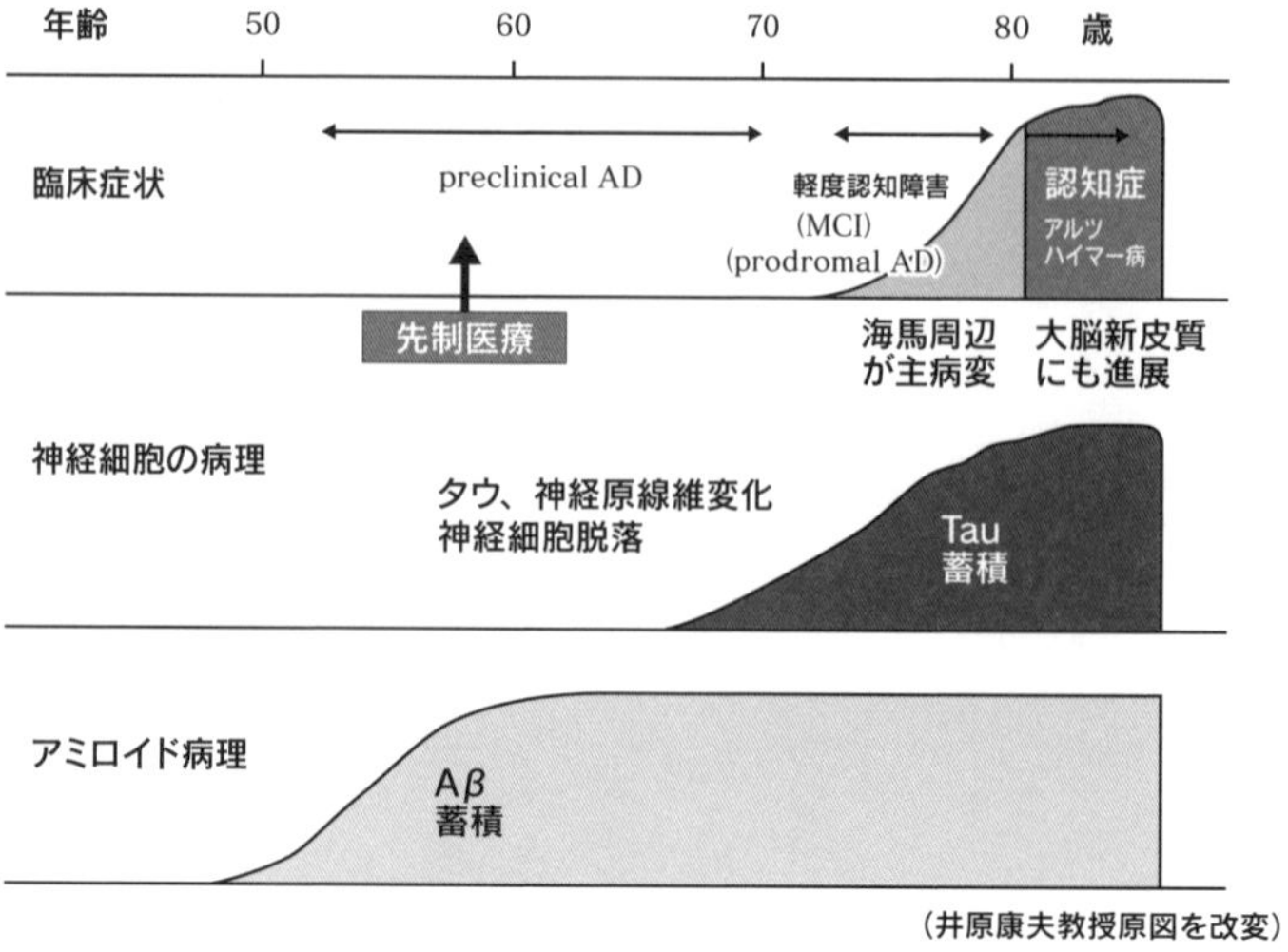

図 56. アルツハイマー型認知症の発症までの経時的経過

症になると計算されている。久山町の疫学的研究では糖尿病患者ではアルツハイマー型認知症のリスクが2倍に上昇する結果が出ている。アルツハイマー型認知症は認知症の中で最も多く50%を占める。その他に脳血管性認知症（40%）、レビー小体型認知症（10%）などがある。

認知症の症状として認知障害（記憶障害、見当識障害）が徐々に進行し、それに加え周辺症状として被害妄想（もの盗られ）、幻覚（幻視・幻聴）、暴言、暴力、昼夜逆転、夜間徘徊、不潔行為などの症状が見られ、介護上極めて困難を伴い大きな社会問題を提起している。

図56に示すように、アルツハイマー型認知症の発症を継時的に見ると、50歳前後から大脳皮質の神経細胞周囲にアミロイドβ（Aβ）が沈着し始め、60歳後半に大脳皮質の神経細胞にタウ（Tau）蛋白（神経原線維）の凝集が始まり、神経細胞死

が起こり、脳は萎縮し認知機能は低下し、70歳〜80歳にアルツハイマー病が発症する。

これからわかるようにAβが脳に沈着し始め、アルツハイマー病が発症するまで、症状がない20年〜30年のラグタイムが存在する事になる（preclinical AD：PAD）。アルツハイマー型認知症の発症を遅らせるためには、症状が出現していないPADに介入して、脳におけるAβの沈着を抑制する事が極めて重要となる。これが後述する井村裕夫先生が提唱される先制医療の一つである。

(イ) ヒトの脳におけるＤＨＥＡの生合成とアミロイドβ産生抑制

１９８１年ボーリューらはオスラット脳において、DHEA, DHEAS, プレグネノロン（PREG), PREGSが血中レベルに比較して大量に存在し、副腎と精巣を同時に摘出しても脳内のこれらのステロイドホルモンは減少しない事を発見し、脳内でステロイドホルモンが生合成される事を提唱し、ニューロステロイドと命名した。現在ラット脳においてニューロステロイドが生合成される事は証明されている。ラット、マウスにDHEAを投与し、学習と記憶力の増強作用と、抗不安作用が証明されている。アルツハイマー型認知症が急増する中で、にわかにヒトの脳におけるDHEASの生合成と作用メカニズムが注目され始めている。

(a) ヒトの脳はＤＨＥＡを生合成する

最近ボーリューらはアルツハイマー型認知症と、年齢を一致させた認知症のない患者の死後凍結保存された脳において、HPLC と GCMS を組み合わせて DHEA と DHEAS を抽出測定し、海馬、前頭葉、線条帯、視床下部に、DHEA と DHEAS が高濃度存在する事を証明した。

しかしヒトの脳において DHEA 生合成に必須のシトクローム P450c17 の同定はされておらず、ヒト脳における DHEA の生合成は謎に包まれていた。

ブラウンらはヒトのオリゴデンドロサイト、アストロサイト、神経細胞（ニューロン）の培養系において、^{3}H メバロチン酸を添加し、生合成されるステロイドホルモンを GCMS で同定した。オリゴデンドロサイトはデノボに、コレステロール、プレグネノロン、DHEA を生合成する事を証明した。アストロサイトと神経細胞は、プレグネノロンを生合成出来ず、オリゴデンドロサイトが生合成したプレグネノロンを利用して DHEA を生合成する事を明らかにした。ヒト脳神経細胞はそれぞれ細胞特異的に DHEA を生合成する事が明らかにされた（図57）。いずれの細胞にもシトクローム P450c17 が存在するが、非常に微量である。

最近ネイラーらはアルツハイマー病センターのアルツハイマー病患者と、認知機能正常の患者の、死後凍結した側頭葉と脳脊髄液の DHEA を HPLC と GCMS で正確に測定した。

脳脊髄液 DHEA と側頭葉の DHEA は、有意の正の相関を示し、アルツハイマー病の進行（Braak and Braak stage）とともに脳脊髄液の DHEA は増加し、脳脊髄液の DHEA はアルツハイマー病患者では対照群に比較し、有意に高値を示す事を明らかにした（図58）。

何故アルツハイマー病患者の脳において DHEA は高値を示すのであろうか?

(b)　酸化ストレスは新しい経路でＤＨＥＡを生合成する

脳においてシトクローム P450c17 の発現は極めて微量であるにもかかわらず、アルツハイマー病患者の脳において DHEA は高濃度に生合成される。ブラウンらは Aβ が酸化ストレスとなり、活性酸素（ROS）を産生し、シトクローム P450c17 を介さないステロイドホルモンの過酸化水素中間体が、DHEA 生合成を起こす新しい経路を提唱している（図57）。

実際 Aβ はオリゴデンドロサイトとアストロサイトにおいて ROS を産生し、DHEA を生合成する事が証明されている。

アルツハイマー病の病因となる Aβ は、酸化ストレスとなり ROS を産生し、神経細胞毒性となり神経アポトーシスを起こすが、産生された ROS は DHEA を産生し、DHEA は Aβ の毒性に対して神経を保護する自己防御作用を起こす、極めて興味ある結果が明らかにされている。

私達はアルツハイマー病患者において、血中 DHEAS が対照群に比べ有意に低い事を報告したが、アルドレッドらも72人のアルツハイマー病患者において血中 DHEA は対照群に比べ有意に低い事を明らかにした。

何故血中 DHEAS は、アルツハイマー病患者で低値を示すのであろうか？　ブラウンらはアルツハイマー病患者の脳において DHEA が高値を示すのは、Aβ の酸化ストレスによる脳における DHEA 産生の増加に加え、血中 DHEA, DHEAS が脳に動員され Aβ の神経毒性に対する脳の防御作用に貢献していると考察している。

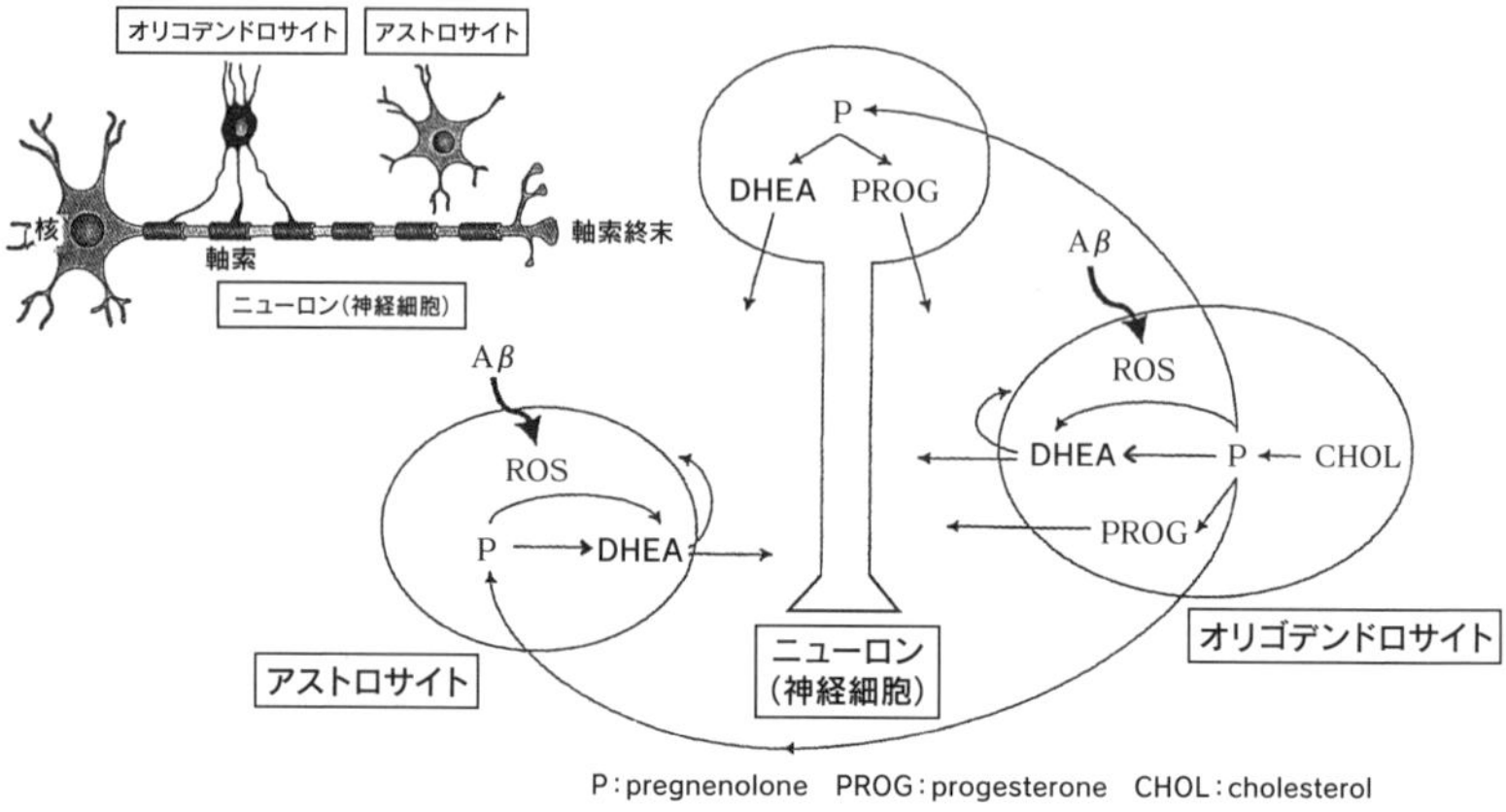

図 57. ヒト脳神経細胞における DHEA の生合成 (Brown 改変)

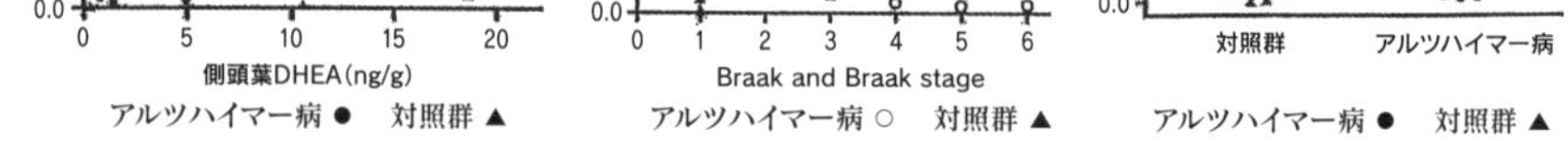

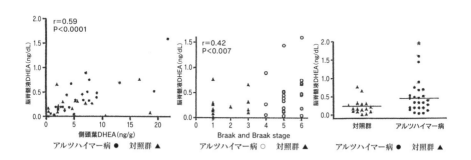

図 58. アルツハイマー病と対照群における脳脊髄液 DHEA と
側頭葉 DHEA (Naylor 改変)

いずれにしてもヒトの脳におけるDHEAの生合成メカニズムが明らかにされ、DHEAはアルツハイマー病におけるAβの脳にたいする神経毒性からの神経を守る神経保護に極めて重要である事が明らかにされている。

(c) DHEAはAβの産生を抑制する

アルツハイマー病の病因の中心的役割を演じているAβの脳における蓄積を抑制する事が重要な戦略となる。

図59に示すように、Aβは膜を1回貫通するアミロイドβ前駆蛋白質（APP）に由来し、2つの蛋白分解酵素（BACEとγセレクターゼ）により生成される。BACEは神経細胞、軸索に広く分布している。

タマンゴーらは神経細胞（ニューロン）の培養系においてDHEAは濃度依存性に酸化ストレスによるROSの発生を著明に抑制し、更に細胞のアポトーシスを抑制する事を証明した。ROSはBACEの蛋白、mRNA活性を著明に増加させる事と、DHEAはBACEの発現をほぼ完全に抑制する事を証明した。

この事はDHEAがAβ産生の律速酵素としてのBACEの発現を抑制し、酸化ストレス(ROS)によるBACEの活性増加によるAPPからAβ産生を抑制し、その結果DHEAはAβの脳内の蓄積を低下させ神経変性を予防する事を示唆している。

老化に伴うDHEAの低下、糖尿病、低酸素などによる酸化ストレスがROSの発生を促進し、PKCβ、カスペースの活性化などによりAβの産生を増加し、Aβそのものも酸化ストレスとしてAβの産生を増加させアルツハイマー型認知症が発症する。

図56に示したようにAβの蓄積は40歳後半から50歳前半に始まり20年間のラグタイムの間に脳に蓄積し神経変性を起こす。

図50に示したように40歳後半から50歳前半の血中DHEASは若年者のピークの50%のレベルに低下している。この時期にDHEAを補充し若年者の血中DHEASのレベルを維持し、BACEの発現を抑制しAβの蓄積を抑制して、アルツハイマー型認知症の発症を予防する事がDHEAの期待される治療法である。先制医療へ貢献できる可能性を強く支持する。

(ロ) DHEAとDHEASの脳における作用メカニズム

DHEAとDHEASの脳における作用は図60に示すように、(a)神経興奮を調節し、学習と記憶力を増強し、不安を抑制し、気分を爽快にさせ、神経の成長と発達を促進し、神経アポトーシスを抑制する事と、(b)抗酸化作用、抗炎症作用と、抗グルココルチコイド作用による神経防御作用の2つが挙げられる(図60)。

(a)の神経興奮調節と神経成長発達については、DHEASはGABAA受容体に特異的に結合しアロステリック・アンタゴニストとして作用するメカニズムは、アドレナーキの脳の発達の章で詳細に述べているので参照して頂きたい。更にDHEAはシグマ1受容体と引き続きNMDA受容体と結合しアゴニストとして活性化して、長期の学習と記憶力を増強する。GABAA受容体のアロステリック・アンタゴニスト作用と、シグマ1受容体と、NMDA受容体のアゴニスト作用により、神経興奮性を直接調節している。

次に(b)の抗酸化、抗炎症、抗グルココルチコイド作用については、DHEAは炎症性サイトカインの産生を抑制し、Aβの酸化ストレスによるROSの産生を阻害し、NFκBの細胞内移行を阻害し抗炎症作用を起こす。

DHEAはIGF-1の産生を促進するが、老化に伴うDHEASの低下により、脳内の高濃度に存在するIGF-1が減少し、神経成長を抑制し、認知機能を低下させる。IGF-1による11βHSD1の発現の抑制が低下し、11βHSD1の活性が亢進し、細胞内でコルチゾンから変換したコルチゾールが増加し、神経細胞アポトーシスを誘導する（図60）。ヒト脳内の特に海馬に高発現しているシトクロームP4507B1はDHEAを7αOH・DHEAに変換し、次いで11βHSD1により7βOH・DHEA、更に7βOH・EpiAに変換する。この7βOH・DHEAと7βOH・EpiAの抗グルココルチコイド作用が明らかにされ、核内受容体を介して作用する事が示唆されている（図60）。

DHEAは細胞内の微小管を連結する蛋白（MAP2）のNドメインに結合し、細胞骨格チュブリンのポリマー化を起こし脳の可塑性を保持している（図60）。興味ある事はアルツハイマー病のTau（神経原線維）蛋白はMAP2のN端が欠損しており、DHEAが結合できずTau蛋白が凝集して神経変性を起こすと考えられている（図60）。

TSPO（translocator protein）は18KDa蛋白で、主にミトコンドリア外膜に存在する。膜5回貫通型のヘリックス構造を持ちVDACと複合体を形成している（図60）。最初エンドゼピン、ジアゼパムと結合する末梢型ベンゾジアゼピン受容体として報告された。しかしその後の研究で全身に広く存在し、特にステロイドホルモンを生合成する副腎、性腺と脳に大量に発現している事がわかりTSPOと命名された。シャペロンとして重要である。

副腎、性腺のミトコンドリアにおいてTSPOはACTH, LHにより誘導されるStARと共同してコレステロールをミトコンドリア内膜に転送し、シトクローム P450sccによりプレグネノロンを生合成する。

一方脳においてはStARは誘導されず、TSPOはDHEAを含むニューロステロイド生合成の律速ステップである。TSPOはオリゴデンドロサイト、アストロサイト、神経細胞（ニューロン）に発現しており、内因性リガンドのコレステロールと合成リガンドはTSPOに高親和性で結合し、ミトコンドリア外膜から内膜へコレステロールを転送し、シトクローム P450sccによりプレグネノロンを生合成しDHEAを産生する。

将来TSPOの合成リガンドは脳内のDHEAの産生を促進し、同時にGABAA受容体に作用する薬剤の開発に希望を持たせるものである。

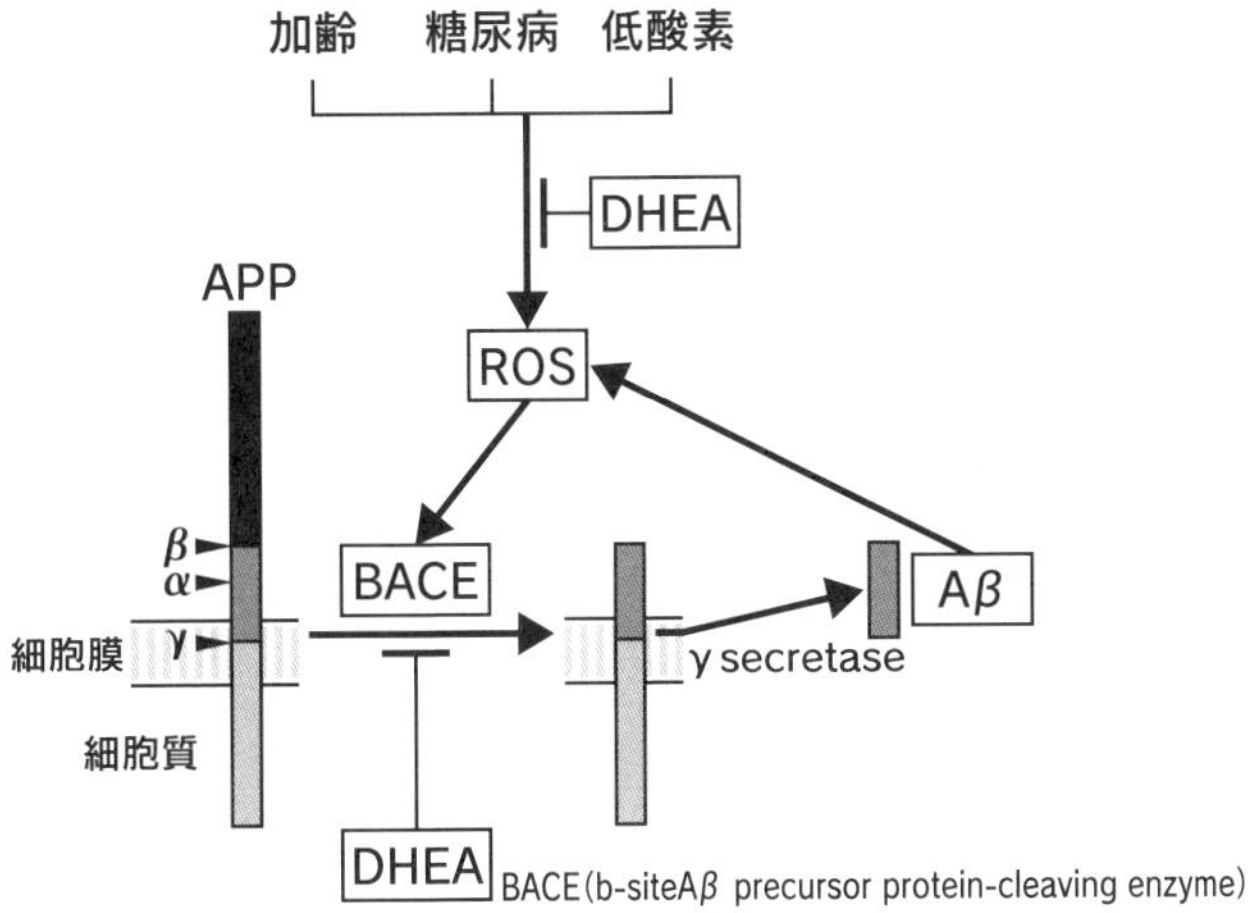

図 59. アミロイドβ（Aβ）の産生メカニズムと DHEA の作用

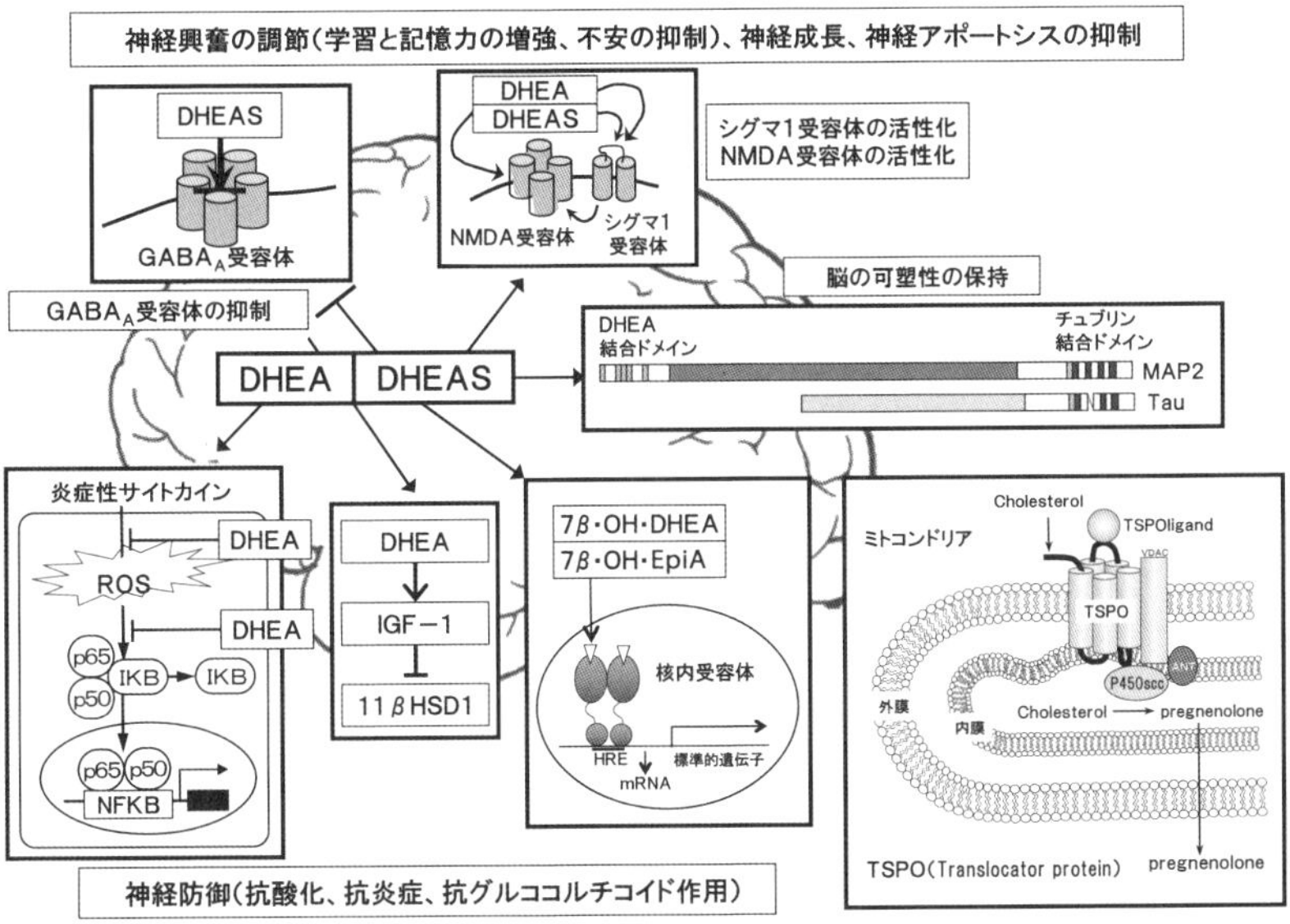

図 60. DHEA と DHEAS の脳における作用メカニズム

(ハ) DHEAの臨床介入試験

マギオらはこれまで報告されたDHEAの介入試験の成績をレビューしている。

血中DHEASとミニメンタルテスト（MMSE）で検査された認知機能は正相関を認め、血中DHEASが高値の高齢者は認知機能が高い事が報告されている。私達も認知機能と血中DHEASが正の相関を示す事を明らかにしている。前向き研究でも血中DHEASの低下が認知機能の低下の有意の予測因子であると報告されている。これらの結果はDHEA投与がアルツハイマー型認知症を改善する事が期待され、ヒトへの介入試験が行われている。

多くの前向き研究はDHEA 50 mg／日の内服を行い、高齢の男性、女性ともに、血中DHEAとDHEASを有意に増加させ、男性では血中E2、女性では血中Tを有意に増加させている。DHEAとDHEASの直接作用と末梢で変換するE2とTの作用が考えられる。しかしDHEAの介入試験において認知機能の改善を認めない報告が多い。その理由として症例数が少なく、年齢と血中DHEASのばらつきが大きく、認知機能の測定法が一定でなく、その評価は難しい。今後症例数を増やし男女別に年齢と血中DHEAS値を一致させ、MMSEで認知機能を測定するコホートスタディが必要である。

軽度認知機能障害（MCI）の患者において、DHEA投与により短期間の認知機能の改善を認めている。MCIには効果を認めるが、進行した認知症には効果が少ない事から考えると、最初に述べたようにAβが蓄積を始める50歳前後からDHEAの補充の重要性を示している。

② 心血管疾患

我が国の死因の第1位は悪性腫瘍（28・5％）で、第2位は心疾患、第3位が脳血管疾患で心血管死は26・5％を占める。その基盤には肥満、糖尿病、高脂血症、高血圧が存在する。

私達の研究を含めラット、マウスとヒトの多くの研究で、DHEAはインスリン抵抗性の改善、抗肥満作用、抗炎症作用、抗糖尿病作用を示す事が明らかにされている。ウサギの多くの研究でDHEAの抗動脈硬化が証明されている。

臨床疫学エビデンスのところで詳述するが、血中DHEASの低値は男性の心血管死の増加と、女性の脳梗塞の増加と有意に相関する事が明らかにされている。

(イ) DHEAの抗肥満作用と抗グルココルチコイド作用

メタボリックシンドロームは内臓脂肪肥満を基盤に、高血糖、高血圧と脂質異常を重積し動脈硬化性疾患を発症する事が実証されている。その基盤にある内臓脂肪肥満の病態の解明が重要である。最近DHEAの抗肥満作用が解明され注目されている（図61）。

DHEA投与により脂肪沈着が減少し、体重増加が抑制される抗肥満作用と、DHEAによるマクロファージへのコレステロールエステルの蓄積を著明に抑制し、マクロファージの泡沫化を抑制する抗動脈硬化作用（谷口晋）と、インスリン感受性の亢進と、ブドウ糖の取り込み促進作用と、肝臓における糖新生抑制作用は私達の研究をはじめ多くの動物実験で証明されている。関原久彦先生（横浜市立大学名誉教授）と石塚達夫先生（岐阜大学名誉教授）の優れた研究がある。

ヒトの研究ではビラレルらは65歳～78歳の男女にDHEA 50㎎／日を6カ月内服するプラセボ二重盲検試験を行い脂肪量をMRIで測定し、DHEA投与群では内臓脂肪は8％、皮下脂肪は6％と有意に減少、75g OGTTでインスリン感受性が有意に増加する事と、更に糖尿病予備軍においてDHEA 50㎎／日を1年間内服する二重盲検試験で75g OGTTでインスリン抵抗性が有意に改善する事を証明した。ダタリアらは副腎機能低下症の女性の患者にDHEA 50㎎／日を3カ月内服したプラセボ二重盲検試験で、インスリンクランプでDHEA投与群でインスリン感受性が有意に増加し、血中インスリンが低下する事を証明している。私達は中高年男性にDHEA 25㎎／日を2週間内服する短期投与で、75g OGTTを行い、血中DHEAは血中インスリン、HOMA-R、血中レプチンと血中hsCRPと有意の逆相関を示す事を明らかにした。DHEAはインスリン感受性亢進作用、抗肥満作用と、抗炎症作用を強く示唆している。

これらの臨床成績の基盤となるDHEAの脂肪細胞への作用を解説する（図61）。DHEAはおもしろい事に脂肪細胞に効率良く取り込まれ蓄積し、脂肪組織のDHEAは血中濃度より約10倍高い。即ち脂肪細胞はDHEAの有力な標的細胞である。

高コルチゾール血症による中心性肥満（内臓脂肪肥満）はクッシング症候群の特徴的な症候である。この原因はコルチゾールによる11βHSD1の過剰発現による事が明らかにされている。即ち脂肪細胞においてコルチゾールは11βHSD1の発現を増加させる。不活性型のコルチゾンから活性型のコルチゾールの産生を増加させ、細胞内に増加したコルチゾールが11βHSD1の活性を更に増加させ（図62）、脂肪前駆細胞の増殖と脂肪細胞への分化を促進する（図64）。実際11βHSD1を過剰発現したトランスジェニックマウスは内臓脂肪沈着を増加しメタボリックシンドロームを起こし、逆に11βHSD1をノックダウンすると脂肪沈着を抑制しメタボリックシンドロームを抑制する。

マクネイルらはヒト脂肪前駆細胞（Chub-S7）においてDHEA1μMの生理的濃度から100μMまで濃度依存性にDHEAは11βHSD1の発現を抑制しコルチゾール産生を抑制し、脂肪前駆細胞の増殖と脂肪細胞への分化を有意に抑制する事を明らかにした。これはDHEAの抗グルココルチコイド作用である。

DHEAは11βHSD1のみならずNADPHを供給するH6PDHの両方の発現を抑制する事も明らかにした。これは既に図55で説明した。このDHEAの作用はAR, ER, GRを介さずDHEAの直接作用である。

次にDHEAはDDSP（図61）を発現させP38MAPキナーゼを特異的に阻害して脂肪前駆細胞の分化を抑制し、内臓脂肪を減少する抗肥満作用と体重減少作用を示す。更にSCID1（脂肪酸不飽和酵素）の活性を抑制して脂肪沈着を抑制し、ATGLとHSLの発現を増加して脂肪細胞に蓄積しているトリアシルグリセロールの分解を促進して抗肥満作用を発揮する（図61）。

私達がクローニングしたDDSPについて紹介する。私達は長年にわたってDHEAの核内受容体のクローニングを目指して研究を進めた。

培養ヒトT細胞のPeer細胞をDHEAで前処理すると高親和性（Kd7.4nM）のDHEAに特異的な受容体が出現する事を発見した。DHEA処理と未処理の細胞からRNAを抽出しサブトラク

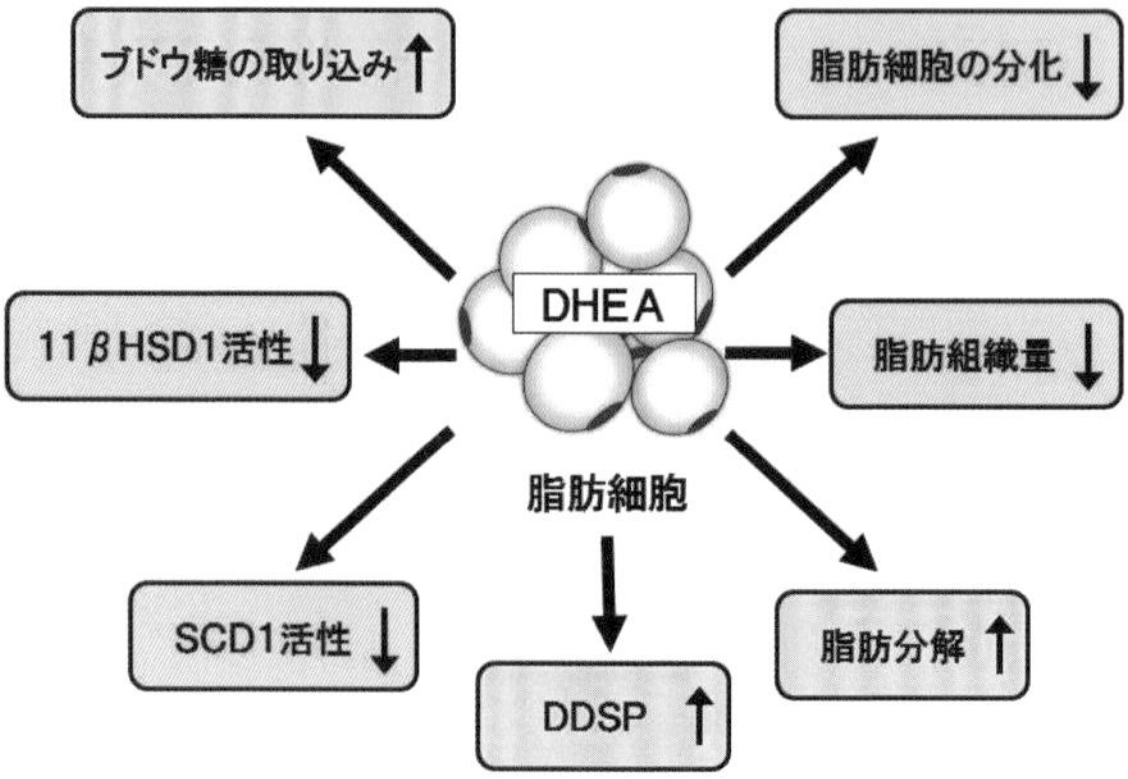

図61. DHEAの脂肪細胞における作用
（Karbouska改変）

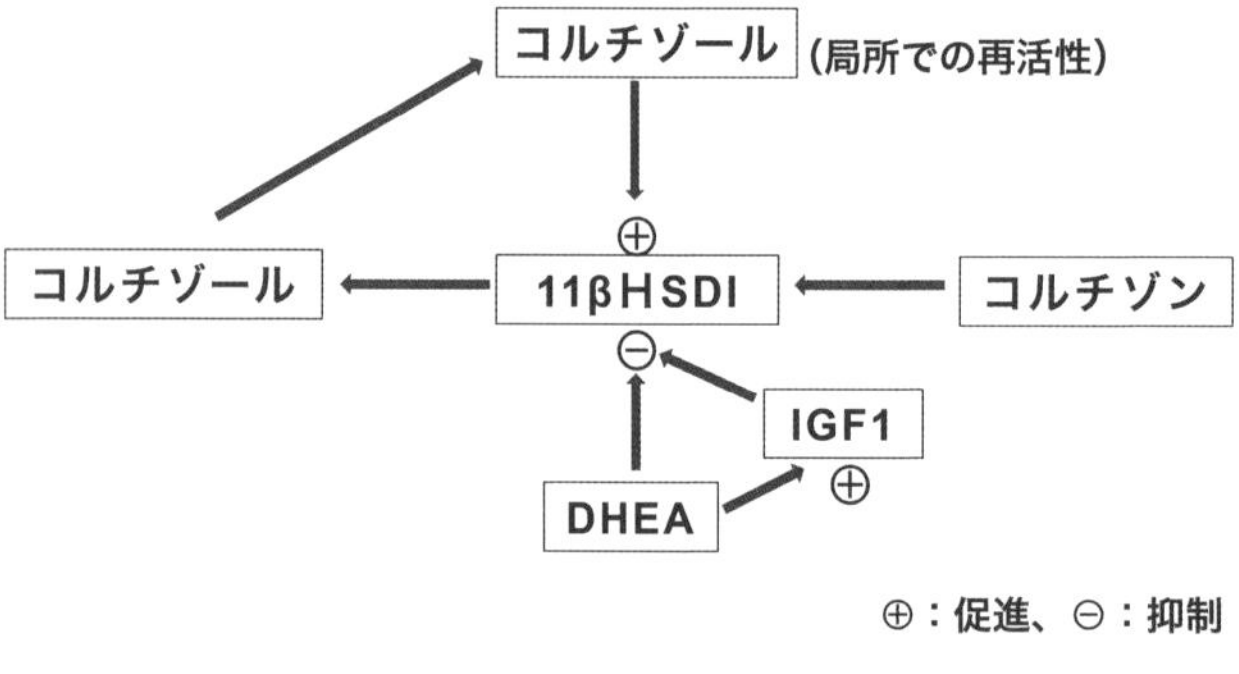

図62. 11βHSD1の調節機序

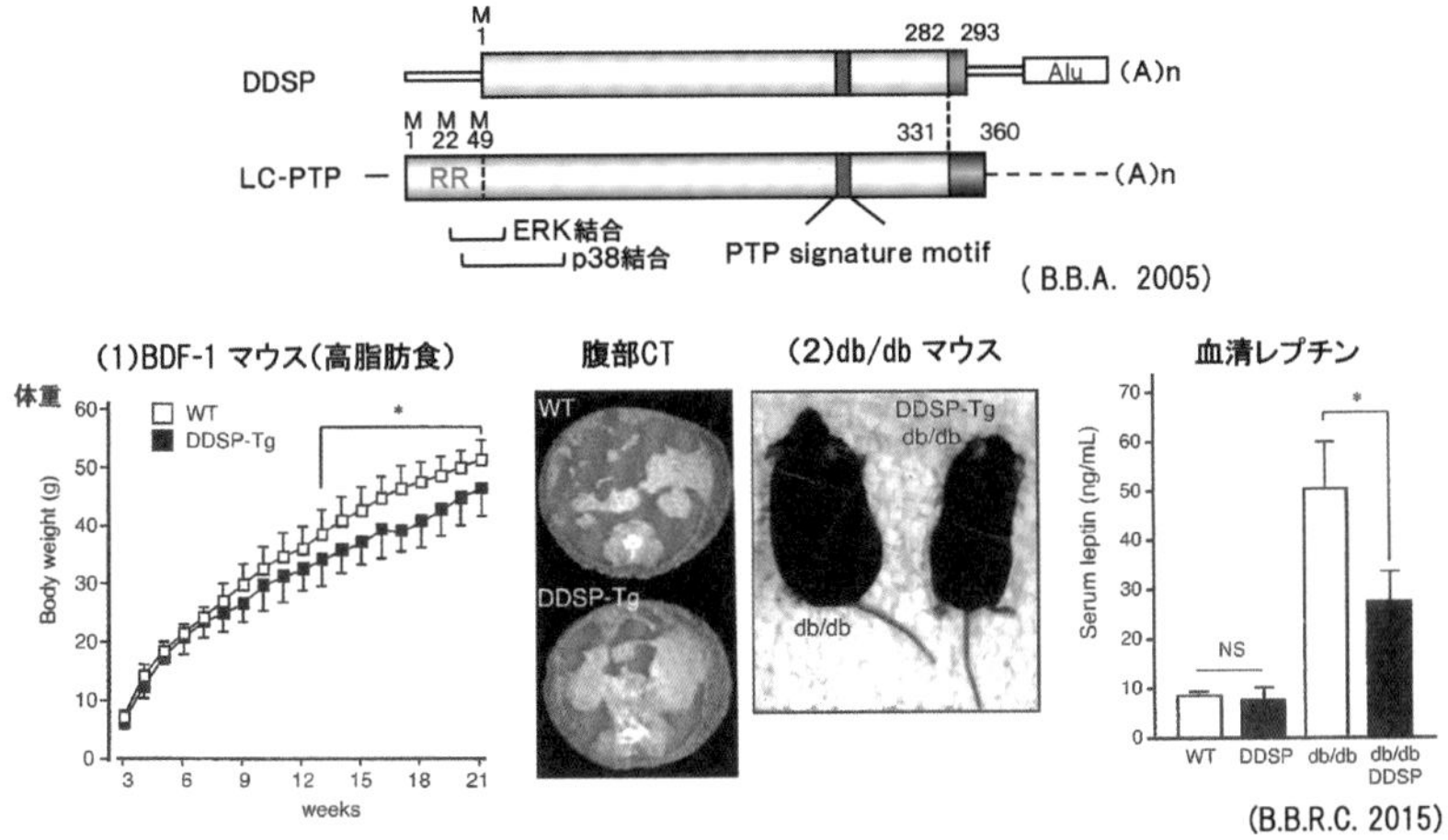

図 63. DDSP の構造と抗肥満作用

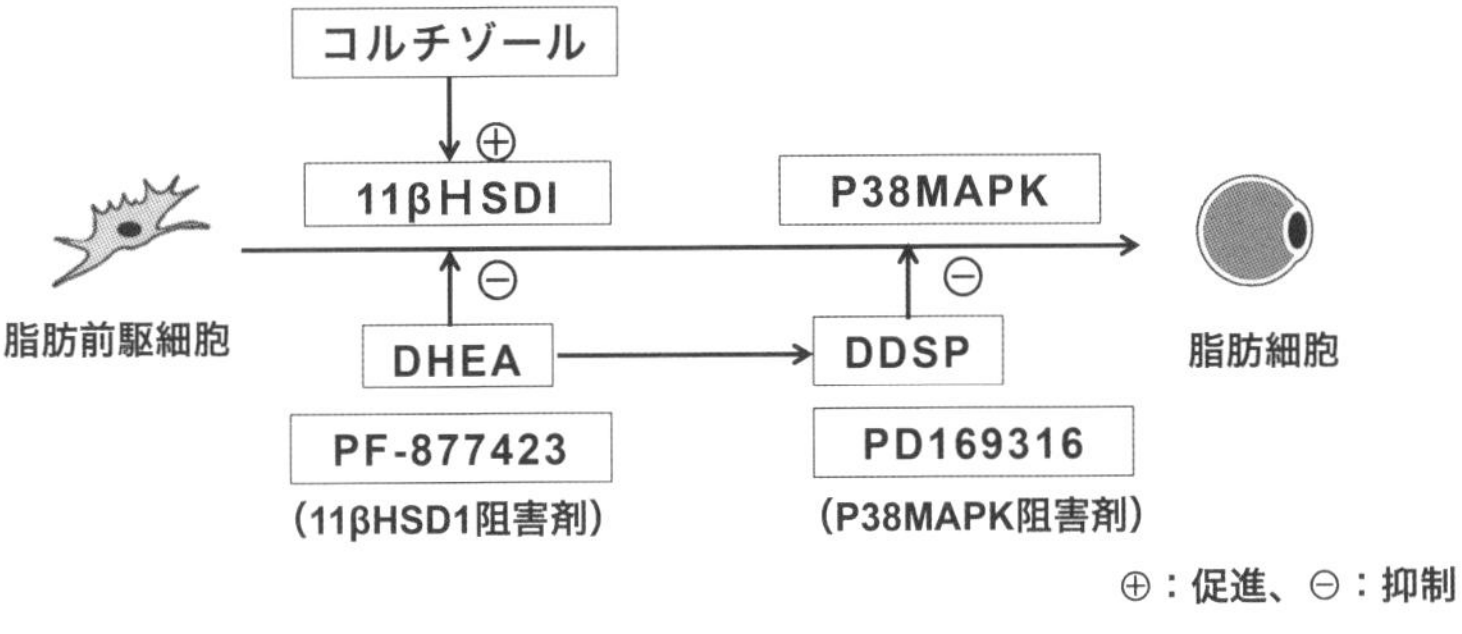

図 64. 脂肪前駆細胞の分化と DHEA の抗肥満作用

ション法で最も多く発現しているクローンの遺伝子の構造を決定した。私達はDHEA受容体がクローニング出来ると勢いこんだが、そのcDNAはDHEA受容体ではなく蛋白質チロシンホスファターゼ（PTP）と強い相同性を持つPTPのN端ERK結合部位の49アミノ酸を欠損しMAPキナーゼのP38のみに結合するP38MAPキナーゼホスファターゼの新しい蛋白質である事を明らかにし、これをDDSPと命名した（蘆田健二）（図63）。DDSPmRNAはE2, DHTなどの他のステロイドでは誘導されず、DHEAのみにより特異的に誘導され発現されP38MAKキナーゼの活性を特異的に阻害する。

DDSPの機能を明らかにするためDDSPトランスジェニックマウスを作成した。

高脂肪食投与でBDF-1マウスのDDSPトランスジェニックマウスはコントロールマウスに比べ食事摂取量は変わらないが、体重増加は有意に抑制され内臓脂肪が有意に減少した。遺伝性肥満マウスdb/dbへのDDSPトランスジェニックマウスでも有意に体重と内臓脂肪は減少し、血清レプチンが低下し、DDSPの抗肥満作用を明らかにした（渡辺哲博）。

最近P38MAPキナーゼは脂肪前駆細胞の分化に重要である事が証明されている。実際P38MAKキナーゼの特異的阻害剤PD169316は脂肪前駆細胞の分化を抑制する事が明らかにされている（図64）。

DHEAは11βHSD1を阻害し、DHEAにより発現するDDSPがP38MAPキナーゼを阻害する事を介して脂肪前駆細胞の分化を抑制して抗肥満作用を起こす事が明かにされた（図64）。

一方DHEAは細胞内へのブドウ糖の取り込みを増加させインスリンの感受性を高める。これは脂肪細胞のみならず、私達の成績を含め繊維芽細胞、筋肉細胞（中島直樹・土師正文）と肝細胞においても見られる。DHEAはPI3キナーゼ、PKCを活性化してGLUT1とGLUT4の細胞膜への移動を促進し、速いブドウ糖の取り込みを促進する。更に肝臓においてG6Paseの発現を抑制し糖新生を抑制する（図61）。

老化に伴い血中DHEAS、血中IGF1の低下により高齢者の脂肪細胞、骨芽細胞、筋肉細胞の11βHSD1の活性が増加し再活性化され細胞内コルチゾールが増加し、メタボリックシンドローム、糖尿病、骨粗しょう症、サルコペニア、フレイルが進行する。高齢者のフレイルと転倒骨折を予防するためDHEAの補充が新しい治療戦略と考えられる。

(ロ)　DHEAの心血管における作用メカニズム

DHEAの血管への作用はDHEAが末梢で変換したE2とTによる作用が報告されているが、最近ER, ARとは独立したDHEA独自の作用が明かにされている。

リュウらはウシ大動脈の内皮細胞の細胞膜にDHEAが結合するG蛋白共役型の受容体を証明した。DHEAと高親和性（Kd48.7pM, Bmax 500fmol/mg 蛋白）で結合し、他のステロイドホルモンとは全く結合せずDHEAと特異的に結合する。DHEAは細胞膜のGαiにGTPγSの結合を促進するG蛋白共役型受容体である。DHEAは細胞膜のG蛋白共役型受容体に結合しMAPK

のERK1/2を誘導し内皮細胞の増殖を促進しアポトーシスを抑制する。

更にERK1/2はNOS（Nitrous oxide synthase）を活性化する。1nM-10nMDHEAの生理的濃度で最大に活性化され、大量にNOを産生し、血小板の凝集を抑制し、血栓形成を抑制して内皮細胞を保護する。更にNOは平滑筋細胞においてグアニルシクラーゼ（SGC）を活性化しcGMPを増加して血管を弛緩させる事を明らかにした（図65）。最近DHEASが直接血小板に作用してトロンビンによる血小板凝集を抑制する成績が報告されている

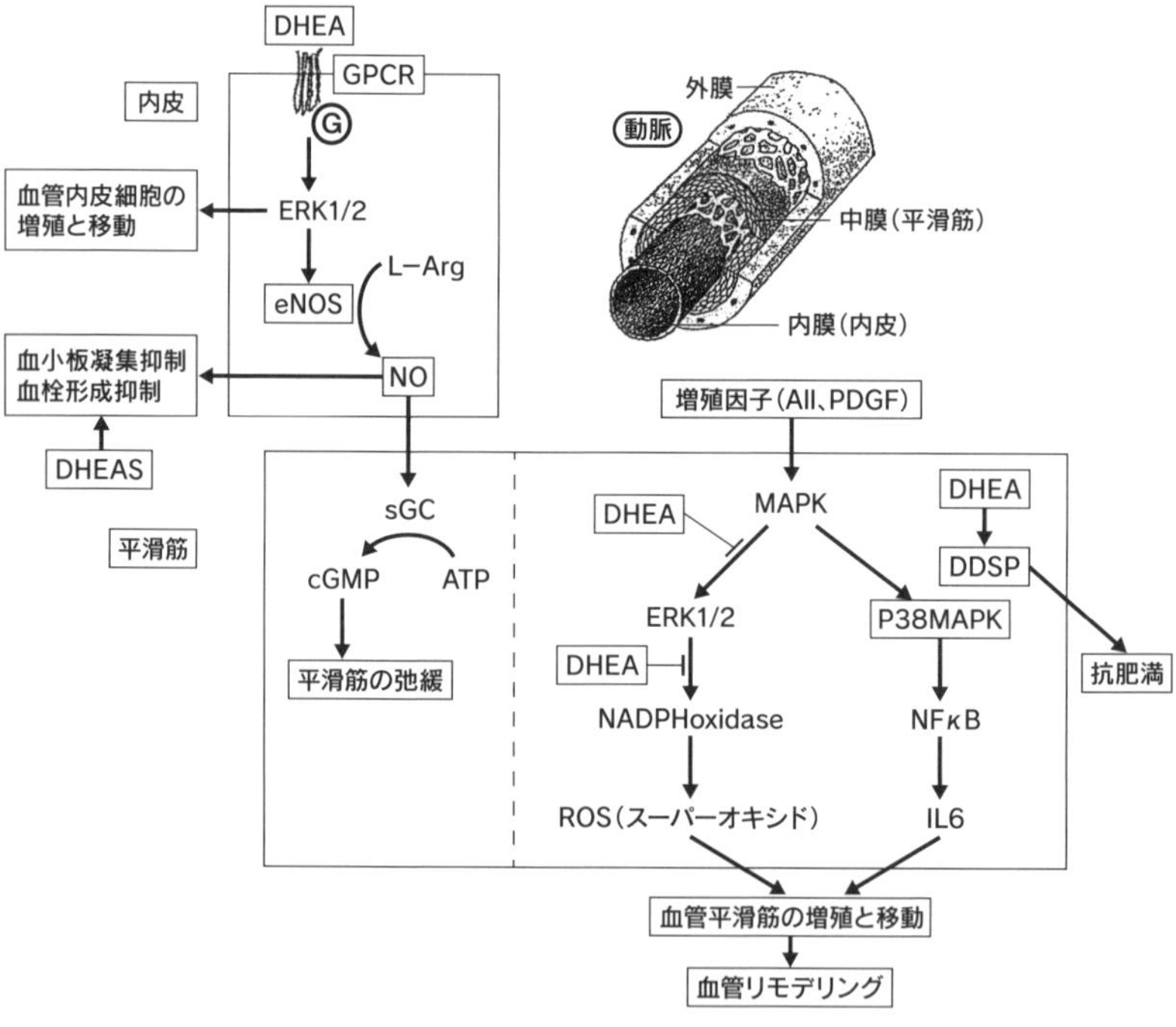

図65. DHEAの動脈の内皮細胞と平滑筋細胞への作用機構

（図65）。即ちE2は血栓形成を促進するが、DHEAおよびDHEASは血栓形成を抑制する強力な作用を持っている。河野らはヒトにDHEA 25㎎／日の内服で血管を弛緩させ、血中PAI-1を低下させる事を証明している。

以上の成績は動脈内皮細胞にDHEAの特異的G蛋白共役型受容体が存在し、この受容体を介してDHEAはERK1/2を活性化してNOを産生し、心血管の恒常性を維持する事が証明された。これはDHEAによる心血管疾患の予防と治療に大きな期待を持たせる極めて優れた研究である。

一方増殖因子であるアンギオテンシ11（A11）やPDGFは血管平滑筋においてMAPK、ERK1/2を誘導しNADPHオキシダーゼの活性を増加し、次いでROSとしてスーパーオキサイドの産生を亢進し血管障害を引き起こす。更にP38MAPKを誘導してNFκBを核内に転送しIL6、MCP1の産生を増加させ、血管平滑筋の増殖を亢進させ血管リモデルリングを起こし動脈硬化を促進する（図65）。

DHEAはERK1/2の誘導とNADPHオキシダーゼ活性の両方を抑制し、更に私達がクローニングしたDDSPの発現を亢進しP38MAPK活性を抑制し、血管平滑筋の増殖とリモデリングを抑制する（図65）。即ちDHEAは血管内皮の保護作用と、血管の弛緩作用と、血小板の凝集抑制と、血栓形成抑制作用と、血管平滑筋の抗リモデルリング作用により、動脈硬化を抑制する極めて重要な作用を持っている。

(ハ) DHEAの臨床疫学エビデンス

DHEAの心血管疾患に及ぼす多くのコホートスタディが発表されている。男性において血中DHEASの低値が総死亡率と心血管疾患の死亡率の増加と相関する報告が多い。しかしそれを否定する報告もある。

そこでテヘルノフらはヒトの心血管疾患とDHEASの関係について7つの前向きコホートスタディを詳細に検証した。その検証からコホートスタディの規模がばらついている事（81人から1029人）と、年齢は男性が50歳から83歳、女性が65歳から83歳と一致していない事と、統計学的分析法と高齢者のDHEASのRIAの信頼性などの問題点を指摘した。

オールソンは、これらの問題点を解決するためMrOS（osteoporotic fractures in men）のスエーデンの大規模の高齢者集団のコホートスタディ（男性2644人、年齢69歳～81歳）で、4・5年経過を追い、GCMSとLCMSによりDHEASとDHEAを正確に測定した。その結果、75歳以下の男性においてカプランーマイヤーの解析で血中DHEASが四分位の最低値群DHEAS 37μg/dLでは、四分位のそれ以上の群（DHEAS 38μg/dL–92μg/dL）に比べ総死亡率と心血管疾患による死亡率が、有意に高くなる事を明らかにした（図66、図67）。

トリベデイは平均70歳の男性963人の7・4年の前向きコホートスタディで、血中DHEASが55μg/dL以下で死亡率が有意に増加する事を報告した。以前のコホートスタディは80歳以上の高齢者（the oldest old）の研究が多く、この年齢の違いが否定的な結果を出している可能性が高い。

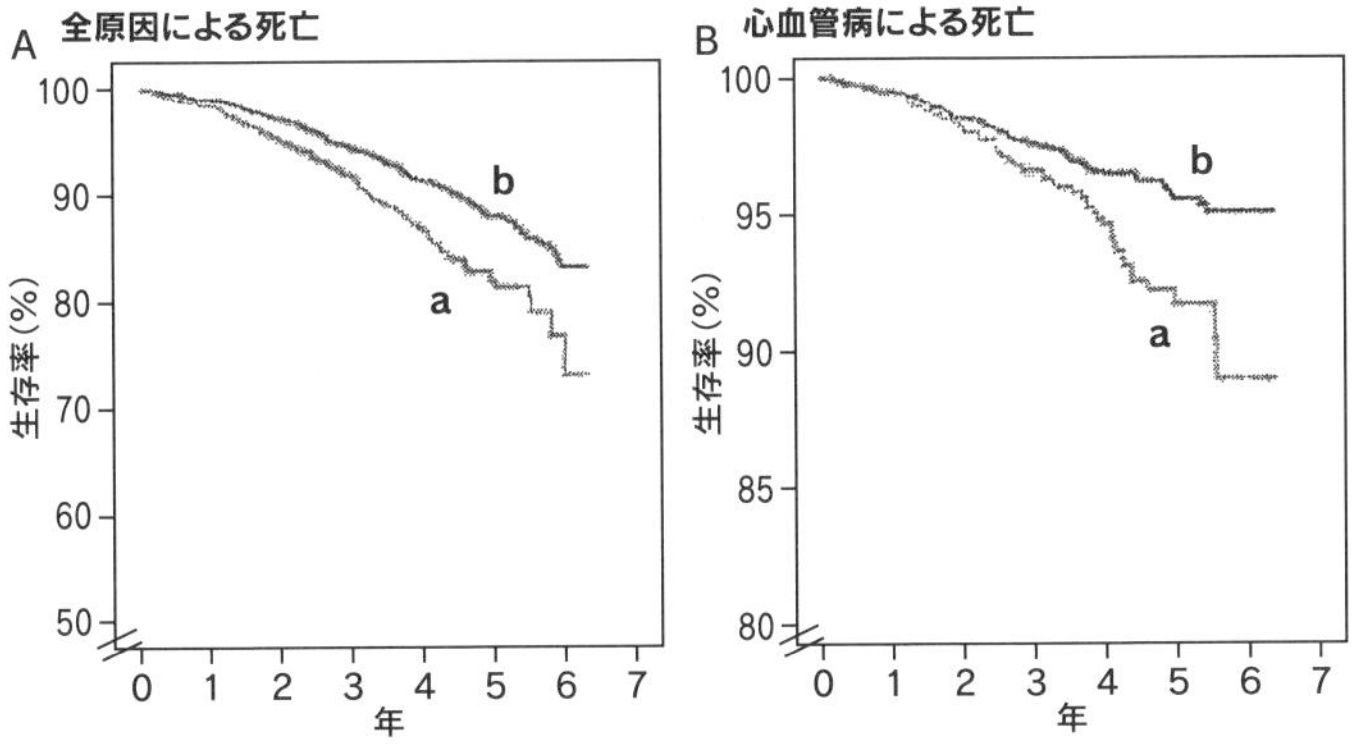

図 66. 血中 DHEAS 値による全原因（A）と心血管病（B）による死亡率（Kaplan-Meier 生存曲線）（Ohlsson）
a. 血中 DHEAS37. μg/dL 未満（平均 23 ± 9μg/dL）
b. 血中 DHEAS38−140μg/dL（平均 85 ± 42μg/dL）の四分位 2−4の群

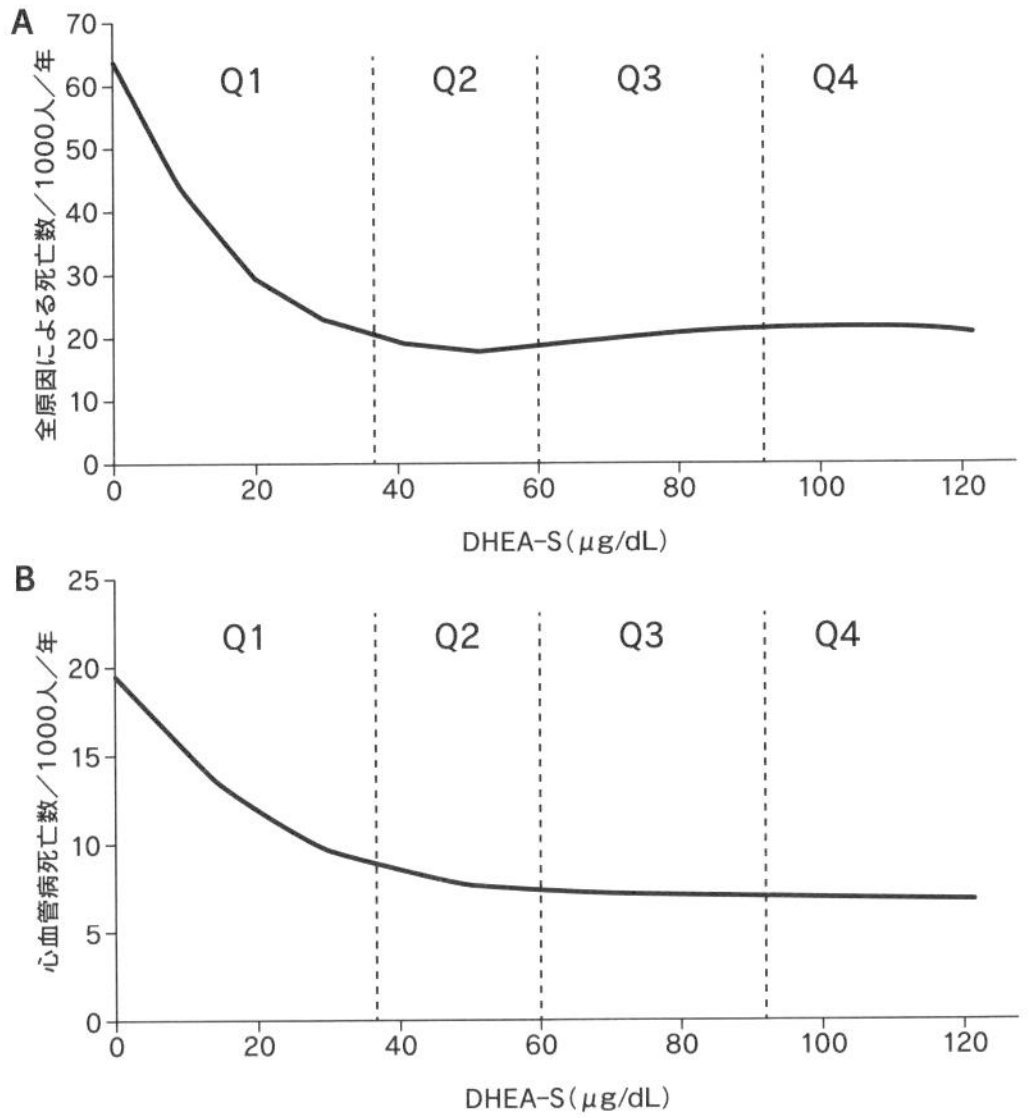

図 67. 血中 DHEAS 値による全原因（A）と心血管病（B）による1年間の死亡率（Ohlsson）　Q：四分位

最近米国の大規模のNHSコホートスタディで、32826人の女性の16年前向きコホートスタディの症例対照研究で65歳以下の女性で血中DHEASが四分位の最低値群（DHEAS 42μg/dL以下）は、それ以上の四分位の群（DHEAS 43μg/dL−101μg/dL）に比べ有意に脳梗塞の発症が増加する事と、糖尿病を合併している群は更に高率に発症する事が明らかにされた。

以上の大規模コホートスタディで明らかにされた事は、男性では75歳以下において血中DHEAS 37μg/dL以下で、総死亡率と心血管死亡率が有意に増加する事と、女性では65歳以下で血中DHEASが42μg/dL以下で、脳梗塞の発症が有意に増加する事が明らかにされた。

この結果は動脈硬化の予防と進行を抑制するため、老化とともに著減する血中DHEASを健康若年成人のレベルに維持するため、50歳前後でDHEAを補充する事の重要性を示している。

③ フレイル・サルコペニア

我が国では平均寿命が男性は81歳、女性は87歳に達し高齢化社会がますます進んでいる。しかし他人の手を借りずに自立して生活出来る健康寿命は、男性70歳、女性73歳で、男性では10年、女性では14年平均寿命より短い。

20歳頃をピークにして以後加齢とともに予備能力が低下し、ストレス、疾患が加わり更に予備能力の低下は加速する。健康寿命を詳しく見ると、筋力の低下、活動力の低下、認知機能の低下を起こし介護を要する状態に近い高齢者が存在する。これを日本老年医学会はフレイル（Frailty）と命名した。

このフレイルに介入し介護を受けずに健康状態を維持する取り組みが積極的に進められている（図68）。

このフレイルの中で最も問題になるのがサルコペニア（sarcopenia）による骨格筋量の減少と筋力の低下である。老人は転倒しやすい。65歳以上の老人の30％は少なくとも年1回は転倒する。これは骨折の原因となる。老人の転倒の主要な危険因子の一つが筋力の低下である。筋肉量は40歳頃から年齢と共に減少し、80歳までに7～10％減少する。

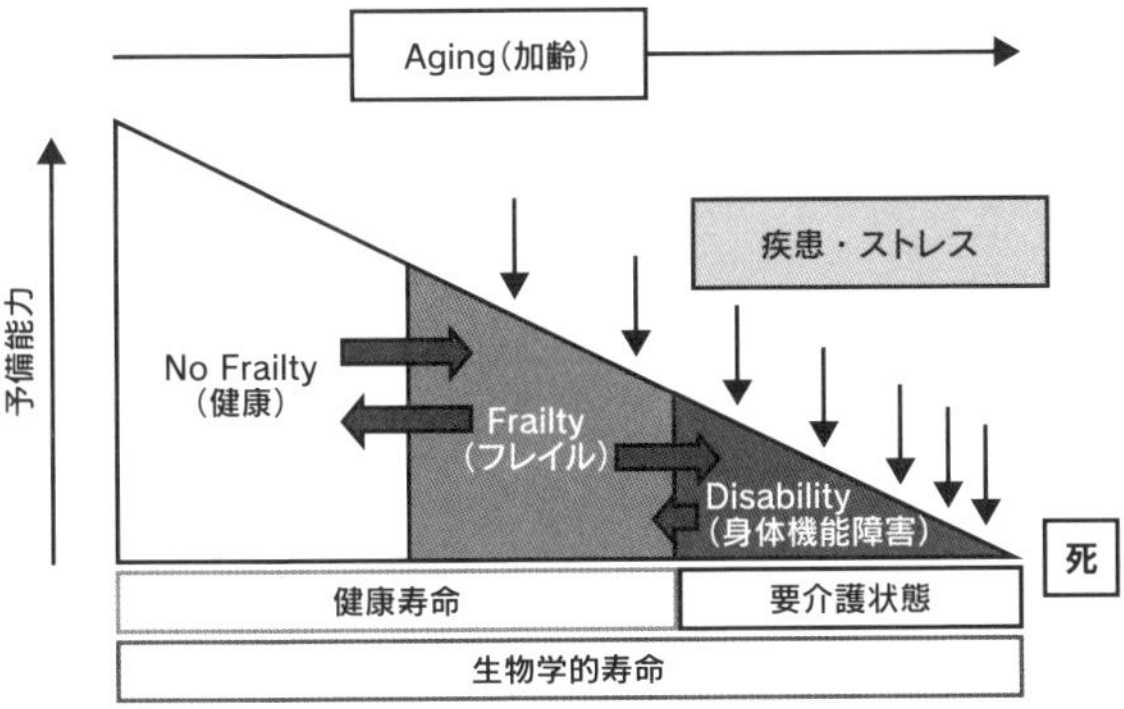

図68. フレイル（Frailty）の概念

大澤仲昭先生（藍野大学 学長）らは筋強直性ジストロフィー患者で、血中DHEASが年齢と一致した健康対照群に比べ有意に低値を示す報告に注目し、11人の筋強直性ジストロフィー患者にDHEAS 200mg／日を8週間静注しADLの改善と筋力の増加と筋緊張の低下を証明し、DHEASの筋肉への効果を初めて明らかにした。更に培養骨格筋細胞にDHEASの結合部位（Kd5-9μM）を証明した。

最近佐藤らはラットを運動させDHEAを投与するか、またはヒトにレジスタンス運動を行うと、骨格筋にステロイドホルモン生合成酵素のmRNAの発現が増加し、筋肉にTとDHTが増加する事を証明している。

高齢者では血中DHEASは、筋肉量、筋力、転倒の低リスクと正の相関を示す事が明らかにされている。ベーカーらは70歳台のフレイルの高齢の女性に、DHEAを50㎎/日を6カ月内服し軽い運動をさせると、有意の下肢の筋力の増加を証明している。

DHEAは高齢者のフレイルとサルコペニアの改善に大きな期待を持たせる成績である。

コルチゾールとDHEASは副腎から分泌されるストレスホルモンである。

コルチゾールはcatabolic作用を持ち、DHEASはanabolic作用と抗コルチゾール作用を持つ。コルチゾールとDHEASが適切なバランスを持って分泌される事が、生体の機能とホメオスターシスの維持に必須である。これはコルチゾール/DHEASの比が重要である事を示している。

私たちはコルチゾール/DHEAS比が0・2以上になると、高齢者糖尿病患者のサルコペニアの最も強い独立した危険因子である事を明らかにした。

高齢者糖尿病患者では、慢性ストレスにより血中コルチソールが有意に増加し、骨格筋のcatabolic作用により、骨格筋肉量が減少する。一方血中DHEASが著減し、DHEASのanabolic作用が低下し、骨格筋を維持する機構が破たんし、更に骨格筋におけるT, DHT, E2の産生が低下し、骨格筋肉量が減少する。即ちコルチゾール/DHEAS比が高値になり、サルコペニアが増悪する事を示している。

今後、高齢者糖尿病患者のサルコペニアの予防と治療に、運動とDHEAの補充治療を真剣に考えなければならない。

④ 気分感情障害とうつ病

気分感情（mood）障害とは、持続する気分感情の変調により苦痛を感じたり、日常生活に支障を来す状態である。

イエンらは中高年の男女にDHEAを50mg／日を3カ月内服させると、活力がみなぎり、気分爽快となり、リラックスした気分となる事を報告し、全世界で〝若さの泉〟（fountain of youth）として注目された。アルトらは原発性と二次性の副腎不全の女性にDHEAを投与する詳細な研究により、爽快感と健康観が有意に亢進する報告を行い、血中DHEASの低値を示す原発性と二次性の副腎不全の女性および高齢者にDHEAの補充を勧めている。

最近45歳～65歳に発症したうつ病患者に二重盲検試験でDHEAを90mg／日と450mg／日を6週間投与して50％に有意のうつ病の改善が認められている。GABAA受容体ニューロンはセロトニンの5ハイドロキシ・トリプタミン（5HT）を抑制しているが、DHEAはGABAA受容体の抑制を解除して5HTニューロンの活性化を亢進して抗うつ作用を起こす可能性がある。DHEAによるうつ病の治療が期待出来る。

⑤ 免疫機能の低下

血中DHEASは20歳以後老化に伴い直線的に著減し、男性のT、女性のE2も老化とともに低下する。この老化に伴う内分泌系の低下をendocrinosenescenceと言う。

表5．老化に伴う免疫機能の変化とDHEASとDHEAの作用

免疫機能の変化	DHEASとDHEAの作用
1．NK細胞機能の低下	
2．好中球の食作用能力の低下、	DHEASは好中球のスーパー
ラジカル（ROS）の産生低下	オキサイドの産生を増加
3．マクロファージ：	
MHCクラス11の発現低下	
4．サイトカインの産生	
IL－2、IFNγの産生低下	DHEAはT細胞のIL2産生を増加
IL－6、TNFαの産生増加	DHEAはT細胞のIL6産生を低下
5．Tリンパ球：IL－2産生の低下	
Tヘルパーリンパ球のTh1からTh2へのシフト	

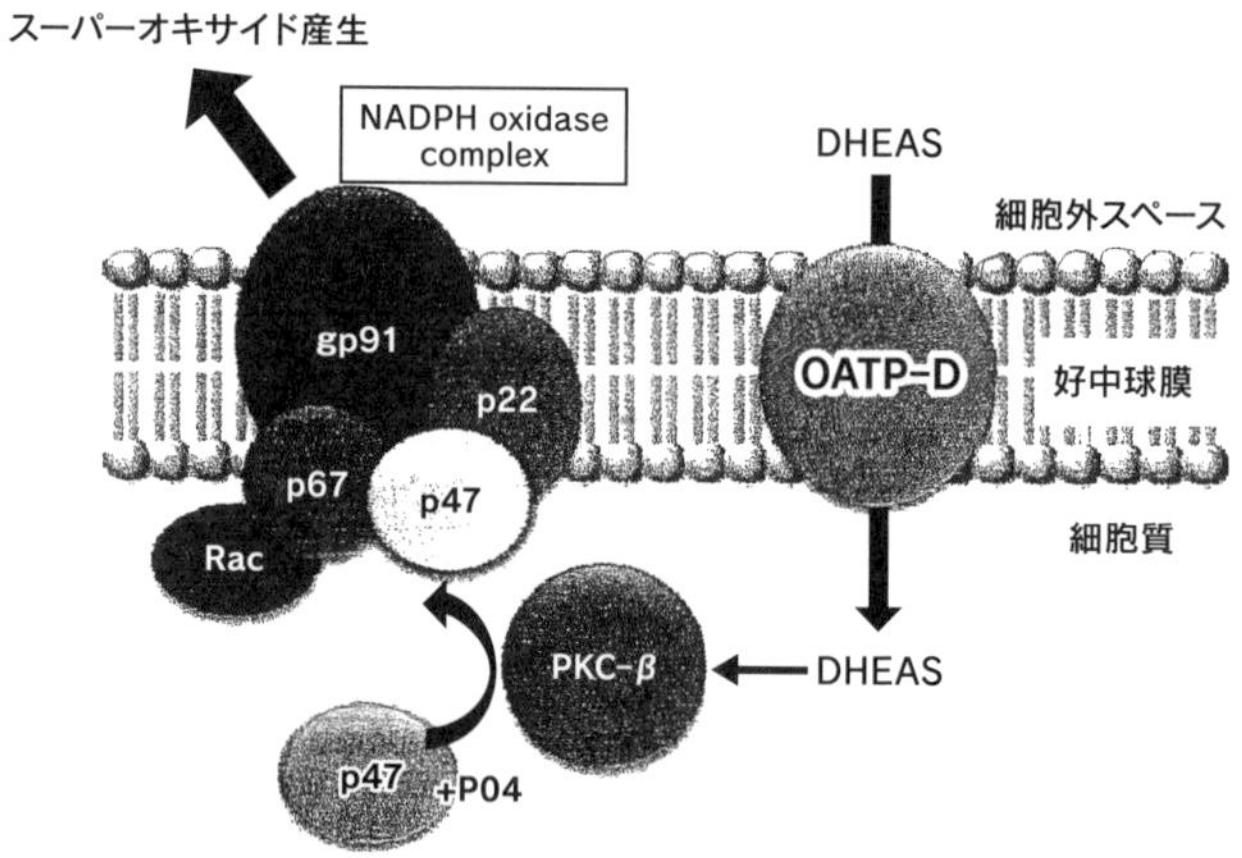

図69．DHEASによるヒト好中球のスーパーオキサイド産生（Radford改変）

一方免疫系も老化とともに変化し、表5に示すようにNK細胞の機能の低下、好中球の食作用の低下（活性酸素、ROSの産生低下）、マクロファージの機能低下、サイトカインの産生の変化、Tリンパ球のTh1からTh2へのシフトなどが知られている。これをimmunosenescenceと言う。この老化に伴う内分泌系と免疫系の低下は相互に作用して、疾病の罹患率と死亡率の増加に影響していると考えられている。ここではDHEASとDHEAの免疫系作用を概説する。

(イ) 好中球の食作用の低下

血中DHEASは重症感染症、敗血症で非常に低値を示し、DHEAはウイルス、細菌感染に対する抵抗力を増大させる事が報告されている。

好中球は感染防御に重要であり、急速に増殖する細菌の食作用に必須である。最近DHEASはヒト好中球のみに発現しているOATP-D（有機イオン運搬ポリペプチド）より特異的に細胞内に取り込まれ、PKCβと直接結合し活性化して、NADPHオキシダーゼを活性化し、スーパーオキサイド（ROS）を産生する興味あるメカニズムが明らかにされた（図69）。このメカニズムは老人において重要である。

老人では血中DHEASは低値を示すが、ストレス下で血中コルチゾールは高値を示し、血中DHEASは著減する。コルチゾール／DHEAS比は増加し免疫機能は抑制される。血中DHEASの低下により白血球のスーパーオキサイドの産生が低下し白血球の殺菌機能は低下する。これらが老人の肺炎、尿路感染を中心とした細菌感染に罹りやすくなる原因の一つと考えられ、DHEAの補充の重要性を示している。

最近PKCβの活性メカニズムとして、DHEAとコルチゾール（F）の役割が明らかににされている。免疫調節に重要なRACK-1の発現調節に、コルチゾールはGRαを増やしGRαに結合し、F-GR複合体がRACK-1のプロモーターのGREに結合し、RACK-1の発現を抑制し、PKCβを抑制する。

一方DHEAはGRβを増やし、GREでdominant negativeの作用で、GRαの作用を阻害し、RACK-1の発現を増加し、PKCβを活性化する。

即ちPKCβの活性化にDHEAは抗コルチゾール作用を発現し、免疫機能を活性化する。

(ロ) サイトカインの産生の変化

老化に伴い血中DHEASは低下し血中IL-6は増加し、血中DHEASと血中IL-6は逆相関を示す。DHEAは生理的濃度でT細胞のIL-6の産生を直接抑制する。血中DHEASは老化とともに低下しIL-6産生が増加し、炎症性疾患の増悪に関与していると考えられる。

私達はヒトT細胞にDHEA存在下でDHEAの高親和性（Kd=7.42±0.53nM）の特異的結合を証明した。ミークルらはネズミTリンパ球にDHEAの高親和性（Kd=1.4－2.7nM）の特異的結合を証明し、DHEAはIL-2の分泌を増加させる事を証明した。鈴木らはSLE患者では血中

IL-2は低値を示し、DHEAの添加でIL-2分泌は正常化する事を証明した。

更に興味あることはSLE患者のBリンパ球ではP38MAPKの活性が対照群に比べ有意に増加している事が証明されている。私達がクローニングしたDHEAにより特異的に誘導されるP38MAPKに特異的なホスファターゼDDSPが、活性化したTリンパ球のP38MAPKに直接結合しその機能を抑制し、抗SLE、抗免疫作用を発揮していると考えられる。SLE患者にDHEAの治療が試みられているが一定の効果は得られていない。

以上の結果はDHEASとDHEAは感染を防御し、免疫機能を調節し、それを正常化する事により、感染症、炎症性疾患と自己免疫疾患の病態を改善する効果があると考えられる。

5 DHEAとDHEASの作用機構

DHEAとDHEASの作用はDHEAが進化の過程で最初に△5-Adiolと3β-Adiolに変換し、祖先ERと結合して作用した経路が存在し、更に末梢でTとE2に変換して作用するイントラクリノロジー調節と、核内受容体と細胞膜受容体を介した作用がある。

特に細胞膜受容体を介した作用には目覚ましい進歩がある。核内受容体と細胞膜受容体のクロストーク機構も明らかにされている。

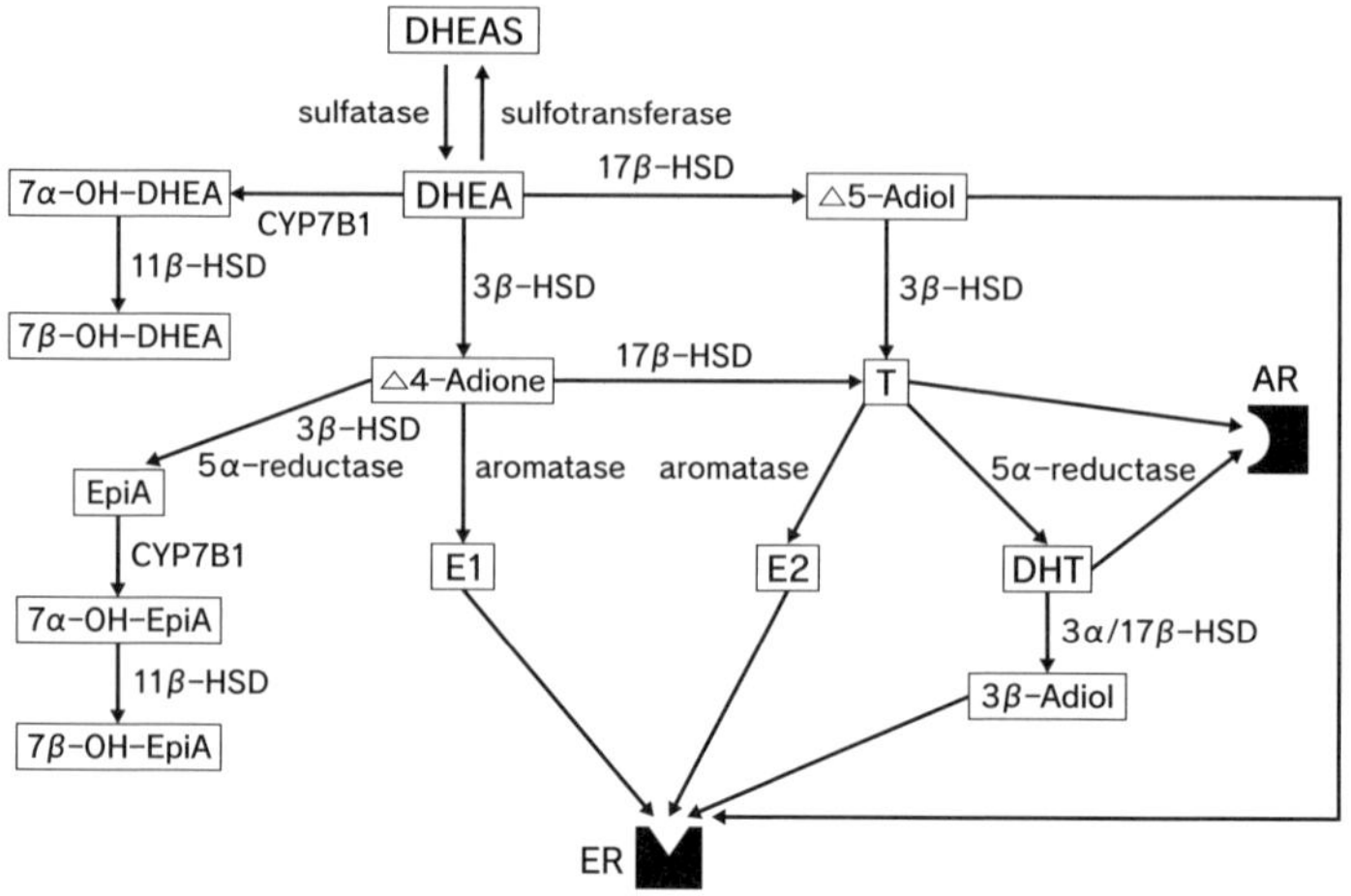

図 70. イントラクリノロジー調節

(1) イントラクリノロジー（intracrinology）

DHEAとDHEASの作用の初期の研究はDHEASの末梢組織における性ステロイドホルモンのテストステロン（T）、ジヒドロテストステロン（DHT）、エストラジオール（E2）とエストロン（E1）への変換と、アンドロゲン受容体（AR）とエストロゲン受容体（ER）を介しての作用にフォーカスが当てられた。胎盤、乳腺、前立腺はサルファターゼの活性が高くDHEASからDHEAが産生される。肝臓、前立腺、乳腺、脳、骨、皮膚、筋肉の広範囲に3β HSD、17β HSD、5αレダクターゼ、P450aromが存在する。各臓器への局所作用のために組織の酵素活性の強さによりDHEAからアンドロステネジオール（△5-Adiol）アンドロステネジオン（△4-Adione）T, DHT, 3β-Adiol, E1とE2が生合成される。TとDHTはARを介して、E1, E2, △5-Adiolと3β-AdiolはERを介して作用発現する（図70）。

この機序はラブリーらにより詳細に研究されイントラクリノロジー（intracrinology）と呼ばれる。ステロイドホルモン受容体の進化の章で述べたように△5-Adiol、3β-Adiol は古代から最も古い祖先 ER のリガンドであったが（図48）、現在もイントラクリノロジー調節に関わっている。

このイントラクリノロジー調節は高齢男性と閉経後の女性およびホルモン依存癌（乳癌、前立腺癌）において重要である。

高齢男性のアンドロゲンの50％、閉経後女性のエストロゲンの90～100％が末梢組織において DHEA から変換すると計算されている。DHEA の投与により女性では血中 T が、男性では血中 E2 が増加する性的二相性パターンを示す。副腎不全と下垂体機能低下を合併する男性に DHEA を内服させると血中 E2 と T がともに有意に増加する。

閉経前の女性においては血中 T の40％～75％は DHEAS の末梢の変換に由来する。正常の精巣機能を持った男性では DHEAS の T への変換は全 T の 5％以下である。しかし精巣摘出などの精巣由来の T が欠如すると、DHEAS は前立腺における DHT レベルの維持に重要な前駆体である。男性、女性ともに T とアンドロステネジオンは P450arom でそれぞれ E2 と E1 に変換される。

(2) 核内受容体と細胞膜受容体

DHEA の核内受容体と細胞膜受容体の目覚ましい進歩については優れた総説があるので参照して頂きたい（参考文献：第9章 DHEA と DHEAS の作用機構1）。

表6．DHEA、7βOH-DHEA、7βOH-EpiAの核内受容体

受容体	親和性（Kd）	細胞/組織、作用
DHEA受容体	7.4 ± 0.53nM	ヒトTリンパ球
	1.4 ― 14nM	ネズミTリンパ球
7βOH-DHEA受容体		抗グルココルチコイド作用
		20nM 7βOH-DHEAで効果
7βOH-EpiA受容体		抗炎症効果　PGE2　PGD2
		1 ― 100nM 7βOH-EpiAで効果
ER（DHEA）	0.5 ― 1.2μM	
AR（DHEA）	1.1μM	
PPARα（DHEA）	5 ― 10μM	PP2AによるPPARαの脱リン酸化
PXR/SXR（DHEA）	50 ― 100μM	

①　核内受容体

DHEAの核内受容体は多くの研究者が挑戦したが未だ同定されていない。私達およびミークルがヒトとネズミのTリンパ球にそれぞれKd 7.4±0.5nMと1.4nM-14nMの高親和性の受容体を証明したが、そのクローニングには成功していない（表6）。

グルココルチコイドはリンパ球のアポトーシスを起こすが、DHEAの代謝物である7βOH・DHEAには20nMでリンパ球の抗アポトーシス効果を起こす抗グルココルチコイド作用があり、7βOH・EpiA（7βOH・epiandrosterone）には1nM-100nMでPGE2の産生を抑制し、PGD2と15αPDJ2の産生を高める抗炎症効果があることが証明されている。7βOH・DHEAと7βOH・EpiAが1nM-100nMの低濃度で作用するので、それぞれの核内受容体が存在する事が想定されている（図70）（図71）。

DHEAはERとARにKd 0.5μM-1.1μM，PXR/

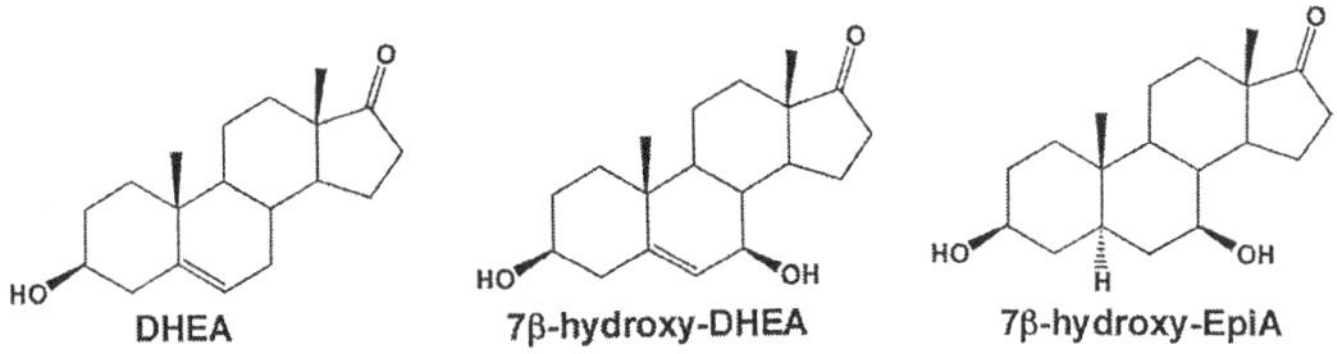

図 71.　DHEA、7βOH-DHEA と 7βOH-EpiA の構造

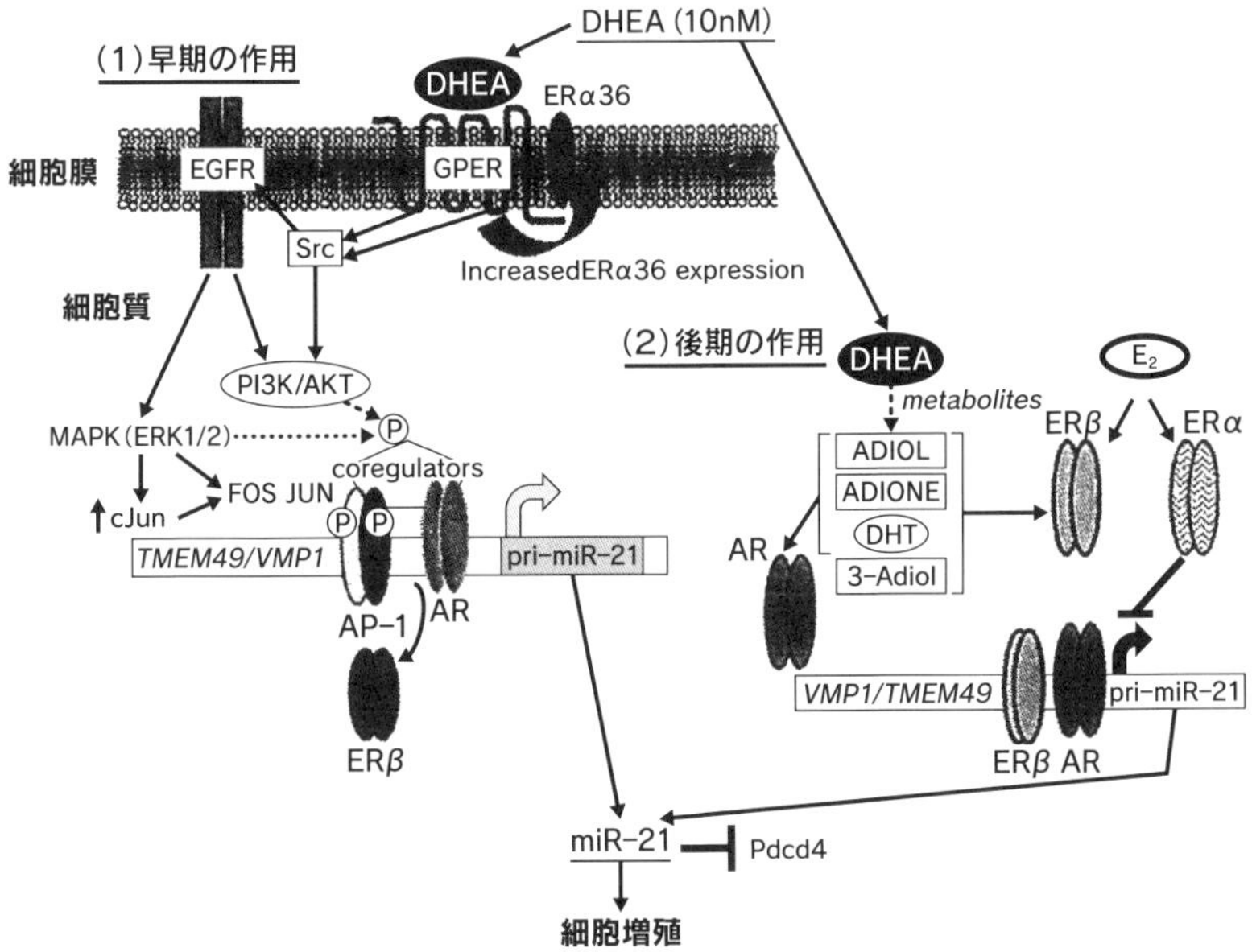

図 72.　DHEA による肝細胞 miR-21 発現の細胞膜と核内受容体の相互作用
(Teng 改変)

SXRにKd 50μM-100μMの極めて低親和性であるが結合し作用を発現する。

DHEAは肝臓の核内受容体のPPARα, PXR/SXR, CARを介してシトクロームP450と外来性化学物質の代謝酵素の発現を調節する事が明らかにされている。DHEAは外来性化学物質と肝臓に蓄積される有害物質の除去作用を司っている。

クリンゲらは今まで発表された一連のラットとマウスのDHEAの投与実験を考察して、私達の成績を含め、抗肥満作用、抗糖尿病作用、SLEの発症抑制作用、化学発癌の抑制作用の有益な作用に注目し、DHEAの肝臓への作用を詳細に検討した。DHEAはPP2A（protein phosphatase 2A）を発現しPPARαの脱リン酸化を起こしてPPARαの作用発現を亢進し、DHEAとその代謝物（Adiol, 7αOH・DHEA）はPPARα介してCYP4A1の発現を誘導する事を明らかにした。更に肝臓および肝臓癌に大量に発現しているマイクロRNAのmiR-21に着眼した。肝細胞癌HepG2細胞を使用し、DHEAはpri-miR-21の発現を二相性に促進する事を明らかにした（図72）。第一相はDHEA添加後1時間後に起こる早期のpri-miR-21の発現である（図72の（1）早期の作用）。DHEAは生理的濃度10nMで、細胞膜のG蛋白共役型のエストロゲン受容体（GPER）に作用し、Srcを介して膜のEGFRを活性化しERK1/2を介してpri-miR-21の生成を促進する。次いで後期の第二相は6時間~12時間にわたる長期の作用である（図72の（2）後期の作用）。DHEAが肝細胞内で代謝された△5-Adiol, 3β-AdiolはERβに、DHTはARに結合し、それぞれpri-miR-21のプロモーター上で結合し、pri-miR-21の発現を促進してmiR-21の生成を促進しPdcd4を抑制し細胞増殖を起こす。これは第3章で述べた細胞膜受容体と核内受容体が共同して作用を発現する機序のモデルとなる。DHEAの肝臓における作用を解明するためDHEAにより発現するmiR-21の標的となる下流のRNAを同定する事が重要である。

② 細胞膜受容体

DHEAとDHEASの作用の最近のめざましい進歩は細胞膜受容体が次々と同定され、それを介した作用が解明された事である。細胞膜受容体は表7にまとめている。

第9章のアドレナーキの脳の発達とアルツハイマー型認知症の章で詳しく述べたが、DHEAとDHEASはニューロトランスミッターの受容体であるGABAA受容体、シグマ1受容体、NMDA受容体のリガンドとして結合し、GABAA受容体にはアンタゴニストとして、シグマ1受容体とNMDA受容体にはアゴニストとして、それぞれ活性化作用を起こす。

神経興奮の調節を司り、学習と記憶力を増強し、不安を抑制し、神経ニューロンとシナプスの形成と発達を促進し、神経アポトーシスを抑制する。更に多くの神経疾患の症状を改善する有益な効果を発揮する。

(イ) GABAA受容体

GABAA受容体はヘテロの五量体のClチャンネルである。DHEASの特異的結合部位を持ち、

GABAA受容体の抑制性シナプスの抑制を解除し、神経を活性化する。

(ロ) NMDA受容体

NMDA受容体はヘテロの四量体で、グルタミン受容体ファミリーである。DHEA, DHEASの特異的結合部部位を持ち、神経を活性化する。

(ハ) シグマ1受容体

シグマ1受容体は非常に興味ある受容体であり詳しく紹介する。シグマ1受容体は少なくとも2つのサブタイプがある非オピオイド受容体である。1996年に223のアミノ酸からなるシグマ1受容体がクローニングされた。これは細胞内小胞体（ER）受容体である。動物組織に普遍的に存在し、塩基性配列は90％以上動物間で保存されている。脳に大量に存在し、肝臓、膵臓、内分泌臓器を含む末梢組織に発現し、がん細胞にも発現している。

シグマ1受容体は小胞体膜に存在し、小胞体膜の中から細胞質に向けて小胞体膜を2回貫通するループ上の構造を持っている（図73）。ステロイド結合ドメイン様部位を持ち、第二の膜貫通部位のC端がリガンド結合部位である。リガンドとしてペンタジン、ハロペリドールなどの多くの薬物と、内因性リガンドとしてDHEAとプロゲステロンが同定されており、アゴニストとして作用する。

最近のトピックスはシグマ1受容体が、細胞内Caレベルの調節作用と、蛋白の正常な折りたたみの立体構造を形成し、蛋白の生理機能を維持するシャペロン作用を持つ事が明らかにされた事である。ミトコンドリアに密着した小胞体（ER）膜（MAM）でシグマ1受容体はIP3Rを介してERからミトコンドリア内へCaを取り込みATPの産生を増加させる。シグマ1受容体はERでの活性酸素（ROS）の産生を抑制して、核内のBcl2mRNAを増加させ抗アポトーシス作用を示す。

高濃度のリガンド（薬物、DHEA）または病気の異常状態での極端なERストレス（Caの低下、グルコースの低下、温度の上昇）にさらされると、シグマ1受容体が過剰発現し、シグマ1受容体はER膜から細胞質と細胞膜へ移送されERシャペロンとして働き、ERで生合成された蛋白が正常に折りたたまれ生理作用を発現できるようにする。

DHEAをリガンドとしてシグマ1受容体そのものがシャペロン作用を持つ特異な受容体である。細胞の生存と寿命に重要な役割を持つ（図73）。

(ニ)　TrKA受容体（チロシンキナーゼA受容体）

TrKA受容体（チロシンキナーゼA受容体）は哺乳動物のNGF（神経成長因子）をリガンドとする。神経細胞の抗アポトーシス作用を持つ。

マウスの胎児のニューロンにP450c17とNGF受容体が免疫染色で共存する事からDHEAと

表7. DHEA、DHEASの細胞膜受容体

受容体	親和性（Kd）	細胞/組織
GABAA 受容体（DHEAS）	9.3 ± 1.8μM	HEKZ 9 3 細胞
NMDA 受容体（DHEA）	50nM	ラット海馬スライス　マウス
（DHEAS）	1μM	胎児ニューロン、ヒト神経幹細胞
シグマ 1 受容体（DHEA）	50μM	PC12 神経細胞
TrKA 容体（DHEA）	7.4 ± 1.75nM	PC12 神経細胞
G 蛋白共役型受容体（GPCR）（DHEA）	48.7pM	血管内皮細胞
GPER（DHEA）	10nM	HepG2 細胞
IGF-1（DHEA）	10nM	ヒト間葉系幹細胞

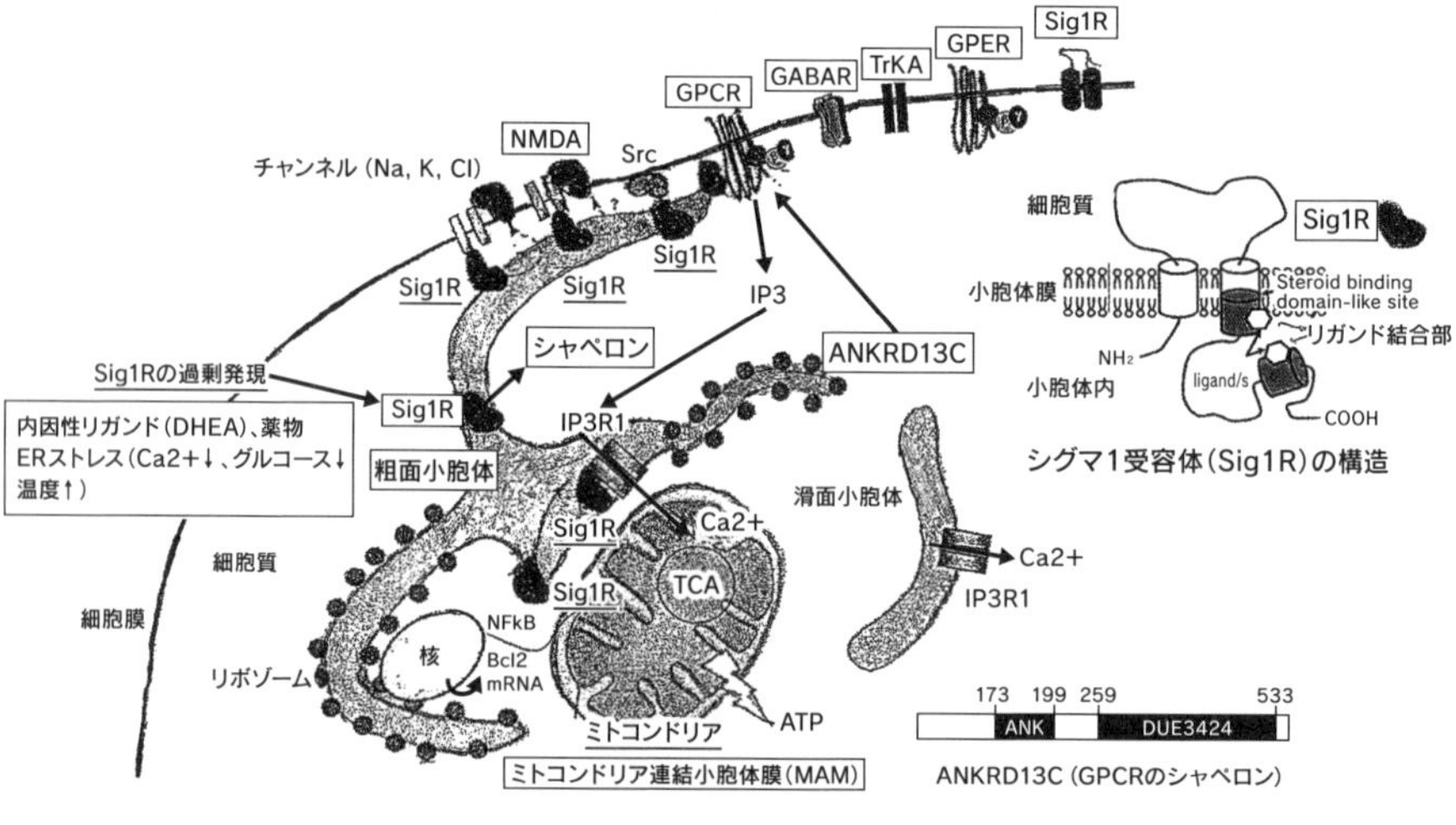

図 73. シグマ 1 受容体 (Sig1R) シャペロンと細胞内オルガネラの調節と細胞膜受容体 (Su 改変)

NGF受容体の相互作用が示唆されていた。ペディアディタキスらはDHEAがTrKA受容体にKd 7.4nMの高親和性で結合し、TrKA受容体のリン酸化を起こし、神経細胞の抗アポトーシス作用を起こす驚くべき事実を明らかにした。更に興味ある事にDHEAは非脊椎動物のNGF受容体であるLTrK, ApTrK, AmphiTrKにも結合し作用する事を明らかにした。即ちDHEAは進化の過程でNGF受容体の原始的リガンドとして作用し、現在もTrKA受容体のリガンドとして作用している事が明らかにされている。

(ホ) **G蛋白型共役型受容体（GPCR）**

G蛋白型共役型受容体（GPCR）は第9章の心血管疾患の所で詳細に紹介した。DHEAの細胞膜受容体の研究がブレイクスルーしたのはこのGPCRの同定である。リューらは血管内皮細胞膜DHEAに特異的にKd 49pMの高親和性のGPCRを同定し、DHEAはこのGPCRに結合し、NOを生成して内皮細胞の増殖を誘導する事を明らかにした。

(ヘ) **G蛋白共役型エストロゲン受容体（GPER）**

G蛋白共役型エストロゲン受容体（GPER）は最初G蛋白共役型7回膜貫通型のオーファン受容体としてクローニングされGPR30と命名された。そのリガンドがE2である事が明らかにされGPERと命名された。ERのジェノミック作用とGPERのノンジェノミック作用と合わせた臨床応用が非常に興味を持たれている。
DHEA が GPER のリガンドとして作用する事が明らかにされ、肝臓における作用が証明されている。

(ト) IGF-1 受容体

IGF-1 受容体について受容体は同定されていないが、DHEA がヒト間葉系幹細胞に作用して MAPK、ERK1/2 を介して IGF-1mRNA を増加させ骨芽細胞に分化させる事が明らかにされた。
DHEA は臨床上男女ともに骨密度を増加させる事が証明されている。

(3) DHEA と DHEAS の受容体の展望

以上紹介したように DHEA と DHEAS の作用機序が詳細に解明されて来た。
高齢男性と閉経後の女性およびホルモン依存癌（乳癌、前立腺癌）において重要なイントラクリノロジー調節は脊椎動物の初期の進化の過程で既に機能していた。
DHEA 核内受容体として DHEA の代謝物である 7βOH・DHEA と 7βOH・EpiA の受容体の可能性が強く想定されている。そのクローニングが期待される。
DHEA と DHEAS の細胞膜受容体については目覚ましい進歩がある。その作用の多くは脳神経における作用である。

DHEASはニューロトランスミッターの受容体であるGABAA受容体、シグマ1受容体とNMDA受容体の脳神経における作用は確立している。最近シグマ1受容体の新しい機能として神経細胞膜のイオン・チャンネルの調節、細胞内Caレベルの調節とERストレスに拮抗するシャペロン機能を持つ事が明らかにされ注目されている。神経細胞の抗アポトーシス作用に重要であるのみならず、心臓、肝臓などへの作用も明らかにされつつあり、今後の研究の発展が期待される。

更にTrKA受容体、GPCRとGPERなどのDHEAの高親和性の細胞膜受容体が次々と同定されている。TrKA受容体は進化の過程で早くから脳神経細胞に作用し、GPCRは血管内皮細胞に作用し、GPERは肝臓において作用する事が明らかにされている。

これらの作用機構のもとに、老化とともに発症・進行するアルツハイマー型認知症、心血管疾患、フレイル・サルコペニア、骨粗鬆症、感染症、癌などの病態の解明と、予防と治療にDHEAの補充の重要性が非常に期待出来る時代に入ってきた。

第10章 超高齢社会とDHEAS

1 健康長寿とDHEAS

(1) 寿命を決定する遺伝子とエピジェネティクス

線虫の寿命は数週間で、動物の寿命はマウス、ラットの数年から、ヒトの100年まで非常に幅がある。線虫からヒトまでの進化の間に2000倍以上寿命を延ばしている。この事実はこの間に多くの寿命に関わる遺伝子変異が存在する事を示唆している。

最近寿命を決定するメカニズムが解明されつつある。ケニオンは線虫をモデルにして優れたレビューを書いている(図74)。

寿命を延長する遺伝子としてはストレス応答遺伝子と、栄養センサー遺伝子が重要である。これらの遺伝子が細胞を防御し、機能を維持して、寿命を延長する。最も良く知られたシグナルは食事制限(カロリー制限)である。この効果は酵母から線虫、ショウジョウバエ、マウス、霊長類のアカゲザルまでの多くの種の進化において保存されている。

隔日の食事制限またはカロリー制限(20~30%)、特に中高年のカロリー制限は寿命を延長させる。

霊長類アカゲザルの研究では、米国のウイスコンシン大学と米国国立加齢研究所において、別々にアカゲザルに好きなだけ食べさせる群と、30％のカロリー制限をする群の生存年数を比較し、大学では寿命を延長させると報告したが、研究所では寿命を延長しないと相反する結果を報告した。最近両チームはそれぞれの結果を持ち寄り一緒に解析した。大学ではカロリー制限を始めた年齢が成獣の7～15歳なのに対し、研究所では1～23歳と幅が大きかった。

研究所の年令を若年（1～14歳）と中高年（16～23歳）に分けて解析すると、若年ではカロリー制限は寿命を延長しないが、中高年では寿命を延長する事が明らかになった。これは大学の結果と一致した。特にオスでは平均寿命は9歳も長く35歳であった。霊長類においても中高年のカロリー制限は寿命を延長する事が証明された。この研究でカロリー制限は、ガンの発生率を15～20％抑制し、糖尿病と脳卒中の発症を遅くする事が明らかにされた。

ヒトにおいてはロスの先駆的な研究では、カロリー制限が寿命を延ばし、血中インスリンは低値を示し、血中DHEASは高値を示す事が報告されている。

そのメカニズムは線虫においては、インスリン／IGF受容体であるDAF-2の活性を低下させる変異と、その下流のキナーゼ（例えばAKTなど）の活性を低下させる変異は、インスリン／IGF-1シグナルを抑制し、転写因子DAF-16（ヒトではFOXO3）の遺伝子発現を促進する事により寿命を延長させる事が証明されている。

実際ヒトにおいてインスリン受容体の変異が日本人のコホートスタディで、AKTとFOXO3Aの変異は世界のそれぞれ3つと7つのコホートスタディで、長寿に相関している事が示されている。FOXO3Aの変異は全世界に広がっており、特に90〜100歳の長寿に高頻度に見られる。FOXO蛋白が長寿に重要である事が証明されている。

更に酸化ストレスによるSIR-2（ヒトではSIRT-1）、熱などのストレスによるHSF-1とLIN-4、AMK、JNK、生殖腺のシグナルTCER-1などの過剰発現は全てDAF-16（FOXO3）の遺伝子発現を促進し、下流のストレス応答遺伝子、シャペロン、チャンネルなどを活性化させ寿命を延長させる事が明らかにされた（図74）。

カトラーは霊長類のヒト科（類人猿とホモ属）（図47）の寿命の延伸を明らかにするため、絶滅した種において現存する種の系統発生学的分析と、化石からの脳の重量と体重から計算出来る式を作成し、最大寿命（MLP）を推定した。この両方の方法でMLPは哺乳類の進化とともに増大し、ヒト科の種の出現後に極めて早い速度でMLPは増大した事を明らかにした（図75）。

この急速に寿命が延伸した事は寿命の延伸にはわずかな遺伝子の変異が存在するに過ぎず、頭脳の発達と生理的な体の発達が、寿命の延伸に大きく寄与していると考えられる。これらの遺伝子変異は構造遺伝子のセットを基本的に調節する遺伝子である。

一方老化において、胎児幹細胞（ＥＳ細胞）はインビトロで不死であるが、体細胞は分裂して細胞老化を起こし死に到る。これは老化が、エピジェネティクスの現象である事を示している。

ヒトの寿命の延伸のために重要な遺伝子産物は、ヒトで比較的高レベルで発現している事が期待さ

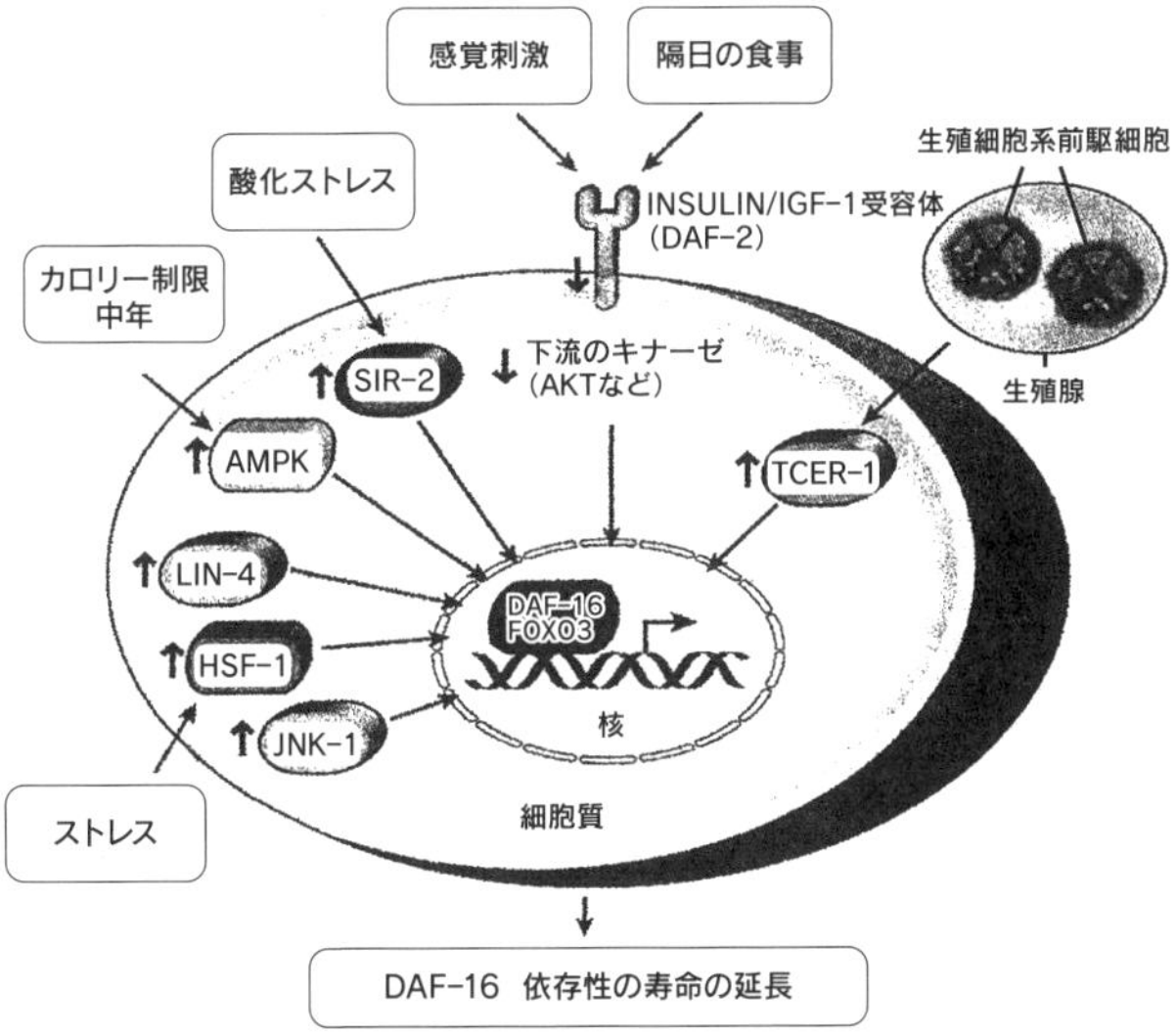

図 74. DAF-16 (FOXO3) を介した寿命延長のメカニズム (Kenyon 改変)

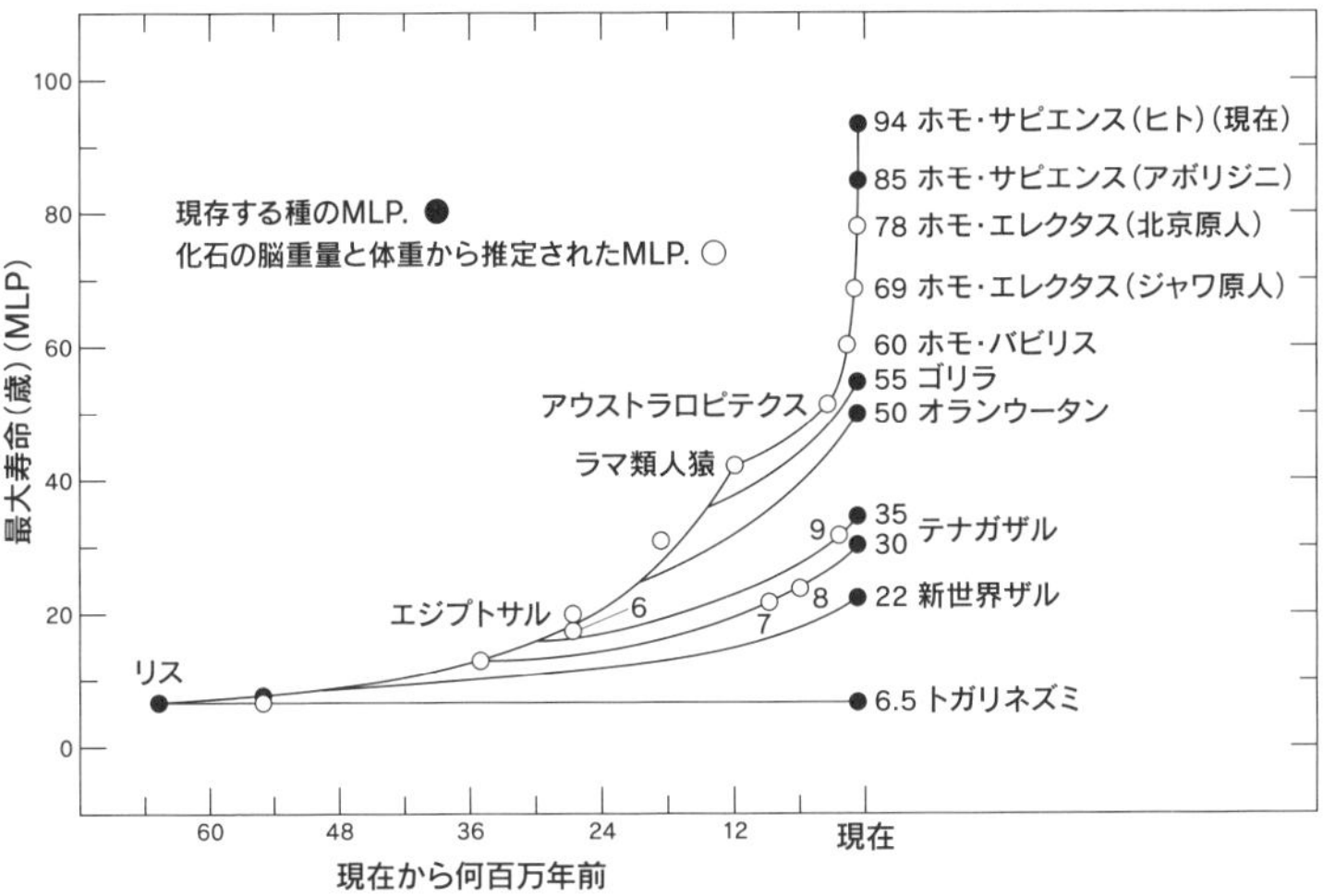

図 75. 霊長類からヒトへの進化における最大寿命 (MLP) (Cutler 改変)

れる。この候補としてはシャペロン、DHEAS とコルチゾールが挙げられる。

シャペロンは蛋白質、DNA、RNA のポリマーが折りたたまれていない未成熟な状態または変性状態において、これらに結合して適切に折りたたまれた状態（生理的状態）になる事を助ける蛋白質の総称である。折りたたみ（フォールディング）は蛋白質、DNA、RNA が適切な構造と正常な機能を獲得するプロセスである。これに加え、蛋白質の複合体形成、輸送、リフォールディングと、変性蛋白質の凝集の阻止と分解を促進する機能を持つ。シャペロンはハウスキーピングの構成蛋白質か、またはストレス応答蛋白質であり、細胞の恒常性維持に特に不可欠な蛋白質である。

(2) DHEA のシャペロン誘導とアンチエイジング

DHEA の作用としてシャペロンの役割は極めて大切である。DHEA の作用に関わる主なシャペロンについて解説する（表8）。

① TSPO（トランスローケーター蛋白）

主として脳において DHEA 生合成の前駆体のプレグネノロンは、細胞質からミトコンドリアの膜に存在する TSPO を通してミトコンドリア内に輸送されたコレステロールから生合成される。TSPO は DHEA 生合成の律速蛋白で極めて重要である（図60）。

TSPO の発現は炎症や外傷のストレスにより増加し老化とともに低下する。老化とともに低下する

TSPOの発現とDHEAの産生は、新規のTSPOのリガンドのシャペロン作用により回復出来る可能性がある。

② HSP90

バクテリアからヒトまで、ほとんどの全ての種で高温に曝されると比較的大量に産生される一群の蛋白質が熱ショック蛋白(HSP)と呼ばれる。現在このHSPは細菌感染、炎症、酸化ストレス(活性酸素)、重金属、紫外線、飢餓、低酸素などのストレスで誘導される事が知られており、顕著な細胞保護作用を示しホメオスターシスの維持に必須である。HSPの発現はストレスによる細胞死を阻止する。

HSPは分子量によりそれぞれの名前がつけられている。例えば70KDaのHSPはHSP70と呼ばれる。HSPはファミリーを形成するシャペロン蛋白質である。HSPのATPaseドメインにATPが結合し作用を発現する。HSP70は変性蛋白を正常に折りたたむ機能を持つ。

ステロイドホルモン受容体(SR)は、HSP90と細胞質内で結合し複合体を形成している事はステロイドホルモン受容体研究の初期から知られていた。

最近HSP90以外のコ・シャペロンが同定され、HSP90・コ・シャペロン複合体としての機能に注目が集まりホットな領域となっている(図76)。SRは全て細胞質でHSP90と結合する。SRはシャペロンとコ・シャペロンを順番に段階を追って結合する。これはリガンドが結合しないSRの安定化と機能維持に必須である。更にリガンドが結合した後、標的遺伝子の活性化に重要である。

表8．シャペロンとDHEA

シャペロン	作用
1．蛋白シャペロン	
TSPO（translocator protein）	DHEAの生合成に必須のコレステロールのミトコンドリア内への転送
HSP90	ステロイド（DHEA）受容体と結合し受容体の安定化に必須
ジグマ1受容体	DHEAをリガンドとした受容体であり、小胞体（ER）シャペロンとして作用
ANKRD13D	GPCR（GPER）の生合成と転送
HSP70	DHEAにより発現増加。蛋白質の折りたたみ、変性蛋白の修復。ストレスに抵抗し、寿命延長
HSP47	DHEAにより発現増加。皮膚コラーゲンの生合成
2．DNAシャペロン	
ReQ蛋白ヘリケース	DNAの形態維持。WRNヘリケース変異（ウエルナー症候群（早老症））
3．RNAシャペロン	
DEAD-box蛋白	pre-mRNAスプライシングの維持

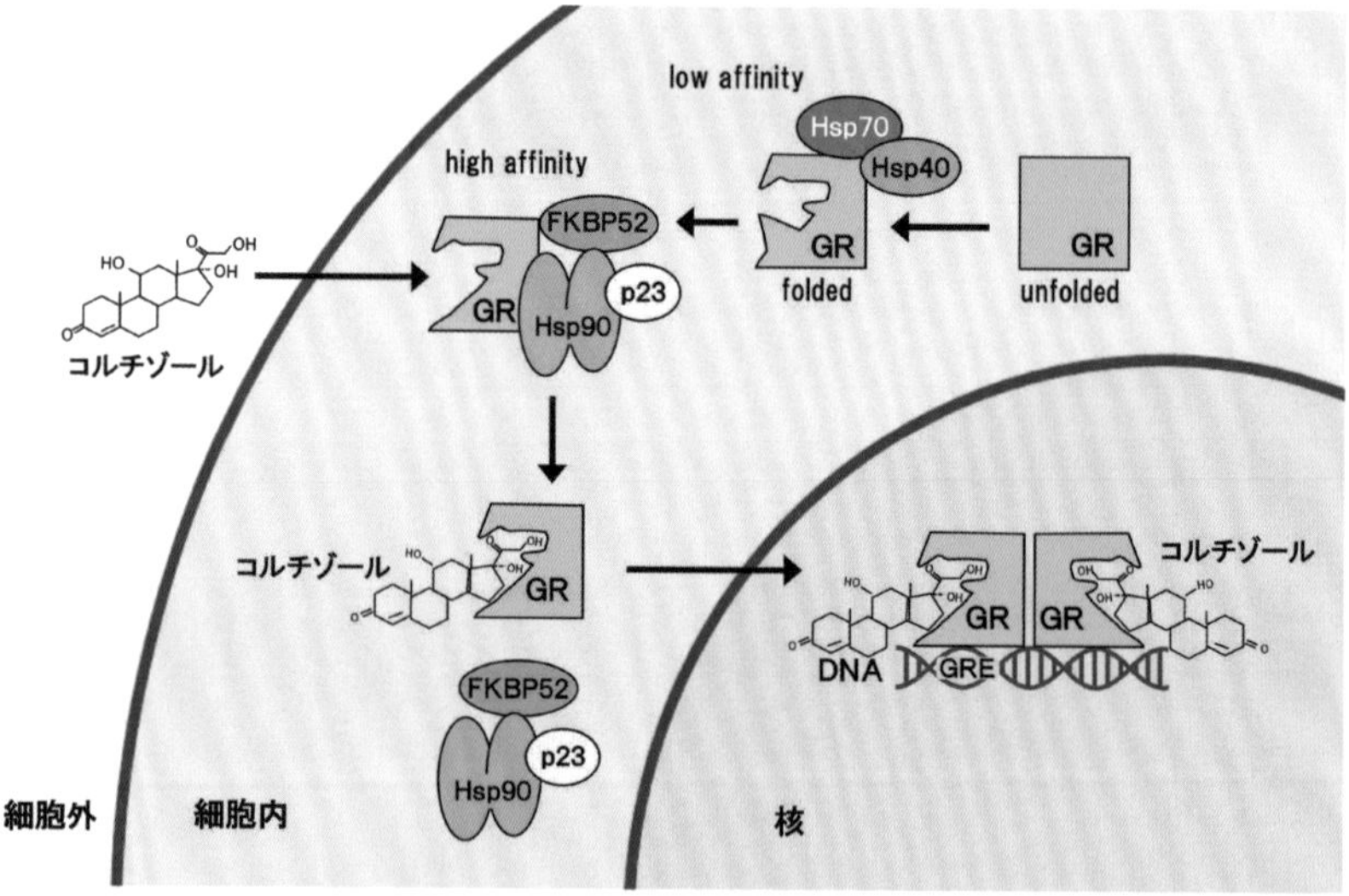

図76．グルココルチコイド受容体(GR)とHSP90とコ・シャペロン(Sinclair改変)

図76にグルココルチコイド受容体（GR）を例にとって説明する。折りたたまれていない（unfolded）GRにHSP70とHSP40が結合し、GRは折りたたまれた（folded）、低親和性のGRとなる。このGRにHSP90とコ・シャペロンのFKBP52とP23などが結合し、立体構造が変わり高親和性のGRとなる。これにコルチゾールが結合すると、HSP90とコ・シャペロンは解離し、コルチゾール・GR複合体のホモ・ダイマーが核内の標的遺伝子のGREに結合し転写がスタートする（図76）。

最近精神疾患の統合失調症や双極性障害においてGRおよびGRシャペロンとコ・シャペロン（FKBP52）の発現異常が明らかにされている。

③　HSP70

HSP70はアンチエイジングと長寿に重要なシャペロンである。

老化とは生涯にわたる細胞と臓器の破壊作用と、それに対抗して細胞のホメオスターシスを維持する作用の衝突である。大分子の蛋白質は、種々のストレスに常にさらされ、細胞は障害され細胞機能の消失と細胞集団の減少を引き起こし老化が進行する。

抗老化（アンチエイジング）作用と寿命の延伸の鍵となる細胞のホメオスターシスに大切な蛋白質がHSP70である。

転写因子HSF−1は、種々のストレスにより細胞が障害される時、またはSIRT−1によって、誘導される。HSF−1の発現が誘導されると、HSF−1モノマーがHSF−1トリマーになり、DNA上のHSEに結合して、多くのHSPが生合成される。特にHSP70は抗老化（アンチエイジング）作用に重要で、DHEAによりHSP70の生合成が促進され、シャペロン作用を発現する。HSP70は細胞毒性からの保護、抗アポトーシス作用、蛋白質の折りたたみ（フォールディング）を促進し、蛋白質の変性の阻止（リフォールディング）、蛋白質の凝集阻止、変性蛋白質の分解促進により細胞寿命を延長し、抗老化（アンチエイジング）作用を発揮する。DHEAはHSF-1とHSP70の発現を促進する（図77）。更にインスリンがインスリン受容体を介したシグナルはFOXOの作用を抑制する。FOXOはHSF-1同様にHSP遺伝子の上流に結合し、HSP生合成を促進するので、インスリンシグナルの抑制が抗老化作用に重要である。

図50に示すように老化とともに血中DHEASが著減するので、HSF-1とHSP70の発現が低下し、HSP70のシャペロン作用が減弱する。そのため種々のストレスにより変性蛋白質は増加し凝集し、変性蛋白質の再度の正常な折りたたみが出来ず、ユビキチン化のプロテアーゼによる蛋白質分解が起こらず、変性蛋白質は細胞内に蓄積し、細胞機能は消失し、細胞は死滅し、老化が促進する（図78）。実際老化とともに血中HSP70は低下する事が証明されている。

HSP70の発現は、ヒト網膜の検討では幼児で高く老化とともに減少し、ヒトではアカゲザルの2倍発現している。この結果は血中DHEAS値とHSP70の発現が相関する事を示唆する。

高齢者において筋肉、肝臓、脳を含め全身の臓器のHSP70が低下する事が、高齢者のフレイルと認知機能の低下に有意に相関する事が示されている。

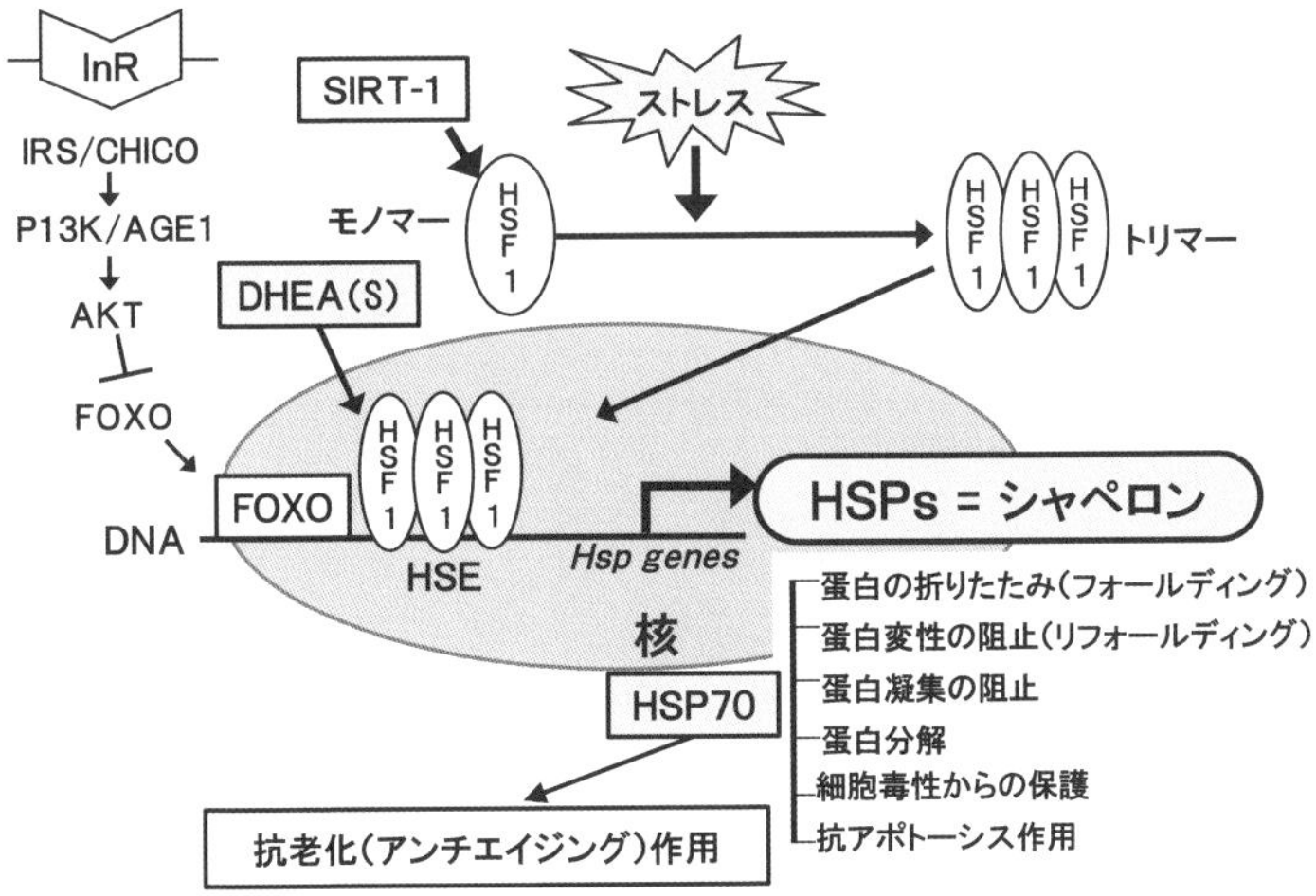

図 77. HSF-1 を介した HSP の発現機序と HSP70 のアンチエイジング作用

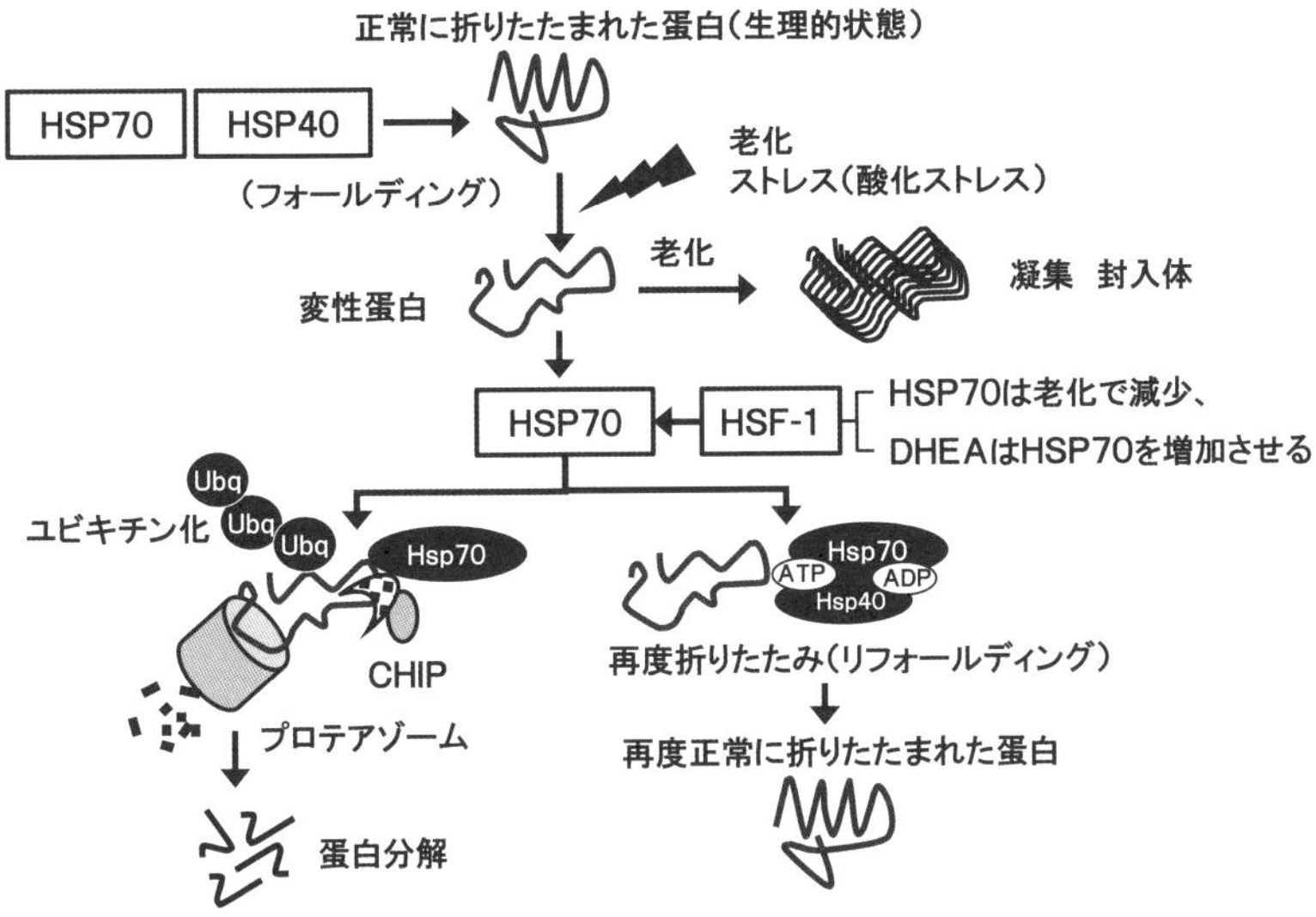

図 78. HSF-1 と HSP70 によるアンチエイジングのメカニズム(Murshid 改変)

DHEA投与によりHSP70の発現増加はラット、マウスにおいて外傷、出血、炎症に対して延命率を改善する事が報告されている。

以上の成果はDHEAによるHSP70の発現亢進が、抗老化（アンチエイジング）作用と、疾病の予防に重要である事を示している。

④ HSP47

DHEAを皮膚に塗布すると、皮膚局所でHSP47の発現が増加し、皮膚のコラーゲン生合成を亢進させる。HSP47は皮膚の抗老化シャペロンである。

⑤ シグマ1受容体

第9章で詳細に説明しているのでそれを参照して頂きたい（図73）。DHEAがシグマ1受容体のリガンドでありシグマ1受容体そのものがシャペロンである。

シグマ1受容体は小胞体（ER）シャペロンであり、ERストレス、DHEA、薬物で過剰発現し、ERで生合成される蛋白質のフォールディングに重要である。ERとミトコンドリアの間に存在しCaの転送、ATPの生合成、抗アポトーシス作用を起こす。

⑥ ANKRD13C

小胞体からGPCRの生合成と転送を特異的に調節する（図73）。

(3) コルチゾールのシャペロン誘導とストレス

動物の最大寿命は血中コルチゾールと正の相関を示す（図79）。血中コルチゾール基礎値が高くなるほど最大寿命は延長する。実際インビトロでコルチゾールは線維芽細胞の寿命を延長させる。そのメカニズムとして、コルチゾールはRecQDNAシャペロン（ヘリケース）の発現およびハウスキーピングの分子シャペロンの発現を増加させ、シャペロンが老化に伴い低下する事に拮抗する。コルチゾールはストレスにより影響される。急性ストレスでは血中コルチゾールと血中DHEASはともに増加するが、慢性ストレスでは血中コルチゾールは増加するが、血中DHEASは著減する。血中コルチゾールは、血中DHEAとともに日内変動を示す事により、コルチゾールとDHEAのバランスを持った変動がホメオスターシスを維持する。

間歇的なマイルドなストレスは、コルチゾールを動員してHSP70の発現を増加させ、抗老化（アンチエイジング）作用を示すとともに、老化に伴い進行するフレイルに拮抗する。

しかし持続した血中コルチゾールの異常高値を示すクッシング症候群と、慢性ストレスにより血中コルチゾールが高値を示し、血中DHEASが低値を示す老人では、海馬萎縮と記憶障害を起こす有害な作用を起こす事に注意しなければならない。

そのメカニズムとして、海馬にはコルチゾールの受容体としてミネラロコルチコイド受容体（MR）とグルココルチコイド受容体（GR）が存在する。コルチゾールは、GRの5～10倍の高親和性でMRに結合して作用を発現する。正常のコルチゾールレベルでは、コルチゾールはMRを活性化して、海馬の機能を活性化して記憶力の維持に貢献する。血中コルチゾールが異常に高いと、海馬におけるMR機能は抑制されGRの機能を促進して海馬の萎縮を起こす。

血中コルチゾールの日内リズムと、間歇的なマイルドなストレスによる一過性のコルチゾールの増加は、老化に伴い低下する血中DHEASとシャペロンHSP70の低下に拮抗して、シャペロンHSP70の増加を起こしホメオスターシスの維持に重要である。

(4) 血中DHEAS濃度に相関する遺伝子

DHEASの血中濃度はTの100～500倍、E2の1000～10000倍であり、ステロイドホルモンの中で、血中に最も高濃度に存在する。

血中DHEASは男女ともに老化に伴い直線的に著減し若年成人の10％～20％まで低下する。この血中DHEASの低下は、加齢に伴い発症、進行する病気に重要な役割を演じている事が考えられる。前章で詳述したように血中DHEASの低下は男性の心血管疾患の死亡率と相関している。

双子の家系の研究で血中DHEAS濃度の遺伝的関与は60％と推定されている。しかし血中DHEAS濃度に相関する遺伝子は今まで同定されていなかった。

バンデンプットはCHRGE共同体の7つのコホートスタディで、白人14846人のGWASデータを初めてメタ解析を行い、血中DHEAS濃度の低下に相関する8つのSNPSを同定している（表9）。以下その主なSNPの意義について解説する。

① ジンクフィンガー蛋白（ZKSCAN5）

血中DHEAS濃度の低下と最も強い相関を持ったSNPのrs11761528領域にあるのはジンクフィンガー蛋白である。これは胎児と成人の組織に普遍的に発現している。

寒冷ショックにより出現するジンクフィンガー蛋白はRNAシャペロン活性を持ちDNA結合能を決定する。HSP40のジンクフィンガードメインは、HSP70のコ・シャペロンとしてHSP70と結合して生理的機能を持った折りたたまれた蛋白に立体構造を変えるのに重要である（図76）。ヒト神経細胞においてDHEAから変換したTとE2は、それぞれのジンクフィンガードメインを持った受容体と結合しHSP70の発現を促進し、アミロイドβ蛋白の毒性から神経細胞を保護する。E2はDNAシャペロンWRNヘリケースの発現を促進し女性の寿命を延長させる。

② SULT2A1

SNPのrs2637125の領域にあるのはDHEAからDHEASを生合成するホスホトランスフェラーゼSULT2A1である。SULT2A1高値はDHEASの生合成を促進する。

③　HHEX

SNPのrs2497306の領域にあるのはHHEXである。これは転写因子のホメオボックスファミリーの一つである。その多くは発達の過程で重要である。

HHEXのSNPは2型糖尿病と相関し血中DHEAS濃度の低値と相関する。いくつかのGWASの研究でHHEXのSNPのrs1111875とrs5015480は2型糖尿病と相関している事が証明されている。更にこのSNPは血中DHEAS濃度の低値と相関している（p=0.009）。これは肥満2型糖尿病において血中DHEASの低値とインスリン抵抗性が相関している事実と一致する。DHEA投与はブドウ糖の取り込みを促進し、インスリンの感受性を亢進させる。これらの事実は糖尿病に相関したSNPがDHEASに相関している事を強く示唆し、DHEASの作用の解明に重要な手がかりを与える。

④　CYP2C9

SNPのrs2185570領域にあるのはCYP2C9である。これは重要なシトクローム P450でありヒト肝臓の全シトクローム P450含量の約20％を占める。薬物、外因性化学物質の代謝に重要である。その他ステロイド、脂質などの多くの代謝に重要である。

⑤　ARPCIA

SNPのrs740160の領域にあるのはARPCIAである。これは細胞内のアクチンのポリマー化とフィラメントの集合を起こしDHEAにより誘導される。

⑥ BCL2L11

SNPのrs6738028の領域にあるのはBCL2L11である。これは抗アポトーシス蛋白でアンチエイジング作用を持つ。

全てのゲノムから、遺伝子の大きさ、SNPの密度と連鎖不平衡の回帰分析から遺伝子スコアを計算し、DHEAの作用経路に基ずいた相関を明らかにした結果、外因性化学物質と代謝経路に含まれるCYP2C9とCYP3A43が重要である事が明らかにされた。CYP2C14とCYP3A2の発現はラット肝臓において老化とともに有意に低下する事が明らかにされている。

以上の事実は血中DHEAS濃度の低下に相関する遺伝子としてシャペロン作用に重要なジンクフィンガー蛋白と、細胞内アクチンポリマー化のARPC1Aと、抗アポトーシス蛋白のBCL2L11はDHEASが抗老化（アンチエイジング）作用に重要である事を示している。

更に2型糖尿病と肝臓の薬物代謝と外因性化学物質の代謝が、老化に伴う血中DHEAS濃度の低下と密接に関係している事が示された。

DHEASは抗老化（アンチエイジング）作用、抗糖尿病作用と肝臓代謝における肝予備能の維持に重要な役割を持つ事が考えられる。

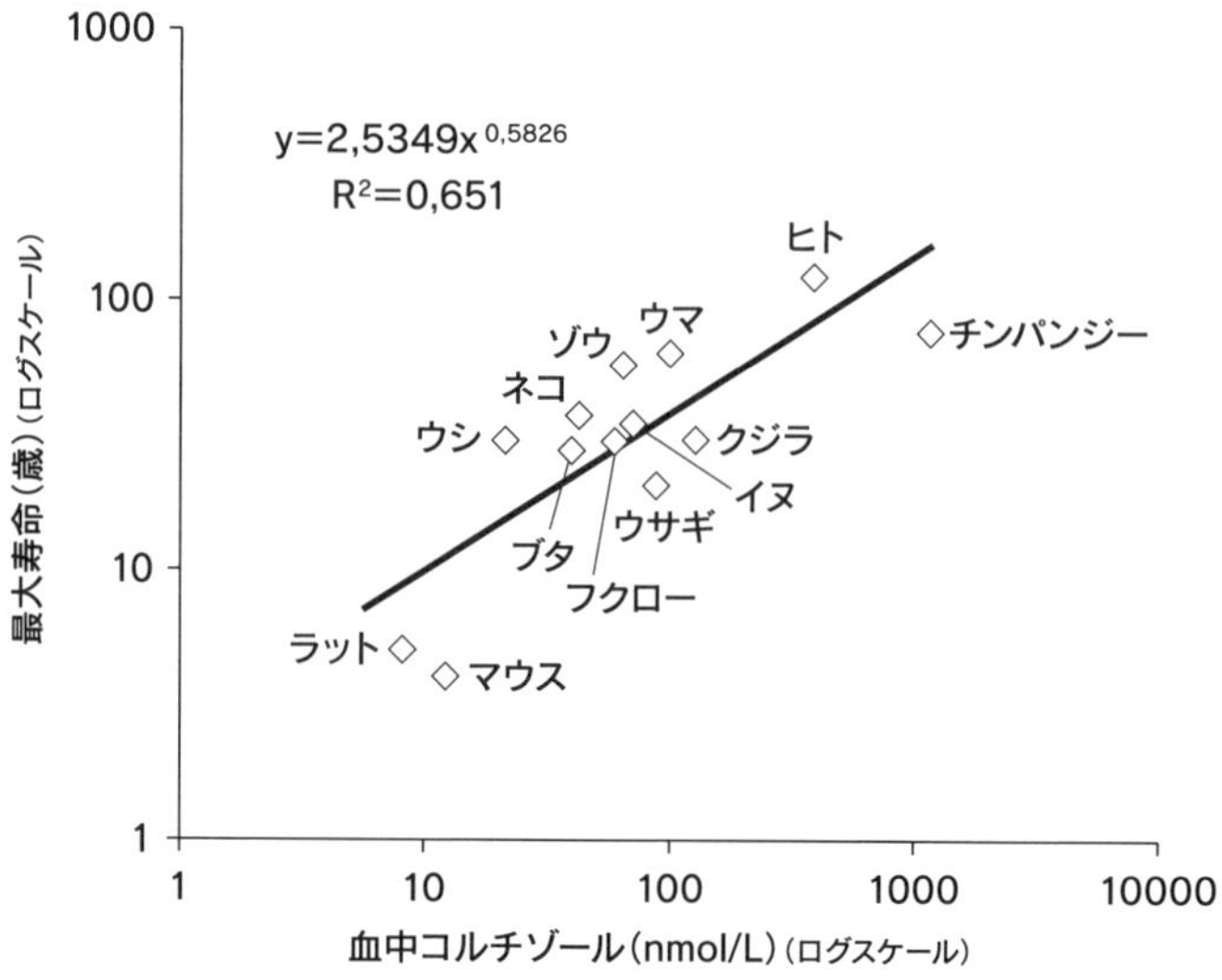

図 79. 血中コルチゾールと各種動物の最大寿命の相関 (Kroll 改変)

表 9. GWAS の解析による血中 DHEAS 濃度と相関する SNPS (Zhai 改変)

SNP	染色体	遺伝子	遺伝子への距離	P値
1. rs11761528	7	ZKSCAN5	イントロン	$3.1X10^{-36}$
2. rs2637125	19	SULT2A1	12Kb	$2.6X10^{-19}$
3. rs7181230	15	BMF	23Kb	$5.4X10^{-11}$
4. rs2497306	10	HHEX	25Kb	$4.6X10^{-9}$
5. rs2185570	10	CYP2C9	-2Kb	$2.3X10^{-8}$
6. rs740160	7	ARPCIA	イントロン	$1.6X10^{-16}$
7. rs17277546	7	TRIM4/CYP3A43	3UTR	$4.5X10^{-11}$
8. rs6738028	2	BCL2L11	-62Kb	$1.7X10^{-8}$

(5) DHEASと長寿

既に述べたように霊長類の寿命の急速な長命化はわずかな遺伝子が関与し、胎児幹細胞が不死を示すにも関わらず、生体の体細胞は複製を繰り返す間に老化する事は老化がエピジェネティクスの現象である事を示している。

動物の寿命が長命化するための重要な因子は、長寿の種に比較的高レベルに存在している事が期待される。

DHEASは霊長類のヒトと類人猿のみに血中に高濃度に存在する。

クロルは最近血中DHEASが、霊長類の最大寿命と正の相関を示すと言う興味ある事実を明らかにした（図49）。これはDHEASの血中濃度が高いほど寿命が長い事を示している。ヒトは霊長類の中で血中DHEAS濃度は最も高く最も長命である。

福岡県の田主丸の住民のコホートスタディにおいて、27年の追跡調査を行い、男性において血中DHEAS高値群は低値群と比較して有意（P<0.001）に長命である事が証明されている（図80）。

DHEASと寿命との関係についての最新のエビデンスを前章で詳述した。

バンデンプットが白人14846人のGWASの詳細な解析により、血中DHEASに相関するSNPを初めて同定した成績は重要である。血中DHEAS濃度に最も強い相関を持ったSNP領域にあるのはジンクフィンガー蛋白である。これは蛋白質、RNAとDNAの各シャペロンの作用に強く相関して

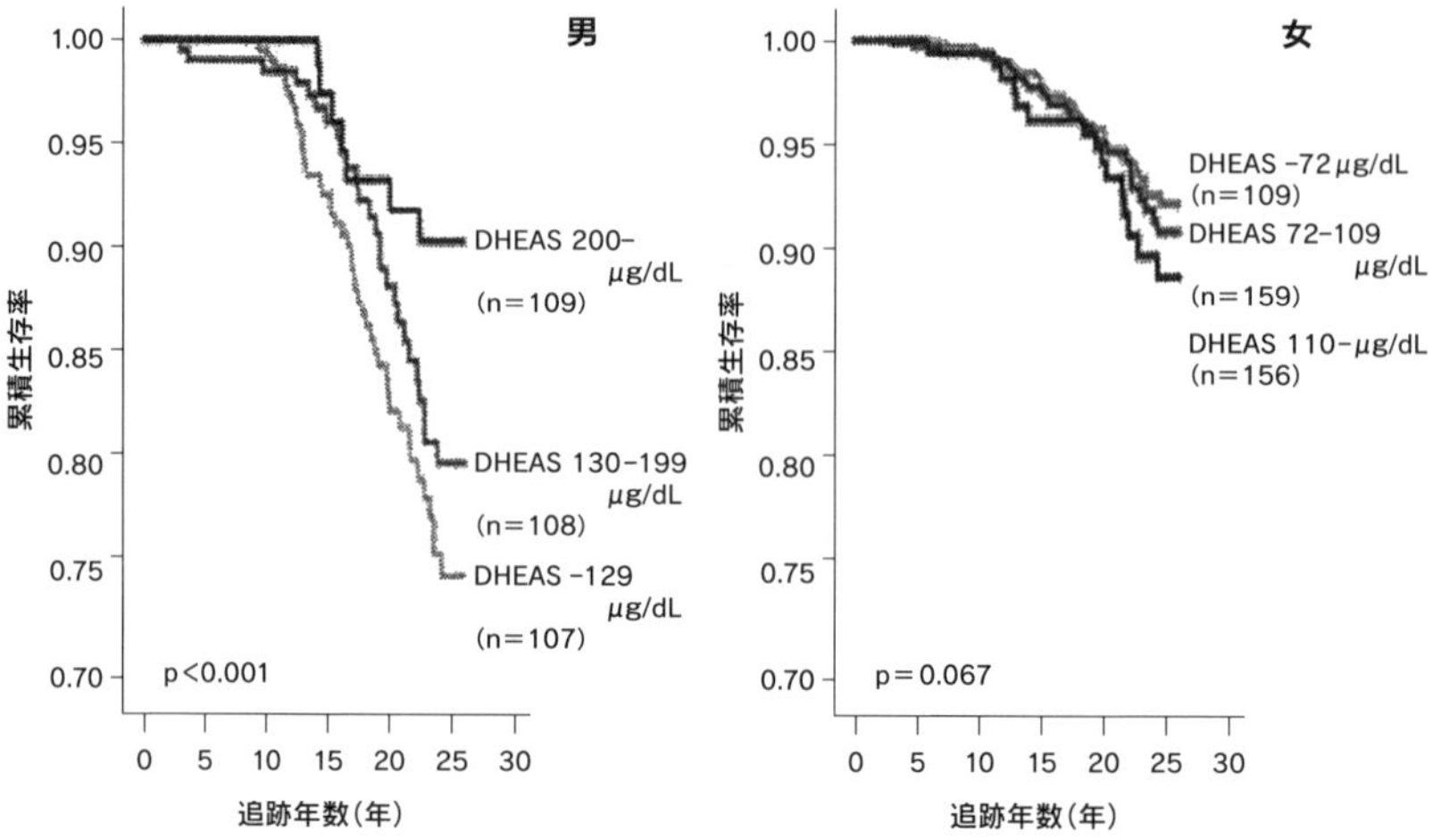

図 80. 血中 DHEAS 濃度と寿命 (Enomoto 改変)

いる。ステロイドホルモンが作用するジンクフィンガードメインを持った核内受容体のフォールディングにはHSP70とジンクフィンガーを持ったHSP40の結合により起こり、生理作用を持つ核内受容体の安定化にHSP90が重要である(図76)。

既に述べたようにHSP70は老化やストレスで変性した蛋白質を再度フォールディングし、正常機能を持った蛋白質にする事と、不要になった蛋白質を分解する作用を持ち、細胞機能の維持に極めて重要である（図78)。HSP70の発現はヒトが霊長類アカゲザルの2倍である。DHEASと霊長類の最大寿命の相関にはDHEAによるHSP70の発現が反映している事が考えられる。

アクチンポリマー化のARPCIAと抗アポトーシス蛋白質のBC2L11はともにDHEASと相関し、抗老化作用（アンチエイジング）に重要である。

更に肝臓におけるCYP2C9とCYP3A43は、薬物と外因性化学物質の代謝にDHEASが重要な役割を演じている事が明らかにされた。これは前章で述べたようにDHEAの生理的濃度でマイクロRNAのmiR-21の発現を増加させる作用と含めて、DHEAの肝臓予備能の維持に重要である事を示している。

2型糖尿病のHHEXがDHEASと相関している事が証明された。

DHEASは抗老化（アンチエイジング）作用とともに肝臓賦活作用、抗糖尿病作用、抗肥満作用、抗グルココルチコイド作用、抗アルツハイマー型認知症作用、抗心血管病作用、抗フレイル作用、老人の免疫賦活作用と広範囲な作用を持っている。

老化に伴い血中DHEASは著減する。抗老化（アンチエイジング）作用と疾病の予防のためにDHEAの補充を真剣に考える時に来ている。

(6) 栄養と長寿—メタボリックシンドロームとリバースメタボリズム—

老化に伴い予備機能が低下する。中高年において高カロリー食の摂取と運動不足により、皮下脂肪が減少し内臓脂肪が増加する肥満症を呈する。

この老化と内臓脂肪の増加は相乗的に作用して、酸化ストレス（ROS）（活性酸素）の産生を増加し、low gradeの慢性炎症状態を引き起こし、メタボリックシンドロームとして高インスリン血症、インスリン抵抗性、2型糖尿病、高血圧、脂質異常を起こし、心血管疾患を発症し、寿命を短縮する（図81）。

一方カロリー制限（CR）は酵母から線虫、魚、ネズミ、ラット、霊長類のアカゲザルまで全て寿命を延長させる事が明らかにされている。

ヒトにおいても、カロリー制限は寿命を延長し老化を遅らせる強力な手段であると考えられる。リーマン・レッドマンらは米国の国立老化研究所（NIA）の支援により、男女の2年間の25％のカロリー制限（CR）の臨床研究を行っている。CR 6カ月で体重10・4％減少し、脂肪量は内臓脂肪、皮下脂肪ともに24％減少し、早朝空腹時血清インスリンは、9.4 ± 1.5 から 6.3 ± 0.9IU/mL に有意に低下し、中心部体温と基礎代謝率が有意に低下する事を証明した。

ダニエルは PubMed から食事制限（20％カロリー制限、超カロリー制限、隔日または間歇的絶食）した２４３の臨床研究の中から、３カ月以上食事制限を行い体脂肪量の測定と生化学的検査を行っている43の研究（２０９４人の被験者）についてメタ解析を行い、その効果量（治療群と対照群の平均値の差を標準偏差で割る）を測定している（図83）。

全ての研究で全脂肪量と内臓脂肪量が減少し、炎症マーカーの CRP と IL6 と、代謝マーカーのインスリンと HOMAR が低下し、アディポカインのレプチンが低下し、アディポネクチンが増加し、IGFBP1, 2 が増加する事を明らかにしている。

これらの成績はヒトにおいて食事制限（カロリー制限）が脂肪量を減少させ、抗炎症作用を引き起こし、血中インスリンを有意に低下させる事を明らかにした。

血中 DHEAS はヒトの老化の信頼出来る長寿のバイオマーカー（生理的機能老化予知のパラメーター）である。長寿の沖縄の70歳台の高齢者コホートの疫学研究と年齢を一致させた米国の高齢者のコホート研究の男女の血清DHEAを測定し、沖縄高齢者が有意に高値である事が明らかにされている。カロリー制限による効果は前章で説明したDHEAの内服の効果と一致しており、DHEAの補充の重要性を強く支持するものである。

レッドマンは食事制限（カロリー制限）が老化に伴うホルモンレベルに変化を与え、長寿のバイオマーカー（生物学的寿命）となるものとして、早朝空腹時の血清インスリンと血清DHEAS、IGF−1の測定を提唱している（図84）。実線で示すように早朝空腹時の血清インスリンは多くは過食、運動不足に関連した脂肪量の増加により加齢とともに直線的に高値を示し、一方血清DHEASは加齢とともに直線的に減少する。食事制限（カロリー制限）する事により点線で示すように、インスリンは低値を示し、DHEASは高値を示し、実線の暦年齢に比べると有意に若い事になる。

老化に伴いDHEAS（アドレノポーズ）、エストラジオール（メノポーズ）、テストステロン（アンドロポーズ）、GH/IGF−1（ソマトポーズ）の低下が起こる（図81）。これが老化に伴う疾患の発症と進行に強く関係している。

欠損したホルモンを若年者のレベルに維持して老化に伴う疾患の発症を予防し、寿命を延長するホルモン補充は老化研究の重要課題である。

我が国において高齢者（65歳以上）は28％を越え、将来40％に達する事が予測されている。後期高齢者（75歳以上）は２０２５年には25％に達し、１００歳以上は現在6万人に達している。超高齢社会の真っただ中にある。

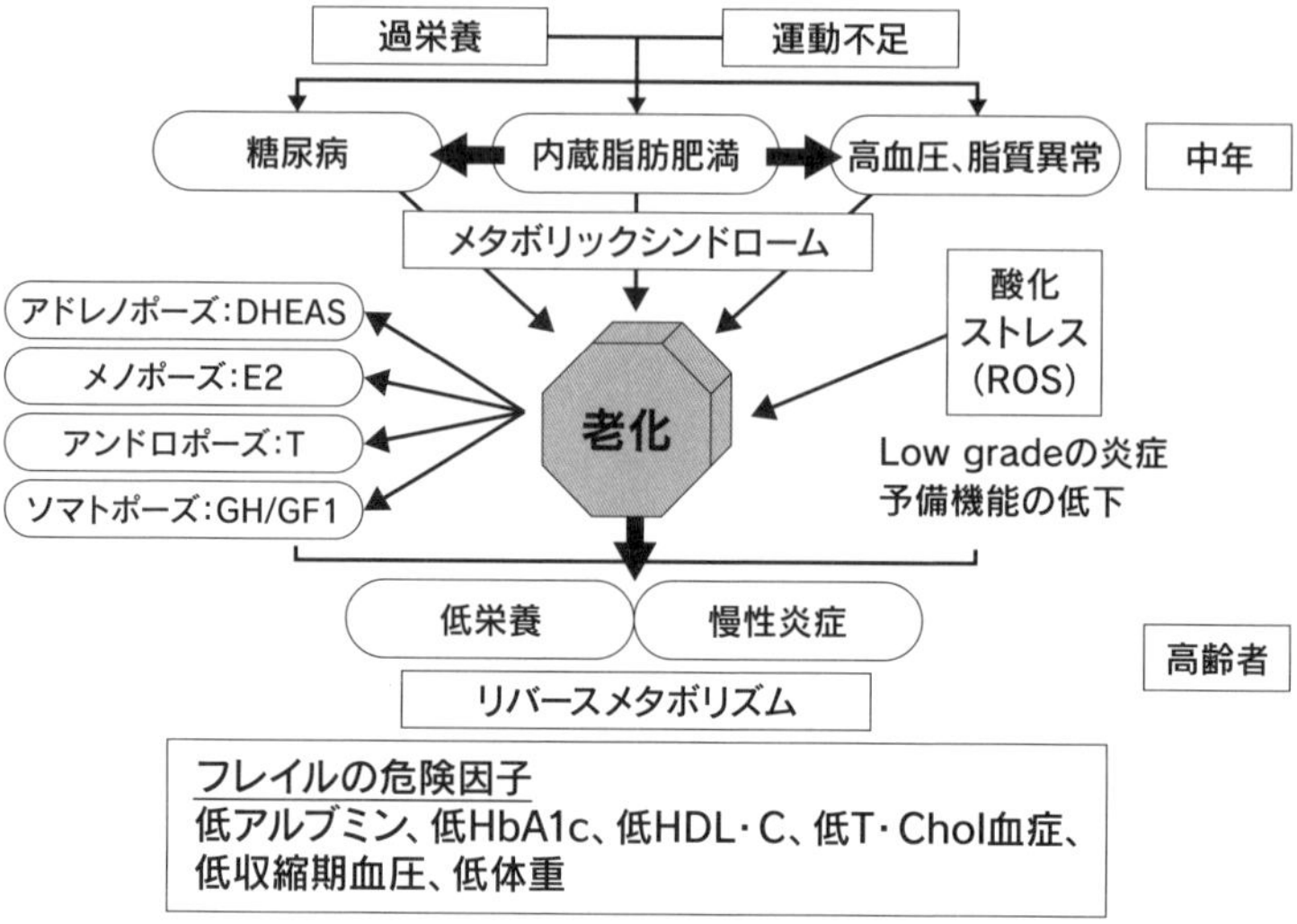

図 81. メタボリックシンドロームとリバースメタボリズム（Redman 改変）

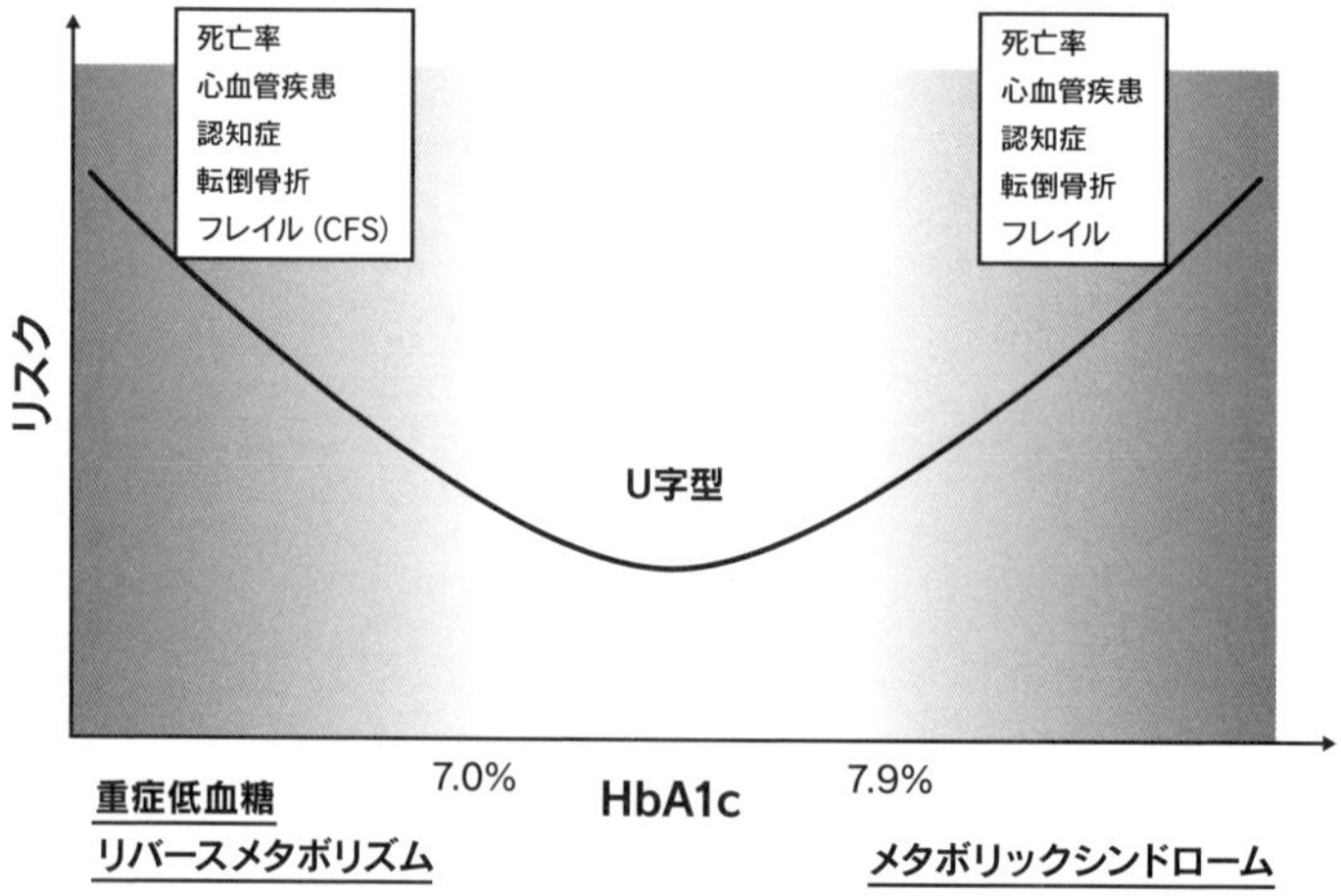

図 82. 高齢者糖尿病の HbA1c とリスク因子

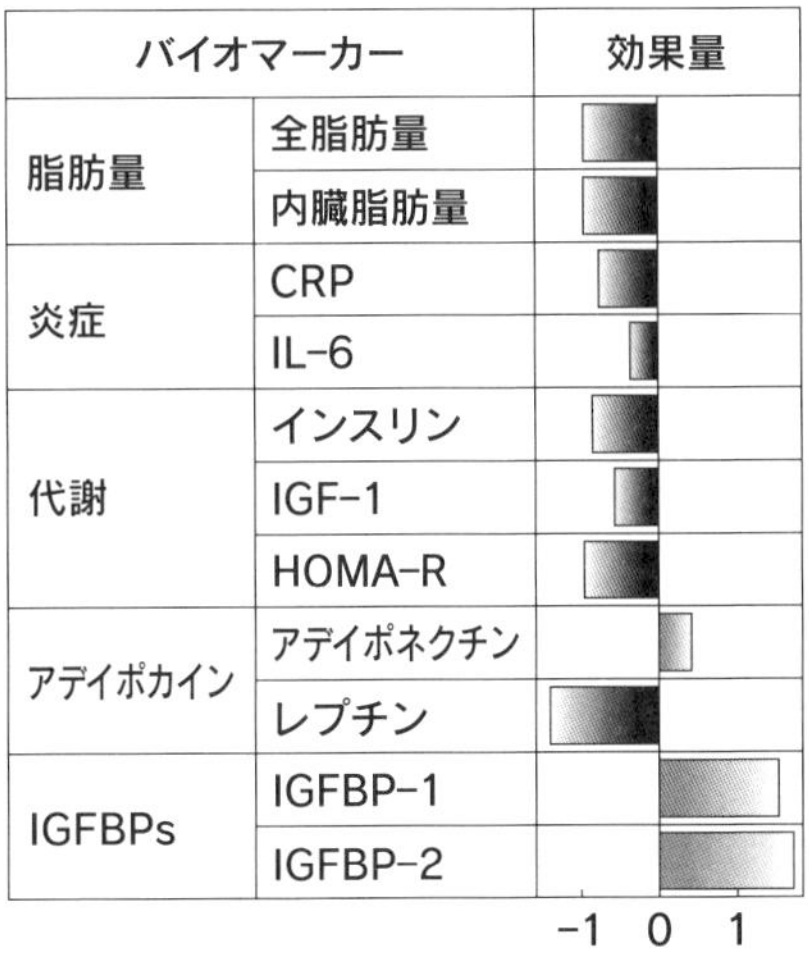

バイオマーカー		効果量
脂肪量	全脂肪量	
	内臓脂肪量	
炎症	CRP	
	IL-6	
代謝	インスリン	
	IGF-1	
	HOMA-R	
アディポカイン	アディポネクチン	
	レプチン	
IGFBPs	IGFBP-1	
	IGFBP-2	
		-1 0 1

図 83. 食事制限の効果のメタ解析（Daniele 改変）

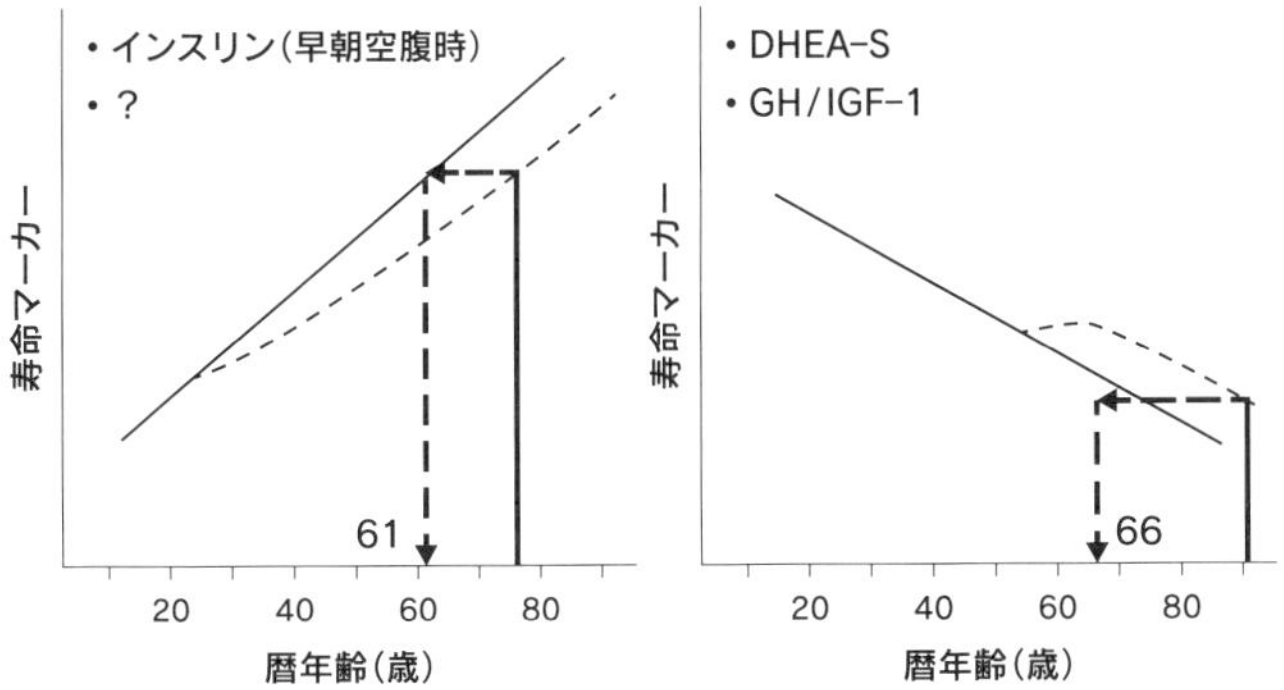

図 84. 暦年齢と寿命マーカー（生物学的年齢）の
相関（Redman 改変）

高齢者が介護を必要としないように、フレイルに介入して健康寿命を延伸し、平均寿命に近づける事が重要である（図68）。

私達は高齢者の2型糖尿病患者１３２人（平均寿命78・3歳、平均HbA1c 7.0%）を対象に、身体的と精神的側面を九段階で評価する臨床フレイルティ・スケール（CFS）を用いて、フレイル・スコアーを算出し多変量解析を行った。

その結果年齢の増加と、血清アルブミン、HDL-コレステロール、HBA1c、総コレステロールと収縮期血圧、体重の低値が、いずれもフレイルの独立した危険因子である事を明かにした。血清アルブミンの低値と年齢の増加が最も強い危険因子である。

低血糖を認めない高齢者の2型糖尿病患者の低HbA1c値がフレイルの独立した危険因子である事を世界で初めて明らかにした。

これは図81に示すように、中高年者においては内臓脂肪肥満を中心としたメタボリックシンドロームへの介入が重要であるが、高齢者においては低栄養、慢性炎症を基盤にメタボリックシンドロームとは全く逆のリバースメタボリスム（reverse metabolism）へ介入しフレイルを改善する事が重要である事を示している。

HbA1cに注目すると高齢者糖尿病における各種のリスク因子とHbA1cとの関係はU字型を示す（図82）。高血糖ではHbA1cは高値を示し、メタボリックシンドロームの内臓脂肪肥満を基盤に糖尿病、高血圧、高脂血症を合併し、心血管疾患、認知症、転倒骨折を発症し死亡率が増加する。一方低血糖と重症低血糖では、HbA1cは低値を示し、心血管疾患を誘発し、認知症を起こし死亡率は増加する。更に低血糖とは独立して低アルブミン血症を中心とする低栄養状態によるリバースメタボリズムにより HbA1cは低値を示しフレイル（CFS）が進行し、認知症、転倒骨折を起こし、要介護状態になり死亡率が増加する。

高齢者糖尿病のリスク因子においてHbA1cはU字型を呈する事に注意して、高HbA1cと低HbA1cの両方に介入して行く事が重要である。

2　DHEAの補充療法

科学的根拠は全くないが、DHEAは既に述べたように米国では食品サプリメントとして医師の処方箋なしに買う事が出来広く使用されている。しかしヨーロッパではホルモンとして厳格に取り扱われている。

パラスラムプリアらは米国で市販されているDHEAサプリメントの記載されている1錠中のDHEA含量（ラベル・クレイム）が実際に測定した1錠中の含量とどれだけ違いがあるかを検討した。ラベル・クレイムの90%～110%のサプリメントは16中8に過ぎず、残りはほとんど含有されていないものから150%まで含有されているものまであり非常にばらつきがある。製品として質の管理に非常に問題がある事を指摘している（図85）。真剣にDHEA補充を始めるにはまず製品の品質管理が極めて大切である事を示している。

DHEAを25mg～50mg内服後のDHEASの血中半減期は18時間～26時間と長く1日1回の内服で十分である。

アルトらは原発性と二次性の副腎不全の女性にDHEAを補充して顕著な爽快感と健康感を亢進する事を証明した。DHEA 25mgを朝1回内服する事から始め、最後に内服した24時間後の血中DHEASの濃度が健康若年者のピークの中間値を維持し、不足の時は50mgまで増量する事を推薦している。

DHEAとDHEASは、HSP70とシグマ1受容体のシャペロン作用を中心に、細胞の正常の生理機能を維持する上で極めて大切である事が証明され、抗老化（アンチエイジング）作用が明らかにされた。

これは老化とともに著減する血中DHEASを健康若年者のレベルに維持するためDHEAを補充する事の重要性を示している。

アルツハイマー型認知症を例にとると図56に示すように、アミロイドβ蛋白が脳に蓄積し始めるのは40歳後半から50歳にかけてである。徐々に進行性に蓄積し70歳台で認知症が発症する。DHEAが脳内のアミロイドβ蛋白の生合成を抑制するので、40歳後半から50歳前半まで症状がない時期にDHEAを投与してアミロイドβ蛋白の蓄積を抑制する事が大切である。

私達の最近の臨床研究により、高齢者糖尿病患者のサルコペニアは、血中DHEASが73μg/dL以下で有意に発症する事を明らかにした。一方第9章で述べたようにオールソンらは大規模スタディで、男性の心血管疾患の全死亡と心血管死は、血中DHEAS 37μg/dL以下で、有意に増加し、ジメネッツらは大規模スタディで、女性の脳梗塞は血中 DHEAS が 42μg/dL 以下で、有意に増加する事を明らかにした。これらの成績から血中 DHEAS を最低 100μg/dL を維持する事を推奨したい。

これらのエビデンスをもとに、図86に示すように、血中 DHEAS は20歳をピークに直線的に著減する。筋肉量は40歳以降有意に減少し、脳内アミロイド蛋白の蓄積が50歳前後から始まるので、50歳から血中 DHEAS を最低 100μg/dL から健康若年者のピーク値の 200μg/dL までの間（図のシャドウ）を維持し、疾病の発症と進行を予防し、治療をする事を推奨したい（図86）。

DHEA と DHEAS の魅力的なところは DHEA と DHEAS そのものが作用すると同時に、DHEA が末梢で E2 と T に変換して作用する事である。

特に重要な事は中高年男性および閉経後女性において長期にわたって男性と女性ともに生体の必要性に応じて DHEA と DHEAS が末梢で E2 と T に変換して、ホルモンの最適化（optimization）を最大限生かして、DHEA のアンチエイジングの作用により老化に伴う疾患の予防と発症・進行を遅らせる事が重要である。

ヒトへ DHEA 25 mg～1600 mg の短期間の投与において重篤な副作用は報告されていない。男性における前立腺の影響が心配されるが老人男性に DHEA 50 mg を2年間内服して前立腺の肥大、PSA の高値は認められていない。ラットのある系統において肝臓がんの発症が指摘されている。一方 DHEA は動物の化学発癌を抑制する効果が証明されている。長期内服における副作用については今後十分に注意する必要がある。

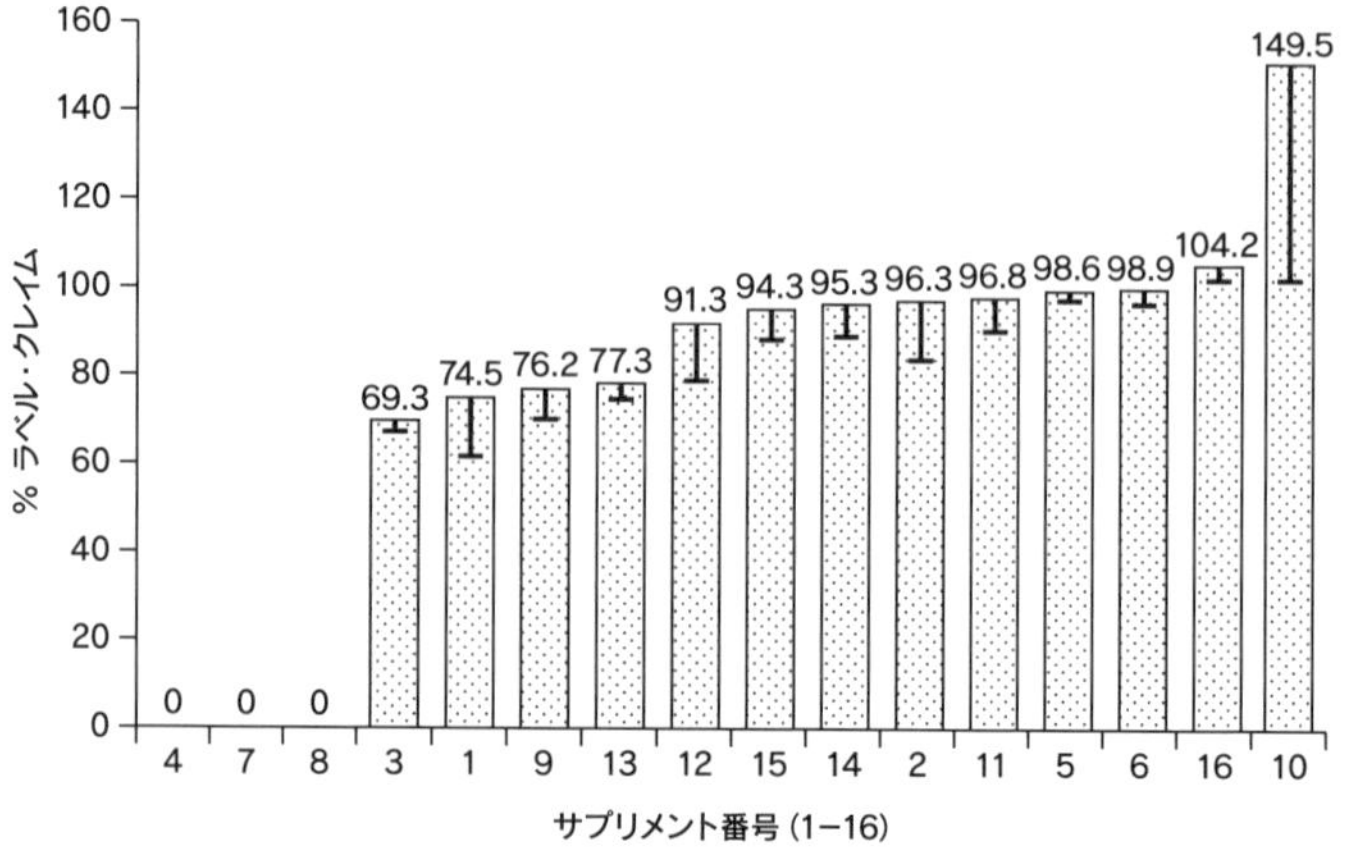

図 85. 市販されている DHEA サプリメントの DHEA 含量（Parasrampuria 改変）

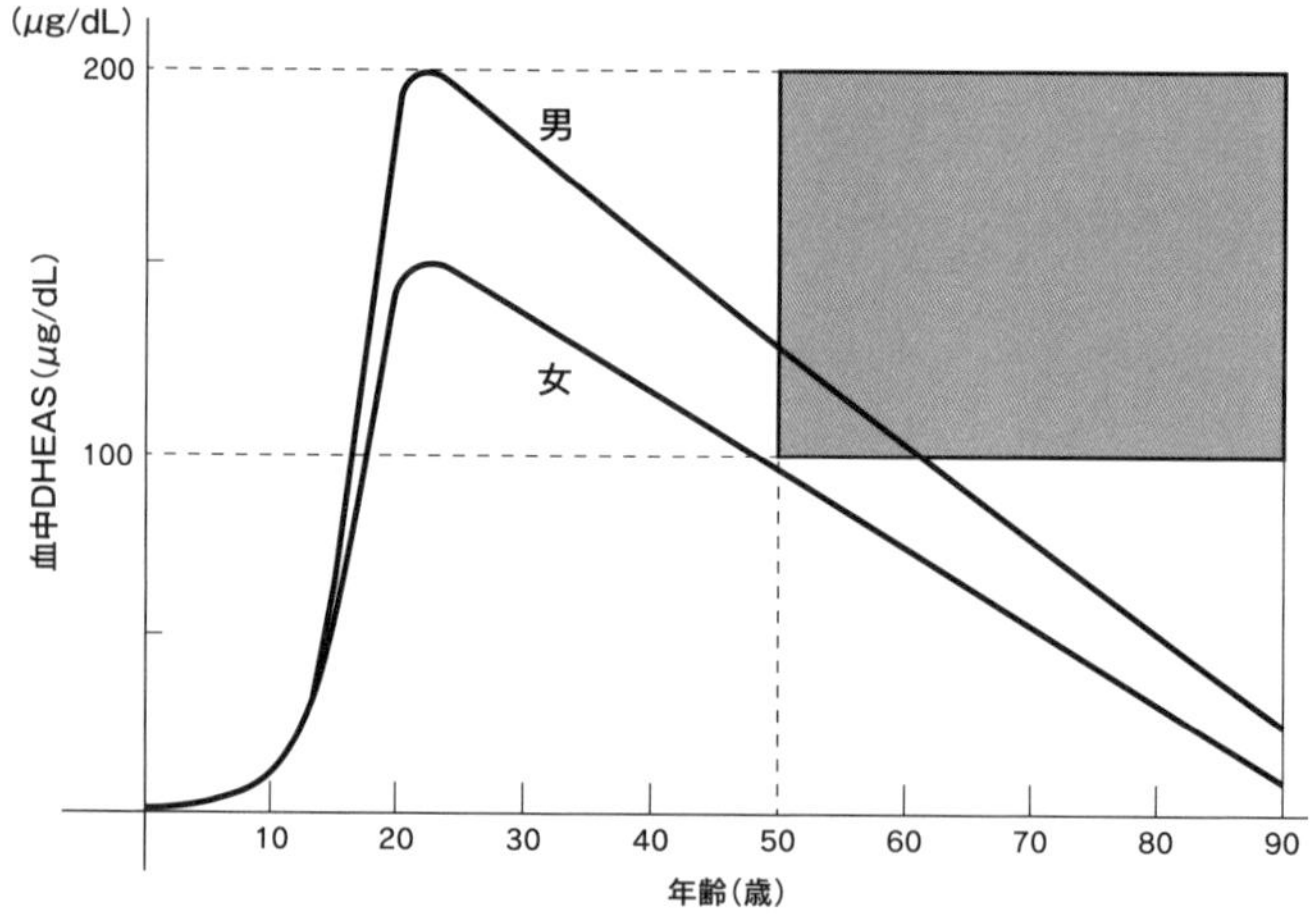

図 86. DHEA の補充療法

第11章

生活習慣病の予防

DHEAの補充の効果が強く期待されるのは、老化に伴い発症する疾患を予防する事、発症進行を抑制する事である。そのために発症早期にDHEAの補充を始め、それを継続する事が重要である。疾患が重症化した後のDHEAの補充の効果は少ないと考えられる。

実際アルツハイマー型認知症で認知症が進行した患者には効果は少なく、軽度認知症（MIC）に効果が報告されている。

我が国では高齢化が進み高齢者が28％以上となり、40年後は40％を占める事が予測されている。疾病構造が変化して生活習慣病を中心に、慢性疾患が増加し重症化している。それに平行して医療費が高騰している。

現在医療費は年間41兆円で、毎年1兆円ずつ増加している。このまま増加すると20年後は60兆円となり国家予算の3分の2は医療費が占め国は破綻する。医療費を削減するため疾病の予防と重症化の予防が重要である。後期高齢者と90歳以上の超高齢者（日本老年学会の定義）が増加し、認知症、脳卒中による半身麻痺と、転倒骨折と癌など介護を必要とする患者が増加している。

他人に頼る事なく自活して生活出来る健康寿命を延伸し、長生きして良かったと言える老後を迎えるためには、一次予防と発症後の合併症の予防とフレイルへの介入が極めて大切となる。

1　先制医療（preemptive medicine）

20世紀後半に疾患の予防のために集団を対象とした優れたコホートスタディが実施された。心筋梗塞の予防のためのフラミンガムスタディと、脳梗塞の予防のための久山スタディにより、それぞれの危険因子が明らかにされた。

21世紀に入り井村裕夫先生は先制医療を提唱された。これは集団を対象にするのではなく、個人を対象として、個人の遺伝的特徴のSNPを明らかにし、SNPの組み合わせで、疾患のリスクの高い群を層別化して発症前に介入する一次予防である。

更に高齢者で介護を必要としないが、それに近い状態、即ち図68に示したフレイルに介入して健康状態を維持する事が大切である。このどちらも含めて先制医療とよばれる。高齢者のフレイル・サルコペニアの予防および治療にDHEAが期待される。

2　カルナヘルスサポート（合同会社）

九州大学在職中に、経済産業省の〝公開鍵基盤を利用した広域分散型糖尿病電子カルテの開発〟の大型の研究費（1億9千万円）を獲得した。これがカルナヘルスサポート（カルナは健康の女神を意味する）の準備に役立った。

平成15年、私と元九州電力常務の石井圀義氏と現東京海上日動火災保険社長の北沢利文氏と共に、医師、患者双方にメディカル・コールセンターが働きかけを行う日本型疾病管理研究を行う事を合意した。これは我が国において全く新しい取り組みで、非常に注目され、次々と大型の研究費を獲得し、11年に渉り九大医学部で実証試験を行い、糖尿病診療のクリティカルパスの作成、HbA1c の改善、通院中断率の改善と、多くの成果を出し、平成18年九州大学発ベンチャー企業として合同会社カルナヘルスサポートを設立し、特定保健指導、重症化予防において、日本で有数のシェアを持つ会社として発展している。

九州電力株式会社の西田大介氏の献身的な貢献により、井口登与志先生（福岡市健康づくりサポートセンター長、元九州大学レドックスナビ教授）、中島直樹教授（九州大学病院 MIC）、小林邦久教授（福岡大学筑紫病院）と一緒に頑張り、現在は糖尿病のみならず高血圧、脂質異常を含めた生活習慣病の重症化予防事業を積極的に進め、更に IoT を駆使し遠隔医療を目指して、活発に活動している。

最近西田大介氏は合同会社カルナヘルスサポートの社長に就任された。今後の活躍を期待したい。

3　チーム医療の重要性

２００５年（平成17年）に九州大学を定年退任し、その後特任教授として九州大学で研究を続けた。２００６年（平成18年）、麻生渡福岡県知事の要請で、思いもかけない旧産炭地の田川市の福岡県立大学の独立行政法人化に伴い初代の理事長・学長として赴任し、6年間単身で田川市で生活した。福岡県立大学は人間社会学部と看護学部と、それぞれの大学院からなる保健・医療・福祉の福祉系総合大学である。

文科省・内閣府の4つの大型競争的研究資金を獲得し、成果を出して行く中で感じた事は看護学部の勢いが凄まじいと言う事であった。看護学部を中心としたコ・メディカルのレベルが確実に上がって来ており、コ・メディカルの重要性を勉強した。医師のリーダーシップのもと21世紀型の〝チーム医療〟を真剣に考えなければならない時が来ていると思った。

福岡県立大学の任務を終え、私の後輩の牟田和男先生が理事長をされる誠和会牟田病院に勤務させて頂いている。6年振りに臨床に戻り驚いた事は、高齢者の患者が多く、糖尿病を中心とした生活習慣病に罹患し、認知症、転倒骨折、脳卒中による半身麻痺、癌などを合併し、フレイルの状態から介護を要する患者が多く、医療と介護が一体化した時代が来ている事を実感した。

九州大学と福岡県立大学の経験から、患者を中心とした予防から介護まで含めたPatient - centered careには、チーム医療が極めて大切であると考えた。

糖尿病にフォーカスを当て、医師、看護師、管理栄養士、薬剤師、臨床検査技師、理学療法士の参加のもと、糖尿病チームを立ち上げた。糖尿病療養指導士（LCDE）の取得を増やし、平成26年度に日本糖尿病学会認定教育施設の認定を受け、高齢者糖尿病のフレイルを中心に、多職種の方が参加した週1回の回診と回診後の症例検討を行った。これが非常に効果があり糖尿病の診療の質を目覚ましく高めた。

高齢者糖尿病患者は、全糖尿病患者の50％を占めている。高齢者糖尿病患者は非常にヘテロな集団であり、個人の特性に沿って治療をしQOLを高めて行く事が求められる。そのためには多職種によるチーム医療を深化させて行く事が必須である。

看護師を中心としたチーム医療について、聖路加国際病院名誉院長の日野原重明先生は、聖路加病院をモデルにして優れた成果を挙げられその重要性を強調されている。

おわりに

この本を書き終えるに当たり、全体をまとめて感想を述べてみたい。

内分泌学の黎明期に、内分泌学の発展を導いた副腎ステロイドホルモンについて、トーマス・アジソンのアジソン病の発見から、フィリップ・S・ヘンチのコルチゾンの臨床応用と、ジョン・F・ケネディのアジソン病との戦いに、私見を交えて考察しその歴史を振りかえった。

この副腎ステロイドホルモンの歴史から多くの事を学ぶ事が出来、若い人へメッセージを贈った。

20世紀後半に遺伝子工学を駆使して明らかになった、副腎の発生・分化と、副腎の分化と密接に関係する性分化と、副腎ステロイドホルモンの生合成と、転写因子・核内受容体による作用機構の全貌を紹介した。

その中で特記すべき事は、副腎・性腺のマスター転写因子Ad4BP/SF-1が、解糖系酵素のほとんど全ての転写因子として働く事が明らかにされ、Ad4BP/SF-1が副腎・性腺の生存に必須であるメカニズムが解明された事である。

更にヒトの副腎ステロイドホルモン生合成において、POR欠損症の解析からバックドア経路がヒトにも存在する事が証明された。これはPOR欠損症と21水酸化酵素欠損症の男性化に寄与している事が明らかにされた。

副腎と性分化が密接に関係する事にフォーカスを当てた。

先天性副腎過形成の87％を占める21水酸化酵素欠損症の最近の話題と、男性化（多毛と外陰部の男性化）について詳細に解説し、更に私達が力を入れて研究した核内受容体と転写因子病・コアクチベーター病について紹介し、アンドロゲン受容体（AR）異常症を例にとり、性分化異常が発症するメカニズムについて詳しく解説した。

これらの成果をもとに、国際貢献として、当時レイチェル・カーソンが化学物質の影響により生物の性分化異常が起こり、種の絶滅の危険性があるとして、大きな社会問題を起こした内分泌かく乱物質に挑戦した。

私達は内分泌かく乱物質が副腎・性腺の発生・分化の転写因子の外来性リガンドとして作用し、性分化異常を起こすと仮説を立てた。三次元共焦点顕微鏡を駆使して、生きた細胞において核内受容体とコアクチベーターが、核内コンパートメントを形成して存在し、転写がスムーズに進むメカニズムを世界に先駆けて証明した。内分泌かく乱物質はコンパートメントを破壊してアンドロゲン作用を阻害する事を明らかにした。抗アンドロゲン作用を示す化学物質のスクリーニング法を確立すると共に新規の化学物質を同定した。

更に卵巣がん患者の腹水からアロマターゼを豊富に発現しているKGN細胞を樹立した。このKGN細胞が、アロマターゼに作用する化学物質のスクリーニングの世界の標準細胞に採択され、世界でこのKGN細胞を使いアロマターゼに作用する化学物質がスクリーニングされた。

これらの成果は大きな国際貢献であると自負している。

この学問の進歩から歴史上の興味ある半陰陽（性分化異常）について考察した。なかでも世界で最初に報告された21水酸化酵素欠損症と、教皇ジョアンナの話は興味が尽きない。

臨床から基礎へ、基礎から臨床へのトランスレーショナル・リサーチを積極的に進めた。

転写因子の基礎的研究から臨床に貢献した。マウスおよびヒトの骨髄間葉系細胞にAd4BP/SF-1を導入すると、機能性ACTH受容体を発現したコルチゾール、DHEAS、アルドステロン全てを生合成する副腎細胞の再生に世界で初めて成功した時は非常に興奮した。ジョン・F・ケネディが九死に一生を得た副腎クリーゼを予防する再生医療への発展を期待したい。

ステロイド骨粗鬆症の骨折予防のガイドラインは長年全国で進めてきた成果である。

前立腺に抑制作用を示すアンドロゲン受容体（AR）モデュレーター（SARM）として開発したS42は男性の高齢者の精巣機能低下症（LOH）の創薬として期待される。

後半は私がライフワークとして進めてきたDHEASの研究を、進化医学からその全貌が見えてきた最新の目覚ましい研究成果にフォーカスを当てた。

遺伝子工学の進歩により多くの種の遺伝子構造が解明された。進化の系統樹が作成され、ダーウィンの進化論が立証され、進化学として発展している。進化医学の新しい視点からDHEASを検証するとDHEASの謎に迫る事が出来、ヒトの健康長寿における重要性が見えて来た。

脊椎動物の祖先で最初に出現したヤツメウナギの研究から、今から5億３０００万年前に初めて脊椎動物にステロイドホルモン生合成酵素と、ステロイドホルモン受容体が進化して出現した事が明らかにされた。

最初△5経路のステロイドホルモン生合成酵素が出現し、DHEAは最も古典的なステロイドホルモンである事が明らかにされた。

非常に驚くべき発見は最初に進化・出現したステロイドホルモン受容体は、ステロイドホルモン生合成の最後に位置するエストラジオール（E2）のエストロゲン受容体（ER）と言う事実である。この祖先ERはE2を結合しE2の転写活性を発現する機能を持つ。

何故最初にERが進化し出現したか、興味は尽きない。最近のERの３D解析と結晶構造からERのリガンド結合ポケットに柔軟性がある事が明らかにされている。

祖先ERは25OHコレステロール、DHEAから生合成される△5-Adiolと3β-Adiolをリガンドとして作用した。これは現在も更年期以降の女性と高齢男性と、ホルモン依存癌（乳癌、前立腺癌）のERのリガンドとしてイントラクリノロジー調節の重要な役割を演じている。

現在ERはこの祖先ERの特徴を維持し、内分泌かく乱物質の多くがERに結合しエストロゲン作用をかく乱している。

霊長類の中で、ヒトと類人猿にのみに大量に存在するDHEASの意義が急速に解明されている。最近の目覚ましい進歩は、チンパンジーに始まるヒトのライフヒストリー（生活史）の進化が解明された事である。DHEASは胎児期、アドレナーキと、アドレノポーズに特徴的な変動を示し、ヒトのライフヒストリーの生涯にわたり、非常に重要な役割を演じている事が明らかにされた。

出産後に副腎胎児層は急速に退縮し DHEAS の生合成は消失する。2～3歳頃から網状帯が出現し、6歳頃から急速に網状帯が増大し DHEAS の生合成が急激に増加し、青年期にピークに達する。胎児層が成人に出現したのが網状帯と考えられる。この時期をアドレナーキと呼ぶ。このアドレナーキにおける DHEAS の分泌の引き金と生理的意義は全く不明であったが最近解明された。

副腎 ACTH 受容体の遺伝子変異のある家族性グルココルチコイド欠損症で死亡した患者の剖検で副腎の束状帯と網状帯は共に著明に萎縮している事が明らかにされ、網状帯の発育も束状帯と同様に ACTH 依存性である事が明らかにされた。更に少年期における副腎の発育は体の発達に比べ遅いため、体に必要なコルチゾールを分泌するために、少年期の副腎は成人に比べ大量のコルチゾールを生合成する。副腎の高濃度のコルチゾールが 3β-HSD を直接抑制する事が証明された。そのためコルチゾール生合成が抑制され、ACTH 分泌が亢進し、副腎の DHEAS の生合成が亢進すると考えられている。

最近のトピックスは、胎児期と、アドレナーキと青年期に大量に分泌される DHEAS の最も重要な意義は脳における作用である事が明らかにされた事である。

DHEA と DHEAS は脳神経細胞ニューロンの成長と抗アポトーシス作用による神経細胞の成長と保護作用に重要である事が解明された。

この作用の解明が急速に進んだのは、DHEA と DHEAS の細胞膜受容体と、核内受容体の同定の進歩である。

DHEA はステロイドホルモンであるので、私達を含め多くの研究者が核内受容体の同定に挑戦して来たが、現在まで成功していない。DHEAから変換される7βOH・DHEAと7βOH・EPiAをリガンドとした核内受容体が候補として強く考えられている。

その間に思いもかけずDHEAとDHEASの細胞膜受容体が次々と同定され、DHEAとDHEASの作用機序が目覚ましい進歩をとげた。

脳神経細胞においてDHEAとDHEASはGABAA受容体のアロステリック・アンタゴニストとして、そしてシグマ1受容体とNMDA受容体のアクチベーターとしてそれぞれが神経細胞の活性化作用を起こす。DHEAから変換したE2, TがER, ARに作用する。DHEAは脊椎動物の進化の早い時期に出現していたTrKA受容体のリガンドとして作用した。

アドレナーキにおける脳組織の成長と成熟には多くの栄養が必要である。DHEAはインスリンの感受性を亢進し、この時期には脳への栄養を補給するため筋肉よりも脂肪組織の発達を促し、類人猿に比べ筋組織が減り、脂肪組織が増えるトレード・オフを起こす。

女性の卵巣機能はプログラムされており、50歳前後で卵巣の退縮が急速に起こり血中E2が著減する。閉経を迎えるメノポーズ（更年期）と同じように、副腎の網状帯もプログラムされており男女とも成人期に徐々に退縮し、血中DHEASは老化と共に著減する。これをアドレノポーズと呼ぶ。

血中DHEASは霊長類の中でヒトと類人猿のみに高値を示す。最近霊長類において血中DHEASと最大寿命が正の相関を示すと言う興味ある事実が明らかにされた。即ち血中DHEASが高値を示すほど寿命が長い事を示している。実際霊長類において血中DHEASはヒトにおいて最も高値を示し寿命は最も長い。

何故DHEASはアンチエイジング作用を持っているのか非常に興味をそそる。最新の明らかにされたDHEAのシャペロン誘導作用を詳細に紹介した。

DHEAにより誘導される重要なシャペロンはHSP70とシグマ1受容体である。老化に伴い生体は酸化ストレス（ROS）（活性酸素）などの多くのストレスを受け、細胞内の蛋白は変性し、正常な機能が消失し老化する。DHEAはHSP70とシグマ1受容体を誘導してストレスにより変性した蛋白を正常の生理作用のある蛋白にもどし、細胞機能を維持し抗老化（アンチエイジング）作用を発揮する事が明らかにされた。

GWASの結果から明らかにされた事は、血中DHEAS濃度と最も強い相関を持つ遺伝子はジンクフィンガー蛋白である。HSP40のジンクフィンガードメインは、HSP70のコ・シャペロンとしてHSP70と結合して、生理機能を持った折りたたまれたステロイドホルモン受容体に立体構造を変える。HSP90は核内受容体の安定化を行い、ステロイドホルモンの作用発現に必須である。HSP47は皮膚のコラーゲン蛋白生合成を増加させる。

DHEAに誘導される多くのシャペロンは抗老化（アンチエイジング）機能発現に重要である事が解明された。

更にDHEAは脂肪細胞に高濃度に存在し、脂肪前駆細胞の分化を抑制し、抗内臓脂肪肥満作用とブドウ糖の取り込みとインスリン感受性を増大させる効果が解明されている。

老化とともに発症し進行し、現在非常に増加しているアルツハイマー型認知症、内臓脂肪肥満・糖尿病、心血管疾患、フレイル・サルコペニア、気分感情障害・うつ病と感染症におけるDHEAとDHEASの作用の最新のメカニズムを詳細に解説した。これら全ての疾患においてDHEAとDHEASは重要な役割を演じている事が明らかとなった。

DHEA投与の臨床疫学的研究から、これら疾患が進行した重症な状態ではDHEAの効果は少なく、発症早期のDHEAの投与に効果があることが明らかにされている。

DHEAとDHEASの抗老化（アンチエイジング）作用と、上記の老化とともに進行する疾患の予防と治療の両方の立場から超高齢社会において、高齢者の健康長寿を全うするため40歳後半から50歳前半にかけて私達のサルコペニアの臨床研究、および世界の心血管疾患の大規模スタディによる全死亡、心血管死と血中DHEASの関係と、アルツハイマー型認知症のDHEAによる介入研究から血中DHEASを最低100μg/dL以上から健康若年者のピーク値の200μg/dLまでの間を維持し、疾病の発症と進行を予防する事の重要性を強調したい。それにはDHEAの品質をしっかり管理した薬剤を提供する事が必須である。

GWASの結果から血中DHEASは、肝臓においてCYP2C9, CYP3A93と強い相関があり、DHEAは肝臓における薬物および外因性化学物質の代謝に重要である。DHEAはマイクロRNAのmiR-21を著明に発現し、代謝の中心の肝臓の機能に重要な役割を演じている事が考えられ、今後の研究が期待される。

もう一つ興味ある事は DHEA の効果が男性と女性で異なる事である。血中 DHEAS 値は、青年期、成人期と老年期を通じて男性が女性より有意に高値である。

血中 DHEAS 値は男性の寿命と相関し、女性では相関しない。しかし女性が男性より寿命が長い事は、DHEAS 以外の因子を考えなければならない。女性では E2 により誘導されるヘリケース（WRN）の関与も可能性がある。

更に高齢者医療における多職種によるチーム医療の重要性を強調した。

この本を執筆中に DHEAS の研究を一緒に長く頑張って来た関原久彦先生の訃報に接した。この本は関原先生に最初に読んで頂きたかった。ステロイドホルモンと、DHEAS の研究に貢献された全ての皆様にこの本を捧げる。

名和田　新

二〇一九年　四月

17. AP-1 と NFκB

炎症性サイトカイン受容体を介した転写因子であり、炎症性サイトカインを産生する。c-Fos, c-Jun より構成されるヘテロの二量体の転写因子は炎症性サイトカインの IL-1β, TNF-α などの遺伝子プロモーターの AP-1 に、IκB（p65、p50）の転写因子は炎症性サイトカインのプロモーターの NFκB に結合し炎症性サイトカインを産生する。

18. UCP-1（uncoupling protein 1）

脱共役型蛋白質（UCP）はミトコンドリアでの酸化的リン酸化を脱共役させ、基質酸化のエネルギーを熱として放散する蛋白質ファミリーである。
UCP-1 は交感神経活動などの亢進により活性化して熱を産生する。

9．TINUR（NURR1）
ストレス時にCRHにより下垂体ACTH産生細胞に発現する核内受容体。POMCの上流でnGREに結合し、コルチゾールのGRを介したPOMCの抑制が出来なくなり、ACTHが持続して分泌される。

10. ANT-1（PRPF6）
アンドロゲン受容体のAF-1に結合するコアクチベーターであり、更にpremRNAのスプライシングを行うリボヌクレオ蛋白の結合蛋白でmRNA産生に重要である。

11. SARM（selective androgen receptor modulator）
アンドロゲン受容体（AR）のリガンドであるが、前立腺にはテストステロンのアンタゴニストとして働き、肝臓、筋肉、骨、脂肪組織にはテストステロンのアゴニストとして働くARモデュレーター。

12. GPCR（G protein-coupled protein）（G蛋白共役型受容体）
7回膜を貫通する膜受容体である。

DHEAをリガンドとする高親和性のGPCRが動脈内皮細胞膜に同定され注目されている。NOを産生し、内皮細胞を保護し、血管を弛緩させる。

13. ジンクフィンガー蛋白質（Zinc finger protein）
核内受容体スーパーファミリーやシャペロンに属する蛋白質のドメインで、アミノ酸が指のような形にループ状の構造を形成し、亜鉛イオンがシスチン又はヒスチジンと錯体を形成して結合している事からジンクフィンガー（亜鉛フィンガー）と呼ばれる。これはDNAに結合するドメインとして重要である。

14. シャペロン（Chaperon）
蛋白質、DNA, RNAのポリマーが折りたたまれていない未成熟な状態または変性状態において、これらに結合して適切に折りたたまれた生理的状態になる事を助ける蛋白質の総称。熱ショック蛋白質（HSP）は代表的なシャペロンである。

15. DDSP（DHEA-enhanced dual specificity phosphatase）
チロシンホスファターゼ（PTP）のN端ERK結合部位が欠損したp38に特異的に結合するMAPキナーゼホスファアーゼ。DHEAにより特異的に誘導され、抗肥満作用を持つ。

16. NOS（nitrous oxide synthase）
一酸化窒素合成酵素（NOS）のeNOSにより、一酸化窒素（NO）が血管内皮で合成され、血小板の機能と血栓形成を抑制し、内皮細胞を保護し、血管を弛緩させる。

用語と略語の説明

1．DHEAS（dehydroepiandrosterone sulfate）
デヒドロエピアンドロステロンサルフェイト
副腎より分泌される血中に最も高濃度に存在するステロイドホルモンである。炭素が19のステロイドホルモンであるのでアンドロゲンに分類される。血中の90%は副腎から分泌され、副腎アンドロゲンと呼ばれる。20歳台をピークに増加し、以後老化とともに著減する。

2．**アドレナーキ**（adrenarche）
思春期が始まる前の6歳から10歳の副腎アンドロゲンDHEASが増加する時期をアドレナーキと呼ぶ。脳の発達、成長と栄養、寿命の延長に重要な時期。

3．**アドレノポーズ**（adrenopause）
血中DHEASは男女ともに6歳から増加し、20歳台でピークに達する。以後加齢とともに直線的に著減し、80歳台で若年者の10—20%までに減少する時期をアドレノポーズと呼ぶ。

4．**性的二形**（sexual dimorphism）
生物における多形現象の一つで、性別によって個体の形質（体の大きさ、体形、色など）が異なる現象を指す。

5．**イントラクリノロジー**（intracrinology）
末梢組織において、組織特異的に発現しているステロイド生合成酵素により、副腎から分泌されるDHEASを基質として各組織が必要とする適量のわずかなエストロゲンとアンドロゲンを生合成する機序。閉経後女性と高齢男性およびホルモン依存癌（乳癌、前立腺癌）において重要である。

6．SRY（Sex-determining region Y）
性腺原基を精巣にするY染色体上にある精巣決定遺伝子。

7．Ad4BP/SF-1
生殖腺、副腎、下垂体、VMHニューロンに発現する核内受容体。

ステロイドホルモン生合成酵素と解糖系の転写因子であり、副腎と性腺の発生分化に必須な転写因子。

8．DAX-1
DNA結合領域にジンクフィンガー構造を持たない核内受容体。
副腎と下垂体ゴナドトローフの両方の発生分化に必須な転写因子。

参考文献

第1章　副腎ステロイドホルモンの歴史

1. 名和田　新（2005）「ステロイド療法の科学史―臓器抽出から化学合成，そしてそれから」『総合臨床』第54巻7月号，1951-1953頁.
2. ルチャーノ・ステルペローネ（2011）『医学の歴史』小川　熙訳，原書房.
3. 井村　裕夫（1992）『生命のメッセンジャーに魅せられた人びと、内分泌学の潮流』羊土社.
4. 井村　裕夫（1995）『医のフィリア―内科学におけるサイエンス・アート・ヒューマニティ』中山書房.
5. マイケル・ブリス（2012）『ウィリアム・オスラー ―ある臨床医の生涯』三枝　小夜子訳，メディカルサイエンスインターナソナル.
6. 山本　和隆（2013）『ケネディの遺産―JFKとニュー・フロンティアの時代』志學社.
7. 飯沼　和正，菅野　富夫（2000）『高峰　譲吉の生涯―アドレナリン発見の真実』朝日新聞社.
8. 井林　博（1977）「退官にあたって―大学卒後40年の回顧」『九州大学医学部同窓会誌 學士鍋』第63号，419-424頁.
9. ウィリアム・オスラー（1983）『平静の心―オスラー博士講演集』日野原　重明，仁木　久恵訳，医学書院.
10. 日野原　重明（1991）『医学するこころ―オスラー博士の生涯』 岩波書店.
11. 名和田　新（1995）「医療今昔物語―学説・診療の変遷―橋本病　橋本策博士を偲んで」『臨床科学』第31巻，1567-1571頁.
12. 名和田　新（1993）「橋本病記念講演会」『九州大学医学部同窓会誌 學士鍋』第86巻，38-40頁.
13. Hashimoto H. Zur Kenntniss der Lymphomatosen Veranderung der Schilddruse(Sruma Lymphomatosen)　Arch .Klin .Chir. 97：219-248, 1912.
14. 山村　雄一（1987）『医学と人間』クリニックマガジン.
15. 小野寺　龍太（2010）『日露戦争時代のある医学との日記―小野寺直助が見た明治』弦書房.
16. 小野寺直助先生顕彰会（1996）『小野寺直助先生、博愛、創造の遺志』.
17. Shifrin A, History discovery of the adrenal glands　The adrenal gland tumors 2014.
18. Pearce JMS Thomas Addison（1793-18609）J.Royal Society Medicine 97：297-300, 2004.
19. Levas K, Husebye E.S.　Addison′s disease　Lancet 365：2058-2061, 2005.
    Thomas Addison 1793-1860, Endocrine Today 2014.
20. Addison T. Anemia-disease of the suprarenal capsules London Med. Gazzete 43：517-518, 1949.
21. Addison T Chronic suprarenal insufficiency, usually due to tuberculosis of suprarenal capsule. Lond. Med. Gazette 43：517-518, 1849.
22. Addison T. On the constitutional and local effects of disease of the suprarenal capsule. In a collection of the published writings of the late Thomas Addison MD. London：

New Sydenham society,, 1868.
23. On the constitutional and local effects of disease of the suprarenal capsules/by Thomas Addison Classics of Medical Library：Special edition 1980.
24. Lioyd M. Philip Showalter Hench 1896-1965. Rheumatology 41：582-584, 2002.
25. Joshi V.R. Pioneers in Rheumatology, PS Hench .J. Associat. Physic .India 62：444-445, 2014.
26. Moran LA Nobel Laureates：Edward Kendall, Tadus Reichstein and Philip Hench. The Nobel Prize in Physiology or Medicine 1950 Sandwalk , Strolling with a skeptical biochemist 2008.
27. Szabo S.et.al. The legacy of Hans Selye and the origin of stress research. ：a retrospective 75 years after his landmark brief letter to the editor of nature. Stress 15：472-478, 2012.
28. Gabriel G. Hans Selye：The discovery of stress. Brain connection brainhq.com. 2013.
29. Mandel LR. Endocrine and autoimmune aspects of the health history of John F.kennedy. Ann.Intern.Med.151：350-354, 2009.
30. Polyglandular deficiency syndrome The Merk Mannal 2014.

第２章　ステロイドホルモンの分類

1．高橋　元，光多　長温（2012）『超高齢社会』中央経済社.
2．名和田　新（2013）「高齢化社会における統合医療の重要性」『きんむ医』第164号，1-2頁.
3．井村　裕夫(2012)『日本の未来を拓く医療―治療医学から先制医療へ』診断と治療社.
4．竹田　亮祐，宮森　勇，山村　博（2009）『生命への鍵ステロイド―その研究に貢献した生化学者と臨床家たち』前田書店.
5．高橋　知義，堀内　昭（2010）『ステロイドの化学』研成社.
6．Mackenzie S.et.al. Chemical Fossils：The geological fate of steroids. Science 217：491-504, 1982.
7．Higuchi, K., Nawata, H.,Ibayashi, H.et.al, Prolactin has a direct effect on adrenal androgen secretion J. Clin. Endocrinol. Metab.59：714-718, 1984.

第３章　ステロイドホルモンの生合成と作用機構の全貌

1．大村　恒雄，石村　巽，藤井　義明（2009）『P450の分子生物学―第２版』講談社.
2．Stewart PM., Krone NP. The adrenal cortex 479-544, Textbook of Endocrinology.
3．Willams Textbook of Endocrinology 12th Edition Elsevier Sanders The adrenal cortex 499-544, 2011.
4．Higashijima, M., Nawata, H., Kato, K., Ibayashi, H. Studies on lipoprotein and adrenal steroidogenesis：I Roles of low density liporpotein-and high density lipoprotein-chlesterol in cultured human adrenocortical cells Endocrinol. Jpn. 34：635-645, 1987.
5．名和田　新（2014）「Cushing症候群―内分泌疾患」『内科学書』第８版 Vol.5, 156-163頁．中山書店.
6．Sakai Y., Yanase T., Nawata H. et.al. In-vitro evidence for the regulation of 17,20-lyase

Activity by cytochrome b5 in adrenocortical adenomas from patients with Cushing′s syndrome. Clin.Endocrinol.40：205-209, 1994.

7. Sakai Y.,Yanase T.Nawata H.et.al. High expression of cytochrome b5 in adrenocortical adenomas from patients with Cushing′s syndrome associated with high secretion of adrenal androgen. J. Clin. Endocrinol. Metab.76：1286-1290, 1993.
8. Sakai Y.,Yanase T.,Nawata H. et.al. Mechanism of abnormal production of adrenal androgen in patients with adrenocortical adenomas and carcinomas. J. Clin. Endocrinol. Metab.78：36-40, 1994.
9. Yanase T.,Sasano H.,Nawata H.et.al. Immunohistochemical study of cytochrome b5 in human adrenal gland and in adrenocortical adenomas from patients with Cushing′s syndrome. Endocrine J. 45：89-95, 1998.
10. Okamoto M.,Takemori H. Differentiation and zonation of the adrenal cortex. Curr. Opin.Endocrinol.Diab.7：122-127, 2000.
11. Mitani F.,Mukai K.,Ishimura Y.et.al. The undifferentiated cell zone is a stem cell zone in adult rat adrenal cortex. Bochim. Biophys. Acta 1619：317-324, 2003.
12. Nishimoto K.,Nakagawara K.,Mukai K. Adrenocortical zonation in humans under normal and pathological conditions. J.Clin.Endocrinol.Metab.95：2296-2305, 2010.
13. 名和田　新（1999）平成10年度特定疾患調査研究費補助金「内分泌疾患調査研究班―副腎ホルモン産生異常症」研究報告書.
14. Takayayagi R.,Miura K.,Nawata H.,et.al. Epiologic study of adrenal disorders in Japan. Biomed.Pharmacother.54（Suppl.1）：164-168, 2000.
15. Auchus RJ. The backdoor pathway to dihydrotestosterone. Trends Endocrinol. Metab.15：432-438, 2004.
16. Fluck CE.,Tajima T.,Millar WL.et.al. Mutant P450 oxidoreductase causes disordered steroidogenesis with and without Altley-Bixler syndrome. Nature Genet.36：228-230, 2004.
17. Fukami M.,Nishimura G. Ogata T. et.al. Cytochrome P450 oxidoreductase deficiency：Identification and characterization of biallelic mutations and genotype-phenotype correlations in 35 Japanese patient. J.Clin.Endocrinol.Metab.94：1723-1731, 2009.
18. Fukami M.,Homma K.,Ogata T. et.al. Backdoor pathway for dihydrotestosterone biosynthesis：implications for normal and abnormal human sex development. Developmental Dynamics 242：320-329, 2013.
19. Kamrath C.,Hochberg Z.,Wudy SA. Increased activation of the alternative "backdoor" pathway in patients with 21-hydrooxylase deficiency：evidence from urinary steroid hormone analysis. J.Clin.Endocrinol.Metab.97：E367-E375, 2012.
20. Ishimoto H.,Jaffe RB. Development and function of the human fetal adrenal cortex：a key component in the feto-placenta unit. Endocr.Rev.32：317-355, 2011.
21. Kaludjerovic J.Ward WE. The interplay between estrogen and fetal adrenal cortex. J.Nutr.Metab.2012：837-901, 2012.
22. 名和田 新（1998）「宿題報告：転写調節因子の臨床」『日本内科学会雑誌』第87巻, 1692-1705頁.

23. 名和田　新（2003）「会頭演説：21 世紀の内分泌代謝学の展望―予防医学から先端医療まで」『日本内科学会雑誌』第 92 巻，1610-1622 頁.
24. 名和田　新（2013）「ステロイドの歴史」宮坂信之編著『ポケットサイズのステロイド診療マニュアル』新興医学者社，2-10 頁.
25. 名和田　新，柳瀬　敏彦，岡部　泰二郎　他（2008）「ステロイド受容体のスーパーファミリーの分類と薬理」『日本臨床』第 66 巻 1 号，9-15 頁.
26. 岡部　泰二郎，柳瀬　敏彦，名和田　新　他（2006）「ステロイドの作用機序―最新の話題」『呼吸と循環』第 54 巻，277-287 頁.
27. 名和田　新，牟田　和男（2015）「経口ステロイドと吸入ステロイド薬の基礎知識」『日本胸部臨床』第 74 巻第 4 号，370-379 頁.
28. Okabe T,Takayanagi R.,Nawata H. cDNA cloning of a NGF 1-B/nurr-77 related transcription factor from an apoptotic human T cell line. J.Immunol.154：3871-3879, 1995.
29. Okabe T.,Takayanagi R.,Nawata H.et.al. Nurr77,a member of the steroid receptor superfamily, antagonizes negative feedback of ACTH synthesis and secretion by glucocorticoid in pituitary corticotroph cells. J.Endocrinol.156：169-175, 1998.
30. Chen G.,Nomura M.,Nawata H. Modulation of androgen receptor transactivation by FoxoH1：A newly identified androgen receptor corepressor. J.Biol.Chem.280：36355-36363, 2005.
31. Tomura A.,Goto K.,Nawata H.,et.al. The subnuclear three-dimentional image analysis of androgen receptor fused to green fluorescence protein. J.Biol.Chem.276：28359-28401, 2001.
32. Zhao Y.,Goto K.,Nawata H. et.al. Activation function-1 domain of androgen receptor contributes to the interaction between subcellular splicing factor compartment and nuclear receptor compartment. J.Biol.Chem.277：30031-30039, 2002.
33. Goto K.,Zhao Y.,Nawata H.et.al. Activation function-1 domain of androgen receptor contributes the interaction between two distinct sets of subnuclear compartments. J.Steroid.Biochem.Molec.85：201-208, 2003.
34. Fan S.,Goto k.,Nawata H. et.al. Identification of the functional domains of ANT-1,a novel coactivator of the androgen receptor. Biochem.Biophys.Res.Commun.341：192-201, 2006.
35. Norman A. Mizwicki M.,Norman D. Steroid-hormone rapid actions, membrane receptors and a conformational ensemble model. Nat.Rev.Drug.Discov.3：27-41, 2004.
36. Zhu Y. et.al. Cloning, expression, and characterization of a membrane progestin receptor and evidence it is an intermediary in meiotic maturation of fish oocytes. Proc. Natl.Acad.Sci.USA.100：2231-2236, 2003.
37. Zhu Y.,Bond J.,Thomas P. Identification, classification, and partial characterization of genes in humans and other vertebrates homologus to a fish membrane progestin receptor. Proc.Natl.Acad.Sci.USA.100：2237-2242, 2003.
38. Morohashi K,Honda S.,Omura T. A common trans-acting factor,Ad4-binding protein of steroidogenic P-450s. J. Biol. Chem. 267：17913-17919, 1992.

39. Morohashi K.,et.al. Activation of CCYP11A and CYP11B gene promoters by the steroidogenic cell-specific transcription factor,Ad4BP. Mol.Endocrinol.7：1196-1204, 1993.
40. Nomura M.,Nawata H.,Morohashi K. et.al. An E box element is required for the expression of ad 4 bp gene, a mammalian homologue of ftz-f1 gene, which is essential for adrenal and gonadal development. J.Biol.Chem.270：7453-7461, 1995.
41. Nomura M.,Nawata H.,Morohashi K. Autoregulatory loop in the regulation of the mammalian fiz-f1 gene. J.Biol.Chem, 271：8243-8249, 1996.
42. Oba K.,Yanase T.,Nawata H. et.al. Structural characterization of human Ad4BP (SF-1) gene. Biochem.Biophy.Res.Commun. 226：261-267, 1996.
43. Baba T.,Otake H.,Morohashi K. Glycolytic genes are targets of the nuclear receptor Ad4BP/SF-1. Nature Commun.14：3634-3647, 2014.
44. Sablin EP.,Blind RD.,Ingraham HA.et.al. Structure of SF-1 bound by different phospholipids：Evidence for regulatory ligands. Mol.Endocrinol.23：25-34. 2009.
45. Blind RD.,Suzawa M.,Ingraham HA. Direct modification and a complex by the inositol lipid kinase IPMK. Science Signaling 5：1-9, 2012.
46. Nimkarn S.,New I.Maria. 21-hydoroxylase-deficient congenital adrenal hyperplasia . Gene Review 2013.
47. Nimkarn S.,New I.Maria. Congenital adrenal hyperplasia due to 21-hydorxylase deficiency. A paradigm for prenatal diagnosis and treatment. Annals. New York Acad. Sci.1192：5-11, 2010.
48. Maria I.New. Nonclassical 21-hydroylase deficiency. e-book, J. Clin.Endocrinol. Metab. 2013.
49. 名和田　新（1992）「成人多毛症」『日本内科学会雑誌』第 81 巻，47-51 頁.
50. Arlt W.,Willis DS.,Ross RJ. Congenital adrenal hyperplasia adult study executive（CaHASE） J.Clin.Endocrino.Metab.95：5110-5121, 2010.

第 4 章　転写因子病とコアクチベーター病

1．名和田　新（1998）「宿題報告：転写調節因子の臨床」『日本内科学会雑誌』第 87 巻 9 号，1692-1705 頁.
2．岡田　靖，名和田　新，井林　博　他（1985）「Glucocorticoid 受容体異常症に併発した Cushing 病の 1 例」『日本内科学会雑誌』第 74 巻 5 号，611-617 頁.
3．Nawata H.,Sekiya K.,Ibayashi H et.al. Decreased DNA binding of glucocorticoid-receptor complex in cultured skin fibroblast from a patient with the glucocorticoid resistance syndrome. J.Clin.Endocrinol.Meteb.65：219-226, 1987.
4．柳瀬　敏彦（2000）「副腎—性腺分化の分子機構とその異常」『現代医療』第 32 巻，1657-1661 頁.
5．名和田　新（2007）「内分泌代謝疾患における転写因子（核内受容体）とコレギュレーターの展開」『最新医学』第 62 巻 10 号，2290-2294 頁.
6．Nawata H.,Takayanagi R.,Yanase T., et.al. Abnormalities of sex differentiation. Horm. Res.46：15-19, 1996.

7. Nakao R.,Haji M.,Nawata H.,et.al. A single amino acid substitution (Met786-Val) in the steroid binding domain of human androgen receptor leads to complete androgen insensitivity syndrome. J.Clin.Endocrinol.Metab.74：1152-1157, 1992.
8. Nakao R.,Yanase T.,Nawata H.,et.al. A single amino acid substitution (Gly743-Val) in the steroid binding domain of human androgen receptor in Reifenstein syndrome. J.Clin. Endocrinol.Metab.77：103-107, 1993.
9. Hasegawa Y.,Imasaki K.,Nawata H. et.al. Incomplete androgen insensitivity associated with a thermolabile androgen receptor. Endocrine J. 41：31-35, 1994.
10. Imasaki K.,Hasegawa T.,Nawata H.,et.al. Single amino acid substitution (840Arg-His) in the hormone binding domain of the androgen receptor. Eur. J Endocrinol. 130：569-574, 1994.
11. Imasaki K.,Okabe T.,Nawata H. Premature termination (777Glu-stop) in the hormone -binding domain of the androgen receptor in a patient with receptor negative form of complete androgen insensitivity syndrome. Endocrine J.42：643-648, 1995.
12. Imasaki K.,Okabe T.,Nawata H.et.al. Androgen insensitivity syndrome in the DNA-binding domain of the androgen receptor. Mol.Cell.Endocrinol.120：15-24, 1996.
13. Imasaki K.,Hasegawa T.,Nawata H.et.al. Sporadic Reifenstein syndrome due to a de novo mutation (746Val-Met) of the androgen receptor. Clin.Pediatr.Endocrinol.5：1-9, 1996.
14. Nawata H.,Imasaki K.,Nawata H. et.al. Androgen Insensitivity syndrome. Frontier in Endocrinology. Sexual differentiation and maturation.17：107-117, 1996.
15. Isurugi k.,Hasegawa F.,Nawata H. et.al. Incomplete testicular feminization syndrome：studies on androgen receptor (AR) function, AR gene analysis, and aromatase activities are puberty and long-term observations of clinical and hormonal features from infancy to puberty. Endocrine J.43：557-564, 1996.
16. Adachi M.,Takayanagi R.,Nawata H. et.al. Androgen-insensitivity syndrome as a possible coactivator disease. N.Engl.J.Med.343：856-862. 2000.
17. Nawata H.,Adachi M.,Yanase T. Androgen insensitivity by coactivator abnormality. Clin.Pediatr.Endocrinol.11 (Suppl18) 17-24, 2002.
18. 名和田　新（2001）「コアクチベーター病　新しい疾患概念としての転写因子病」『Medical Practice』第 18 巻 4 号，682-684 頁.
19. Saitoh M.,Takayanagi R.,Nawata H. et.al. The presence of both the amino-and carboxy-terminal domains in the androgen receptor is essential for the completion of a transcriptionally active form with coactivator and intranuclear compartmentalization common to the steroid hormone receptors：a three-dimensional imaging study. Molecular Endocrinol.16：694-706, 2002.
20. 柳瀬　俊彦，加藤　堅一，名和田　新，井林　博　他（1984）「Addison 病に性腺機能低下症ならびに甲状腺機能異常を合併した 1 例」『ホルモンと臨床』第 32 巻，203-203 頁.
21. 高柳　諒一，岡部　泰二郎，名和田　新，井林　博　他（1992）「性腺機能不全を合併した先天性副腎皮質髄質低形成の 1 例」『ホルモンと臨床』第 40 巻，160-160 頁.
22. 大江　賢治，古藤　和浩，名和田　新　他（1993）「低ゴナドトロピン性性腺機能低

下症を合併したAddison病の1例」『日本内科学会雑誌』第82巻，125頁.
23. Yanase T.,Takayanagi R.,Nawata H. et.al. New mutation of Dax-1 gene in two Japanese patients with X-linked adrenal hypoplasia and hypogonadotropic hypogonadism. J.Clin.Endocrinol.Metab.81：530-535, 1996.
24. Hamaguchi K.,Arikawa M.,Nawata H. Novel mutation of the DAX-1 gene in a patient with X-linked adrenal hypoplasia congenital and hypogonadotropic hypogonadism. Am.J.Med.Genet. 76：62-66, 1998.
25. Ikuyama S.,Mu Y-M,Nawata H. et.al. Expression of an orphan nuclear receptor DAX-1 in human pituitary adenomas. Clin.Endocrinol.48：647-654, 1998.

第5章　内分泌かく乱物質（環境ホルモン）

1．上遠　恵子（2013）『レイチェル・カーソン―いのちと地球を愛した人』日本キリスト教団出版局.
2．レイチェル・カーソン（2001）『沈黙の春』青樹　簗一訳，新潮社.
3．シーア・コルボーン，ダイアン・ダマノスキ，ジョン・ピーターソン・マイヤーズ（1997）『奪われし未来』翔泳社.
4．シーア・コルボーン，ダイアン・ダマノスキ，ジョン・ピーターソン・マイヤーズ（2001）『奪われし未来（増補改訂版）』翔泳社.
5．名和田　新（2000）『岩波講座　現代医学の基礎―内分泌攪乱物質』岩波書店.
6．名和田　新（1999）「核内受容体・共役因子と内分泌かく乱物質」戦略的創造研究推進事業，『平成10年度採択研究課題研究終了報告書―内分泌かく乱物質』303-380頁.
7．Nawata H.,Goto K.,Morinaga H. et.al Molecular mechanism underlying the action of environmental endocrine-disrupting chemicals. Environmental Science 9：57-70, 2002.
8．Tomura A.,Goto K.,Nawata H.,et.,al. The subnuclear three-dimentional image analysis of androgen receptor fused to green fluorescence protein. J.Biol.Chem.276：28395-28401, 2001.
9．Nishi Y.,Yanase T.,Nawata H.,et.al. Establishment and characterization of a steroidogenic human granulosa-like tumor cell line, KGN, that expresses functional follicle-stimulating hormone receptor. Endocrinology 142：437-445, 2001.
10. Ohno K.,Yanase T.,Nawata H. et.al. A nonradioactive method for measuring aromatase activity using a human ovarian granulosa-like tumor cell line and an estrone ELISA. Toxicol.Sci.82：443-450, 2004.
11. Saitoh M.,Yanase T.,Nawata H. ,et.al Tributyltin or triphenyltin inhibits aromatase activity in the human granulosa-like tumor cell Line KGN. Biochem.Biophy.Res. commun.289：198-204, 2001.
12. Morinaga H.,Yanase T.,Nawata H.,et.al A benzimidazole fungicide ,benomyl and its metabolite, carbendazin, induce aromatase activity in a human ovarian granulosa-like cell line（KGN）. Endocrinology 145：1860-1869, 2004.
13. Fan W.,Yanase T.,Nawata H.,et.al. Atrazine-induced aromatase expression is SF-1-dependent：implication for endocrine disruption in wildlife and reproductive cancers in humans. Environmental Health Perspectives 115：720-727, 2007.

14. Fan W.,Yanase T.,Nawata H.,et.al. Herbicide atrazine activates SF-1 direct affinity and concomitant coactivators recruitments to induce aromatase expression via promotor ll. Biochem.Biophys.Res.Commun.355：1012-1018, 2007.
15. Fukuda Y.,Morinaga H.,Nawata H.,et.al. Transformation products of bisphenol A by A recombinant Trametes villosa laccase and their estrogenic activity. J. Chem. Technol. Biotechnol.79：1212-1218, 2004.
16. Baker E.Michel Insights from the structure of estrogen receptor into the evolution of estrogens：implications for endocrine disruption. Biochem.Pharmacol.82：1-8, 2011.
17. Thornton J. Pandora′s poison, chlorine, health and a new environmental strategy MIT Press Cambridge Massachusetts, London England second printing 2000.
18. Alexandar M.,Dunhill M., Wills MA. Geographic range did not confer resilience to extinction in terrestrial vertebrates at the end-Triassic crisis. Nature Commun.6：7980, 2015.
19. Ibhazehiebo K.,Iwasaki,T.,Koibuchi N, et.al. Disruption of thyroid hormone receptor-mediated transcription and thyroid hormone-induced Purkinje cell dendrite aroborization by polybrominated diphenyl ethers. Environmental Health Perspect. 119：168-175, 2011.
20. Diamanti-Kandaakis E.,Bourguignon JP. Soto AM.,et.al. Endocrine-disrupting chemicals：an Endocrine Society scientific statement. Endocr.Rev.30：293-342, 2009.

第６章　歴史上の半陰陽の話題

1．中野　京子（2012）『名画の謎―ギリシャ神話篇』文芸春秋.
2．ドナ・W.クロス（2005）『女教皇ヨハンナ』阪田 由美子訳，上・下巻，草思社.
3．塩野　七生（2003）『愛の年代記』新潮社.
4．Delle Piane L.,Rinaudo PF.,Miller Wl. 150 years of congenital adrenal hyperplasia：translation and commentary of De Crecchio′s classic paper from 1865. Endocrinology 156：1210-1217, 2015.
5．Milller WL. A brief history of adrenal research, Steroidogenesis-the soul of the adrenal.Mol.Cell.Endocrinol.371：5-14, 2013.
6．Inoue H.,Nomura M.,Nawata H.,et.al. A rare case of 46,XX true hermaphroditism with hidden mosaicism with sex-determining region Y chromosome-bearing cells in the gonads. Internal Med.37：467-479, 1998.
7．Stella Walsh facts. Encyclopedia of women biography.
8．Du Wikipedia Maddalene Ventura con il marito e il figlio.
9．New MI. President address Pope Joan：A recognizable syndrome. J. Clin. Endocrinol. Metab.76：3-13, 1993.
10. New MI. Ancient history of congenital adrenal hyperplasia. Endocr. Dev. Basel Kager 20：202-211, 2011.

第７章　新しい治療法の開発

1．名和田　新（2008）「副腎不全：診断と治療の進歩―副腎不全の診断と治療の進歩と

展望」『日本内科学会誌』第 97 巻，699-701 頁.
2．柳瀬　敏彦，田中　智子（2009）「ステロイド産生細胞再生研究の現状」『日本生殖内分泌学会雑誌』第 14 巻，51-53 頁.
3．Gondo S.,Yanase T.,Nawata H.,et.al. SF-1/Ad4BP transforms primary long-term cultured bone marrow cells into ACTH-responsive steroidogenic cells. Gene to Cells.9：1239-1247, 2004.
4．Tanaka T.,Gondo S.Yanase T.,,Nawata H. et.al. Steroidogenic factor1/adrenal 4 binding protein transforms human bone marrow mesenchymal cells into steroidogenic cells. J.Mol.Endocrinol.39：343-350, 2007.
5．Gondo S.,Okabe T.,Yanase T.,Nawata H.,et.,al. Adipose tissue-derived and bone marrow-derived mesenchymal cells develop into different lineage of steroidogenic cells by forced expression of steroidogenic factor 1. Endocrinology 149：4717-4725, 2008.
6．Nawata H.,Soen S.,Seino Y.,et.al. Guidelines on the management and treatment of glucocorticoid-induced osteoporosis of the Japanese Society for bone and mineral research　J.Bone Mine.Metab.23：105-109, 2005.
7．Suzuki Y.,Nawata H.,Tanaka Y. et.al. Guidelines on the management and treatment of glucocorticoid-induced osteoporosis of the Japanese society for Bone and Mineral research：2014 update. J.Bone Miner.Metab.32：337-350, 2014.
8．Wang C.,Nieshlag E.,Swerdloff R.,et.al. Investigation, treatment and monitoring of late-onset hypogonadism in males. ISA,ISSAM,EAU and ASA recommendations. Europ. J.Endocrinol.159：507-514, 2008.
9．Morishima A.,Grumbach MM.,Qin K.,et.al. Aromatase deficiency in male and female siblings caused by a novel mutation and the physiological role of estrogens. J.Clin. Endocrinol,Metab.80：3689-3698, 1995.
10. Carani C., Qin K., Simpson ER. Effect of testosterone and estradiol in a man with aromatase deficiency. New Engl.J.Med.337：91-95, 1997.
11. Herrmann BL.,Saller B.,Broecker M.,et,al. Impact of estrogen replacement therapy in a male with congenital aromatase deficiency caused by a novel mutation in the CYP19Gene. J.Clin.Endocrinol.Metab.87：5476-5484, 2002.
12. Maffei L.,Murata Y.,Rochira V.,Carani.,et.al. Dysmetabolic syndrome in a man with a novel mutation of the aromatase gene：Effect of testosterone, alendronate and estradiol treatment. J.Clin.Endocrinol.Metabol.89：61-70, 2004.
13. Maffei L.,Rochira V.,Carani C. ,et.al. A novel compound heterozygous mutation of the aromatase gene in an adult man：reinforced evidence on the relationship between congenital oestrogen deficiency, adiposity and the metabolic syndrome. Clin. Endocrinol. 67：218-224, 2007.
14. Fan W.,Yanase T.,Nawata H.,et.al. Androgen receptor null male mice develop late-onset obesity due to decreased energy expenditure and lipolytic activity but show normal insulin sensitivity with high adiponectin secretion. Diabetes 54：1000-1008, 2005.

15. Min L.,Yanase T., Nawata H.,et.al. A novel synthetic androgen receptor ligand,S42, works as a selective androgen receptor modulator possesses metabolic effects with little impact on the prostate. Endocrinology 150：5606-5616, 2009.
16. Ferre P.,Foufelle F. SREBP-1c transcription factor and lipid homeostasis：clinical perspective. Hormone Res.68：72-82, 2007.
17. Bhasin S.,Jasuja R. Selective androgen receptor modulates as function promoting therapies. Curr.Opin.Clin.Nutr.Metab.Care.12：232-240, 2009.
18. Dabs AS.,et.al. Effects of enobosarm on muscle wasting and physical function in patients with cancer. a double-blind, randomized controlled phase 2 trial. Lancet Oncol.14：335-345, 2013.
19. 柳瀬　敏彦（2014）「選択的アンドローゲン受容体修飾薬開発の現況」『最新医学』第69巻5号，977-984頁.

第8章　進化医学が拓くステロイドホルモンの最前線

1．チャールズ・ダーウイン（2012）『超訳 種の起源—生物はどのように進化してきたのか』夏目　大訳，技術評論社.
2．Nesse RM., Williams GC.（1996）「Why we get sick?」Vintage Books New York.
3．井村　裕夫（2000）『人はなぜ病気になるのか—進化医学の視点』岩波書店.
4．井村　裕夫（2008）『進化医学からわかる肥満・糖尿病・寿命』岩波書店.
5．井村　裕夫（2013）『進化医学—人への進化が生んだ疾患』羊土社.
6．太田　博樹，長谷川　眞理子（2013）『ヒトは病気とともに進化した』勁草書房.
7．Thornton JW. Evolution of vertebrate steroid receptor from an ancestral estrogen receptor by ligand exploitation and serial genome expansion.Proc.Natl.Acad.Sci.98：5671-5676, 2001.
8．Thornton JW.,Need E.,Crews D. Resurrecting the ancestral steroid receptor：ancient origin of estrogen signaling .Science 301：1714-1717, 2003.
9．Baker ME Co-evolution of steroidogenic and steroid-inactivating enzymes and adrenal and sex steroid receptors .Mol .Cell Endocrinol.215：55-62, 2004.
10. Baker ME. Origin and diversification of steroids：co-evolution of enzymes and nuclear receptors. Mol. Cell Endocrinol.334：14-20, 2011.
11. Baker ME. Insights from the structure of estrogen receptor into the evolution of estrogens：implication for endocrine disruption. Biochem.Pharmacol.82：1-8, 2011.
12. Eick GN.,Thornton JW Evolution of steroid receptors from an estrogen-sensitive ancestral receptor.Mol.Cell.Endocrinol.334：31-38, 2011.
13. Kuiper GG.,Carlsson B.,Gradien K.,et.al. Comparison of the ligand specificity and transcript tissue distribution of estrogen receptors alpha and beta .Endocrinology 138：863-870, 1997.
14. Umetani M.,Domoto H.,Gormley AK.,et.al. 27-hydroycholesterol is an endogenous SERM that inhibits the cardiovascular effect of estrogen Nature Med.13：1185-1192, 2007.
15. Bjorkhein I. Do oxysterols control cholesterol homeostasis ?　J.Clin.Invest.110：725-

730, 2002.

第9章　進化医学からDHEASの謎に迫る

1). DHEASの研究と取組み

1. Klinge C.M., Clark B.J., Prough R.A. Dehydroepiandrosterone research：past, current and future. Vitamins and Hormones, Chapter one 108：1-28, 2018. Elsevier Inc.
2. Simpson E., Santen R.J. Celebrating 75 years of oestradiol. J. Mol. Endocrinol.55：T1-20, 2015.
3. Morales AJ.,Nolan JJ.,YenSS.,et.al. Effects of replacement dose of dehydroepiandrosterone in men and women of advancing age. J.Clin.Endocrinol.Metab.78：1360-1367, 1994.
4. Yen SSC. Dehydroepiandrosterone sulfate and longevity：New clue for an old friend. Proc.Natl.Acad.Sci.98：8167-8169, 2001.
5. Parker LN. Adrenal androgens in clinical medicine. Academic Press Inc. 1989.
6. レイ・サヘリアン（1997）『DHEA奇跡のホルモン療法』大和　洋子訳，宝島社.
7. 矢内原　巧（1993）『産婦人科医のDHA-Sの研究』医科学出版社.
8. Watson RR. DHEA in human health and aging. CRC Press Book 2012.
9. Hamberger C. Normal urinary excretion of neutral 17-ketosteroid with special reference to age and sex variations. Acta Endocrinol.1：19, 1948.
10. Migeon C.,Keller A.,Shepard T.,et.al. DHEA and androsterone levels in human plasma. effect of age and sex：day-to-day and dirnal variations. J.Clin. Endocrinol. Metab.17.：1051-1062, 1957.
11. Migeon C. Adrenal androgens in man.Am.J.Med.53：606, 1972.
12. Yamaji T.,Ibayashi H. Plasma DHEAS in normal and pathological conditions. J. Clin. Endocrinol.Metab.29：273-278, 1969.
13. Higuchi K.,Nawata H.,Ibayashi H.,et.al. Prolactin has a direct effect on adrenal androgen secretion.J.Clin.Endocrinol.Metab.59：714-718, 1984.
14. Nawata H.,Higuchi K.,Ibayashi H.,et.al. Mechanism of dissociation of cortisol and adrenal androgen secretion after removal of adrenocortical adenoma in patients with Cushing´s syndrome.Endocrinol.Jpn.32：691-700, 1985.
15. Ohashi M.,Kato K.,Nawata H.,Ibayashi H. Adrenocortical responsiveness to graded ACTH infusion in normal young and elder human subjects.Gerontology 32：43-51, 1986.
16. Ohashi M.,Fujio N.,Ibayashi H.,et.al. Aging is without effect on the pituitary-adrenal axis in men. Gerontology 32：335-339, 1986.
17. Taniguchi S.,Yanase T.,Nawata H.,et.al. The antiobesity effect of dehydroepiandrosterone in castrated obese or non-castrated obese Zucker male rats .Obesity Res.3：639-643, 1995.
18. Taniguchi S.,Yanase T.,Nawata H.,et.al. Dehydroepiandrostrone markedly inhibits the accumulation of cholesterol ester in mouse macrophage J774-1 cells. Atherosclerosis 126：143-154, 1996.

19. Nakashima N.,Haji M.,Nawata H.,et.al. Effect of dehydroepiandrosterone on glucose uptake in cultured human fibroblasts. Metabolism 44：543-548, 1995.
20. Nakashima N.,Haji M.,Nawat H.et.al. Effect of dehydroepiandrosterone on glucose uptake in cultured rat myoblasts.Horm.Metab.Res.27：491-494, 1995.
21. Yanase T.,Fukahori M.,Nawata H.et al. Serum dehydorepiandrosterone（DHEA）and DHEA-S in Alzheimer's disease and in cerebrovascular dementia. Endocrine J.43：119-123, 1996.
22. Yanase T.,Muta K.,Nawata H.Serum concentrations of dehydroepiandrosterone sulfate（DHEA-S）in oldest old Japanese women correlate with cognitive activity rather than activities of daily living. Geriatr.Gerontol.Int.6：194-198, 2006.
23. Okabe T.,Haji M.,Nawata H.,et.al. Up-regulation of high-affinity dehydroepi-androsterone binding activity by dehydroepiandrosterone in activated T lymphocytes. J.Clin.Endocrinol.Metab.80：2993-2996, 1995.
24. Ashida K.,Goto K.,Nawata H.,et.al. Dehydroepiandrosterone negatively regulates the p38 mitogen-activated protein kinase pathway by a novel mitogen-activated protein kinase phosphatase. Biochem. Biophy. Acta 1728：84-94, 2005.
25. Watanabe T.,Ashida K.,Nawata H.,et.al. Dehydroepiandrosterone-enhanced dual specificity protein phosphatase（DDSP）prevents diet-induced and genetic obesity. Biochem.Biophs.Res.Comm.468：196-201, 2015.
26. Yamada Y.,Sekihara H.,Nawata H.,et.al. Changes in serum sex hormone profiles after short-term low dose administration of dehydroepiandrosterone（DHEA）to young and elderly persons. Endocrine J.54：153-162, 2007.
27. Nawata H. ,Tanaka S. ,Haji M.,et.al. Aromatase in bone cell：association with osteoporosis in postmenopausal women. J.Steroid Biochem.Molec.Biol.53：165-174, 1995.
28. Takayanagi R.,Goto K.,Nawata H.,et.al. Dehydroepiandrosterone（DHEA）as a possible source for estrogen formation in bone cells：correlation between bone mineral density and serum DHEA-sulfate concentration in postmenopausal women and the presence of aromatase to be enhanced by 1,25-dihydroxyvitamin D3 in human osteoblasts. Mechanism. Aging Development 123：1107-1114, 2002.
29. Nawata H.,Yanase T.,Goto K.,et.al. Mechanism of action of anti-aging DHEA-S and the replacement of DHEA-S. Mechanism Ageing Development.123：1101-1106, 2002.
30. Nawata H.,Watanabe T.,Yanase T. Sex hormone and neuroendocrine aspects of metabolic syndrome. Progress Brain Res.182：175-188, 2010.

2). 霊長類のなかでヒトと類人猿のみに大量に存在するDHEAS

1. Kroll J. Dehydroepiandrosterone, molecular chaperone and the epigenetics of primates longevity. Rejuvenation Res.18：341-346, 2015.
2. Cutler GBJ.,Glenn M.,Loriaux DL.et.al. Adrenarche：A survey of rodents, domestic animals and primates. Endocrinology 103：2112-2118, 1978.

3). ヒトにおけるDHEASの一生

1. Nawata H.,Yanase T.,Goto K.,et.al. Mechanism of action of anti-aging DHEA-S and the replacement of DHEA-S. Mechanism Ageing Development.123：1101-1106, 2002.
2. Nawata H.,Yanase T.,Goto K.,et.al. Adrenopause Hormone Res.62：110-114, 2004.

4). ヒトのライフヒストリーを通して重要なDHEAS
(1). 胎児期
1. Marx CE.,Jarskog F.,Marrow AL.,et.al. Neurosteroid modulation of embryonic neuronal survival in vitro following anoxia. Brain Res. 871：104-112, 2000.
2. Suzuki M.,Wright LS.,Svendsen CN.,et.al. Mitotic and neurogenic effects of dehydroepiandroasterone (DHEA) on human neural stem cell cultures derived from the fetal cortex.Proc.Natl.Acad.Sci.101：3202-3207, 2004.
3. Pediaditakis I.,Iliopoulos I.,Gravanis A.,et.al. Dehydroepiandrosterone：An ancestral ligand of neurotrophin receptors. Endocrinology 156：16-23, 2015.
4. Endocrine-adrenal development. Embryology 1-13, 2016.
5. Lupin SJ.,MEwen BS.,Heim G.,et.al. Effects of stress throughout the lifespan on the brain, behavior and cognition. Nature Rev.Neurosci.10：434-445, 2009.
(2). アドレナーキ
1. Rainey WE.,Car BR.,Sasano H.,et.al. Dissecting human adrenal androgen production Trends in Endocrinol.Metab.13：234-239, 2002.
2. Archus RJ.,Rainey WE. Adrenarche-physiology, biochemistry and human disease. Clin Endocrinol.60：288-296, 2004.
3. Rege J.,Rainey WE. Themic Review. The steroid metabolome of adrenarche. J. Endocrinol.214：133-143, 2012.
4. Hornsby PJ. Themic review. Adrenarche：a cell biological perspective J.Endocrinol.214：113-119, 2012.
5. Ohashi M.,Fujio N.,Ibayashi H.,et.al. Aging is without on the pituitary-adrenal axis in men. Gerontology 32：335-339, 1986.
6. Weber A.,Clark AJL, Savage MO.,et.al. Diminished adrenal androgen secretion in familial glucocorticoid deficiency implicates a significant role for ACTH in the induction of adrenarche. Clin. Endocrinol.46：431-437, 1997.
7. Topor LS.,Asai M.,Majzoub JA.,et.al. Cortisol stimulates secretion of dehydroepiandrosterone in human adrenocortical cells through inhibition of 3 β HSD2. J.Clin. Endocrinol.Metab.96：31-39, 2011.
(イ). 脳の発達
1. Campbell B. Feature article. Adrenarche and the evolution of human life history. Amer. J. Human Biol.18：569-589, 2006.
2. Marcia S.,Ponce DL. Neanderthal brain size at birth provides insights into the evolution of human history. Proc.Natl.Acad.Sci.105：13764-13768, 2008.
3. 井村　裕夫（2016）『健康長寿のための医学』岩波新書.
4. Dosenbach NU.,Nardos SM.,Schlagger BL.,et.al. Prediction of individual brain maturity using fMRI. Science 329：1358-1361, 2010.

5. Laughlin GA,Barrett-Cannor B. Sexual dimorphism in the influence of advanced aging on adrenal hormone levels：The Rancho Bernardo study. J. Clin Endocrinol. Metab.85：3561-3568, 2000.
6. Guazzo EP.,Kirkpatrick PJ.,Herbert J.,et.al. Cortisol, dehydroepiandrosterone（DHEA) and DHEA sulfate in the cerebrospinal fluid of man：relation to blood levels and the effect of age. J.Clin Endocrinol.Metab.81：3951-3950, 1996.
7. Chen F.,Knecht K.,Reszka AA. Direct agonist/antagonist functions of dehydroepi-androsterone.Endocrinology.146：4568-4567, 2005.
8. Bauliu EE.,Robel P.,,Schumacher M. Neurosteroids. A new regulatory function in the nervous system. Humana Press 1999.
9. Twede V.,Tartaglia AL,Bamber BA.,et.al. The neurosteroids dehydroepiandrosterone sulfate and pregnenolone sulfate inhibit the UNC-49 GABA receptor through a common set of residues. Mol.Pharmacol.72：1322-1329, 2007.
10. Strac DS.,Jembrek MJ.,Pericic D.,et.al. Modulation of recombinant GABAA receptors by neurosteroid dehydorepiandrosterone sulfate. Pharmacology.89：163-171, 2012.
11. Ong KK.,Potau N.,Dunger DB.,et.al. Opposing influence of prenatal and postnatal weight gain on adrenarche in normal boys and girls. J.Clin.Endocrinol.Metab.89：2647-2651, 2004.
12. Nakashima N.,Haji M.,Nawata H.,et.al. Effect of dehydroepiandrosterone on glucose uptake in cultured human fibroblasts. Metabolism.44：543-548, 1995.
(ハ). 早発アドレナーキ
1. Idkowiak J.,Lovery GG., Arlt W.,et.al. Premature adrenarche：novel lessons from early onset androgen excess. Eur.J.Endocrinol.165：189-207, 2011.
2. Utrianen P.,Loakso S.,Voutilainen R. Premature adrenarche-a common condition with variable presentation. Horm.Res.Pediatr.83：221-231, 2015.
(3). アドレノポーズ
①. アルツハイマー型認知症
1. Maggio M.,DeVita F.,Paol CG.,et.al. DHEA and cognitive function in the elderly. J. Steroid Biochem.Mol.Biol.145：281-292, 2015.
2. Hampl R.,Bicikova M. Neuroimmnomodulatory steroids in Alzheimer dementia. J.Steroid Biochem.Mol.Biol.119：97-104, 2010.
3. Ohara T.,Doi Y.,Kiyohara Y.,et.al. Glucose tolerance status and risk of dementia in the Community ,The Hisayama Study. Neurology 77：1126-1134, 2011.
4. Naylor JC.,Hulette M.,Marx CE.,et.al. Cerebrospinal fluid dehyroepiandrosterone levels are correlated with brain dehydroepiandrosterne levels ,elevated in Altzheimer's disease and related to neuropathological disease. J. Clin. Endocrinol. Metab.93：3173-3178, 2008.
5. Weill-Engerer S.,David JP.,Baulieu EE.,Akwa Y.,et.al. Neurosteroid quantification in human brain regions：Comparison between Altzheimer's and nondementia patients. J.Clin.Endocrinol.Metab.87：5138-5143, 2002.
6. Yanase T.,Fukahori M.,Nawata H.,et.al. Serum dehydroepiandrosterne（DHEA）and

DHEA-sulfate (DHEA-S) in Alzheimer's disease and in cerebrovascular dementia. Endocrine J.43 : 119-123, 1996.
7. Aldred S.,Mecocci P. Decreased dehydroepiandrosterone (DHEA) and deydroepiandrosterone sulfate (DHEAS) concentrations in plasma of Alzheimer disease (AD) patients. Arch.Ferontol.51 : e16-e18, 2010.
8. Brown RC.,Cascio C.,Papadopoulos V. Pathways of neurosteroid biosynthesis in cell line from human brain : Regulation of dehydroepiandrosterone formation by oxidative stress and β -amyloid peptide. J.Neurochem.74 : 847-858, 2000.
9. Tamagno E.,Guglielmotto M.,Tabaton M. Dehydroepiandrosterone reduces expression and activity of BACE in NT2 neurons exposed to oxidative stress. Neurobiol. Disease.14 : 291-304, 2003.
10. Rammouz G.,Lecanu L.,Papadopoulos V. Oxidative stress-mediated brain dehydroepiandrosterone (DHEA) formation in Alzheimer's disease diagnosis. Front. Endocrinol 2 : 69-87. 2011.
11. Guglielmotto M.,Giliberto L.,Tabaton M.,et.al. Oxidative stress mediates the pathogenic effect of different Alzheimer's disease risk factor. Aging Neusci.9 : 1-30, 2010.
12. Hampl R.,Lapcik O.,Starka L.,ey.al. 7-hydroxydehydroepiandrosterne-a natural antiglucocorticoid and a candidate for steroid replacement therapy ?. Physiol.Res.49 (Suppl.1) : S107-S112, 2000.
13. Chalbot S.,Morfin R. Dehydroepiandrosterone metabolites and their interactions in human. Drug Metabol. Drug Interact.22 : 1-23, 2006.
14. Weill-Engerer S.,Akwa Y.,et.al. In vitro metabolism of dehydroepiandrosterosterone (DHEA) to 7α-hydroxy-DHEA and Δ 5-androsterone-3β, 17β-diol in specific regions of the aging brain from Altzheimer's and non-demented patients. Brain Res. 969 : 117-125, 2003.
15. Yau JLW,.Rasmuson S.,Sekl JR.,et.al. DHEA 7-hydroxylase CYP7B : enrichment in primate hypocampus and functional depletion in Alzheimer's disease. Neuroscience 121 : 307-314, 2003.
16. Rupprecht R.,Papadoulos V. ,Schumacher M.,et.al. Translocator protein(18KDa) (TSPO) as a therapeutic target for neurological and psychiatric disorders. Nature Rev. Drug Discovery. 9 : 971-988, 2010.
17. Laurine E.,Lafitte D.,Verdier JM.,et.al. Specific binding of dehydroepiandrosterone to the N terminus of the microtubule-associated protein MAP2. J.Biol.Chem.278 : 29979-29986, 2003.
18. Harden ST.,Glowacki J.,LeBoff MS.,et.al. Effects of age on serum dehydorepiandrosterone sulfate,IGF-1 and IL-6 levels in women. Calcif. Tissue Int.66 : 414-418, 2000.
19. Murialdo G.,Barreca A.,Polleri A.,et.al. Relationships between cortisol, dehydroepiandrosterone sulfate and insulin-like growth factor-1 system in dementia. J.Endocrinol. Invest.24 : 139-146, 2001.
20. Luppi C.,Fioravanti M.,Solerte SB.,et.al. Growth factors decrease in subjects with mild to moderate Alzheimer's disease(AD) : potential correction with

dehydroepiandrosterone-sulfate（DHEAS）. Arch. Gerontol. Geriatr. Suppl.1：173-184, 2009.

21. Wolkowitz OM.,Kramer JH.,Roberts.E.,et.al. DHEA treatment, double-blind, placebo-controlled study. Neurology60：1071-1076, 2003.
22. Yasuda S.,Akishita M. ,Ouchi Y.,et.al. Effects of dehydroepiandrosterone supplementation on cognitive function and activities of daily living in older women with mild to moderate cognitive impairment. Geriatr.Geront.Int.10：280-287, 2010.

②. 心血管疾患

1. Taniguchi S.,Yanase T.,Nawata H. et.al. The antiobesity of dehydroepiandrosterone in castrated obese or non-castrated obese Zucker male rats. Obesity Res. 3：639-643, 1995.
2. McNeils JC.,Maolopoulos KN.,Art W. et.al. Dehydroepiandrosterone exerts antiglucocorticoid action on human preadipocyte proliferation,differentiation and glucose uptake Am.J.Physiol.Endocrinol.Metab.305：E1134-E1144, 2013.
3. Bujalska IJ.,Gatharole LL.,Stewart PM.,et.al.A novel selective 11β-hydroxysteroid dehydrogenase type 1 inhibitor prevents human adipogenesis. J.Endocrinol.197：297-307, 2008.
4. Karbowska J.,Kochan Z. Effects of DHEA on metabolic and endocrine functions of adipose tissue.Horm.Mol.Biol.Clin.Investig.14：65-74, 2013.
5. Aouadi M.,Jager J.,Bost F.,et.al. P38Map kinase activity is required for human primary adipocyte differentiation. FEBS Letters 581：5591-5596, 2007.
6. Engelman JA.,Lisanti MP.,Scherer PE. ,Specific inhibitor of p38 mitogen-activated protein kinase block 3T3-L1 adipogenesis.J.Biol.Chem.273：32111-32120, 1998.
7. Ashida K.,Goto K.,Nawata H.,et.al. Dehydroepiandrosterone negatively regulates the p38 mitogen-activated protein kinase pathway by a novel mitogen-activated protein kinase phosphatase. Biochem .Biophy. Acta 1728：84-94, 2005.
8. Watanabe T.,Ashida K.,Nawata H.,et.al. Dehydroepiandrosterone -enhanced duel specificity protein phosphatase（DDSP）prevents diet-induced and genetic obesity. Biochem.Biopys.Res.Comm.468：196-201, 2015.
9. Fujioka K.,Kajita K.,Ishizuka T.,et.al. Dehydroepiandrosterone reduces preadipocyte proliferation via androgen receptor.Am.J.Physiol.Endocrinol.Metab.302：E694-E704, 2012.
10. Fehar T.,Bodragi L. A comparative study of steroid concentrations in human adipose tissue and the peripheral circulation. Clin. Chim. Acta 126：135-141, 1982.
11. Villareal DT.,Hollanzy JO. Effect of DHEA on abdominal fat and insulin action in elderly women and men. A randomized conntorol study. J.A.M.A. 292：2243-2248, 2004.
12. Weiss EP.,Villareal DT.,Holloszy JO. Dehydroepiandrosterone（DHEA）replacement decreases insulin resistance and lowers inflammatory cytokines in aging humans. Aging3：533-542, 2011.
13. Yamada Y.,Sekihara H.,Nawata H.,et.al. Changes in serum sex hormone profiles after

short-term low dose administration of dehydroepiandrosteorne (DHEA) to young and elderly persons. Endocrine J. 54 : 153-162, 2007.

14. Aoki K.,Saito T.,Sekihara H.,et.al. Dehydroepiandrosterone suppresses the elevated hepatic glucose-6-phosphatase and fructose-1,6-biphosphatase acitivities in C57BL/Ksj-db/db mice : comparison with troglitasone. Diabetes 48 : 1579-1585, 1999.
15. Yamashita R.,Saito T.,Sekihara H.,et.al. Effects of dehydroepiandrosterone on gluconeogenic enzymes and glucose uptake in human hepatoma cell line,HepG2. Endocr.J.52 : 727-733, 2005.
16. Ishizuka T.,Kajita K.,Yasuda K.,et.al. DHEA improves glucose uptake via activations of protein kinase C and phosphatidylinositol 3-kinase. Am.J.Physiol. 276 : E196-E204, 1999.
17. Perrini S.,Natalicchio A.,Giorgino F.,et.al. Dehydorepiandrosterone stimulates glucose uptake in human and murine adipocytes by inducing GLUT1 and GLUT4 translocation to the plasma membrane. Diabetes 53 : 41-52, 2004.
18. Nakashima N.,Haji M.,Nawata H.,et.al. Effect of dehydroepiandrosterone on glucose uptake in cultured human fibroblasts. Metabolism 44 : 543-548, 1995.
19. Nakashima N.,Haji M.,Nawata H.,et.al. Effect of dehydroepiandrosterone on glucose uptake in cultured rat myoblasts. Horm. Metab. Res. 27 : 491-494, 1995.
20. Kimura M.,Tanaka S.,Sekihara H.,et.al. Dehydroepiandrosterone decreses serum tumor necrosis factor-α and restores insulin sensitivity : independent effect from secondary weight reduction in genetically obese Zucker fatty rats. Endocrinology 139 : 3249-3253, 1998.
21. Taniguchi S.,Yanase T.,Nawata H.,et.al. Dehydroepiandrosterone markedly inhibited the accumulation of cholesterol ester in mouse J774-1 cells. Atherosclerosis 126 : 143-154, 1996.
22. Okamoto K. Relationship between dehydroepiandrosterone sulfate and serum lipid levels in Japanese men. J. Epidemiol. 6 : 63-67, 1996.
23. Kawano H.,Yasue H.,Ogawa H.,et.al. Dehydroepiandrosterone supplementation improves endothelial function and insulin sensitivity in men. J. Clin .Endocrinol .Metab. 88 : 3190-3195, 2003.
24. Jesse RL.,Eich.,Nestler JE.,et.al. Dehydroepiandrosterone inhibits human platelet aggregation in vitro. Ann.N.Y.Acad.Sci. 774 : 281-290, 1995.
25. Bertoni A.,Rastoldo A.,Singaglia F.,et.al. Dehydroepiandrosterone-sulfate inhibits thrombin-induced platelet aggregation. Steroids 77 : 260-268, 2012.
26. Fukui M.,Kitagawa Y.,Yoshikawa T.,et.al. Association between albumin excretion and serum dehydroepiandrosterone sulfate concentration in male patients with type 2 diabetes. Diabetes Care 27 : 2893-2897, 2004.
27. Tehernof A.,Labrie F. Review : Dehydroepiandrosterone, obesity and cardiovascular disease risk : a review of human studies. Europ.J.Endocrinol. 151 : 1-14, 2004.
28. Ohlsson C.,Labrie F.,Tivesten A.,et.al. Low serum levels of dehydroepiandrosterone sulfate predict all-cause and cardiovascular mortality in elderly Swedish men. J.Clin.

Endocrinol.Metab.95：4406-4414, 2010.
29. Jimenez MC.,Sun Qi.,Rexrode KM.,et.al. Low dehydroepiandrosterone sulfate is associated with increased risk of ischemic stroke among women. Stoke 44：1784-1789, 2013.
30. Komesaroff PA., Unravelling the enigma of dehydroepiandrosterone moving forward step by step. Endocrinology 149：886-888, 2008.
31. Savineau JP.,Marsen R.,Eric D. Role of DHEA in cardiovascular diseases. Biochem .Pharmacol. 85：718-726, 2013.
32. Liu D.,Dillon JS. Dehydroepiandrosterone activates endothelial cell nitric-oxide synthase by a specific plasma membrane receptor coupled to Gαi2,3. J.Biol.Chem. 277：21379-21388, 2002.
33. Liu D.,Dillon JS. Dehydroepiandrosterone stimulates nitric oxide release in vascular endothelial cells：evidence for a cell surface receptor. Steroids 69：279-289, 2004.
34. Liu D.,Iruthayanthan M.,Dillon JS.,et.al. Dehydroepiandrosterone stimulates endothelial proliferation and angiogenesis through extracellular signal-regulated kinase 1/2 mediated mechanisms. Endocrinology 149：889-898, 2008.
35. Charalampopulos I.,Alexaki VI.,Lizarididis I.,et.al. G protein-associated specific membrane binding sites mediate the neuroprotective effect of dehydroepiandrosterone FASEB J. 20：577-579, 2006.
36. Chen J.,Xu L.,Huang C. DHEA inhibits vascular remodeling following arterial injury：a possible role in suppression of inflammation and oxidative stress derived from vascular smooth muscle cells . Mol .Cell. Biochem. 388：75-84, 2014.
③. フレイル・サルコペニア
1. Shimizu N.,Yoshikawa N.,Tanaka H.,et.al. Crosstalk between glucocorticoid receptor and nutritional sensor mTOR in skeletal muscle. Cell Metab. 13：170-182, 2011.
2. Ceci R., Duranti G.,Sabatini S.,et.al. Skeletal muscle differentiation：role of dehydroepiandrosterone sulfate. Horm. Metab. Res. 43：702-707, 2011.
3. Sugino M.,Ohsawa N.,Shinoda K.,et.al. A pilot study of dehydroepiandrosterone sulfate in myotonic dystrophy. Neurology 51：586-589, 1998.
4. Tsuji K.,Furuhata D.,Ohsawa N.,et.al. Specific binding and effects of dehydroepiandrosterone sulfate（DHEA-S）on skeletal muscle cells：possible implication for DHEA-S replacement therapy in patients with myotonic dystrophy. Life Sci. 65：17-26, 1999.
5. Sato K.,Iemitsu M. Exercise and sex steroid hormones in skeletal muscle. J.Steroid. Biochem.Mol.Biol. 145：200-205, 2015.
6. Baker WL.,Karen S.,Kenny AM. Effects of dehydroepiandrosterone on muscle and physical function in older adults：a systemic review. J.Am.Geriatr.Soc.59：997-1002, 2011.
7. Kenny AM.,Boxer RS.,Burlesson JA.,et.al. Dehydroepiandrosterone combined with exercise improves muscle strength and physical function in frail older women. J. Am .Geriatr. Soc. 58：1707-1714, 2010.

8. Swiecicka A.,Lunt M.,Giwercman A.,et.al. Non-androgenic anabolic hormones predict risk of frailty：europian male ageing study perspective date. J. Clin. Endocrinol. Metab. 102：2798-2806, 2017.
9. Goncharova N.D.,Marenin V.Y.,Oganyan T.E. Aging of the hypothalamic-pituitary adrenal axis in nonhuman primates with depression-like and aggressive behavior. Aging 2：854-866, 2010.
10. Gupta D.,Morley J.E. Hypothalamic-pituitary-adrenal（HPA）axis and aging. Compr. Physiol.4：1495-1510, 2014.

⑤. 免疫機能の低下

1. Straub RH.,Miller LE.,Zietz B.,et.al. Cytokine and hormones as a possible links between endocrinosenescence and immunosenescence. J.Neuroimmunol. 109：10-15, 2009.
2. Chen CCG.,Parker Jr. CR. Adrenal androgen and the immune system. Seminars in reproductive medicine 22：369-377, 2004.
3. Radford DJ.,Wanf K.,Lord JM.,et.al. Dehydroepiandrosterone sulfate directly activates protein kinase C-β to increase human neutrophil superoxide generation. Mol. Endocrinol.24：813-821, 2010.
4. Straub RH.,Konecna L.,Lang B.,et.al. Serum dehydroepiandrosterone（DHEA）and DHEA sulfate are negatively correlated with serum interleukin-6（IL-6）,and DHEA inhibits IL-6 secretion from mononuclear cells in man in vitro：possible link between endocrinosenescence and immunosenescence. J.Clin.Endocrinol.Meatab.83：2012-2017, 1998.
5. Sawalha AH.,Kovats S. Dehydroepiandrosterone in systemic lupus erythematosus. Curr. Rheumatol. Rep. 10：286-291, 2008.
6. Racchi M.,Buoso E.,Corsini E.,et.al Role of hormones in the regulation of RACK1 expression as a singnaling checkpoint in immunosenescence. Int. J. Mol. Sci. 18：1453-1465, 2017.

5）. DHEA と DHEAS の作用機構

1. Prough RA.,Clark BJ.,Klinge CM. Novel mechanism for DHEA action：Review. J .Mol. Endocrinol. 56：R139-R155, 2016.
2. Traish AM.,Kang HP.,Guay AT.,et.al. Dehydroepiandrosterone（DHEA）-A precursor steroid or an active hormone in human physiology. J .Sex. Med. 8：2960-2988, 2011.
3. Webb SJ.,Geoghegan TE.,Miller KM.,et.al. The biological actions of dehydroepiandrosterone involves multiple receptors. Drug Metabol. Rev. 38：89-116, 2006.
4. Niro S.,Hennebert O.,Morfin R. New insights into the protective effects of DHEA. Horm. Mol . Biol. Clin . Invest. 4：489-498, 2010.
5. Maninger N.,Wolkowitz O.N.,Mellon S.H. et al. Neurobiological and neuropsychiatric effects of dehydroepiandrosterone（DHEA）and DHEA sulfate（DHEAS）.Front. Neuroendocrinol. 30：65-91, 2009.

(1). イントラクリノロジー

1. Labrie F. All sex steroids are made intracellularly in peripheral tissues by the

mechanisms of intracrinology after menopause. J. Steroid. Biochem .Mol. Biol. 145：133-138, 2015.
2．Labrie F. DHEA, important source of sex steroids in men and even more in women. Prog .Brain. Res. 182：97-137, 2010. Elsevier BV.

⑵. 核内受容体と細胞膜受容体

①. 核内受容体

1．Okabe T.,Haji M.,Nawata H.,et.al. Up-regulation of high-affinity dehydroepiandrosteorne binding activity by dehydroepiandrosterone in activated human T lymphocytes. J. Clin .Endocrinol. Metab. 80：2993-2996, 1995.
2．Miekle AW.,Dorchuck RW.,Daynes RA.,et.al. The presence of dehydroepiandrosterone specific receptor binding in murine T cells. J. Steorid. Biochem .Mol.Biol. 42：293-304, 1992.
3．Hampl R., Lapcik O.,Starka L.,et.al. 7-Hydroxydehydroepiandrosterone - a natural antiglucocorticoid and a candidate for steroid replacement therapy? Physiol.Res.49：S107-S112, 2000.
4．Le Mee S.,Hennebert O.,Morfin R.,et.al. 7β-Hydroxyepiandrosterone-mediated regulation of the prostaglandin synthesis pathway in human peripheral blood monocytes. Steroids 73：1148-1159, 2008.
5．Chen F.,Knecht K.,Mojena M.,et.al. Direct agonist/antagonist function of dehydroepiandrosterone. Endocrinology 146：4568-4576, 2005.

②. 細胞膜受容体

1．Strac DS.,Jembrek MJ.,Periacic D.,et.al. Modulation of recombinant GABAA receptor by neurosteroid dehydroepiandrosterone sulfate. Pharmacology 89：89-163, 2012.
2．Twede V.,Tartaglia AM.,Bamber BA.,et.al. The neurosteorids dehydroepiandrosterone sulfate and pregnenolone sulfate inhibit the UNC-49GABA receptor through a common set of residues. Mol. Pharmacol, 72：1322-1329, 2007.
3．Braat S.,Kooy RF. Perspective. The GABAA receptor as a therapeutic target for neurodevelopmental disorders. Neuron 86：1119-1130, 2015.
4．Regan MC.,Romero-Hernandez A.,Furukawa H. A structural biology.perspective on NMDA receptor. pharmacology and function. Curr. Opin. Struct. Biol. 33：68-75, 2015.
5．Waterhouse RN.,Chang RC.,Collier TL.,et.al. In vitro and in vivo binding of neuroactive steroids to the Sigma-1 receptor as measured with the position emission tomography radioligand [18F] FPS. Synapse 61：540-546, 2007.
6．Hayashi T.,Su T-T. Sigma-1 receptor ligands：Potential in the treatment of neuropsychiatric disorders. CNS Drugs.18：269-284, 2004.
7．Hayashi T.,Su T-P. Sigma-1 receptor chaperones at the ER-mitochondrion interface regulate Ca(++) signaling and cell survival. Cell 131：596-610, 2007.
8．Su T-P,,Hayashi T.,Ruoho AE. The sigma-1 receptor chaperones as an inter-organelle signaling modulator. Trends Pharmacol. Sci. 31：557-566, 2010.
9．Hashimoto K. Activation of sigma-1 receptor chaperone in the treatment of neuropsychiatric diseases and its clinical implication. J.Pharmacol.Sci.127：6-9, 2015.

10. Pediaditakis I.,Iliopoulos I.,Gravanis A.,et.al. Dehydroepiandrosterone：an ancestral ligand of neurotrophin receptors. Endocrinology 156：16-23, 2015.
11. Lazaridis I.,Charalampopoulos I.,Gravanis A.,et.al. Neurosteoid dehydroepiandrosterone interacts with nerve growth factor（NGF）receptors, preventing neural apoptosis. PLoS Biol. 9：e100-1051, 2011.
12. Prossnitz ER.,Barton M. Estrogen biology：new insights into GPER function and clinical opportunities. Mol. Cell Endocrinol.389：71-83, 2014.
13. Teng Y.,Litchfield LM.,Klinge CM.,et.al. Dehydroepiandrosterone induces mi-R21 transcription in HepG2 cells through estrogen receptor β and androgen receptor. Mol. Cell Endocrinol.392：23-36, 2014.
14. Teng Y.,Raddle BN.,Klinge CM.,et.al. Dehydroepiandrosteorne activation of G-protein-coupled estrogen receptor rapidly stimulates microRNA-21 transcription in human hepatocellular carcinoma cells. J.Biol.Chem.290：15799-15811, 2015.
15. Liang X.,Glowcki J.,Zhou S.,et.al. Dehydroepiandrosterone stimulation of osteoblastogenesis in human MSCs requires IGF-1 signaling. J.Cell Biochem.117：1769-1774, 2016.

第10章　超高齢社会とDHEAS

1）．健康長寿とDHEAS

⑴．寿命を決定する遺伝子とエピジェネティクス

1．Kroll J. Dehydroepiandrosterone, molecular chaperones and the epigenetics of primate longevity. Rejuvenation Res.18：341-346, 2015.
2．Kroll J. Molecular chaperones and the epigenetics of longevity and cancer resistance. Ann.N.Y.Acad.Sci.1100：75-83, 2007.
3．Cutler RG. Evolution of human longevity：a critical overview. Mech. Ageing Dev.9：337-354, 1979.
4．Kenyon CJ. The genetics of ageing. Review. Nature 464：504-512, 2010.
5．Willcox BJ.,Tranah GJ.,Donion TA.,et.al. The FoxO3 gene and cause-specific mortality Aging Cell 15：617-624, 2016.
6．Roth GS.,Lane MA.,Metter EJ.,et.al. Biomarkers of caloric restriction may predict longevity in human. Science 297：811, 2002.
7．Mattison JA.,Roth GS.,Anderson RM. Caloric restriction improves health and survival of rhesus monkey. Nature Commun. Article 8：1-12, 2017.

⑵．DHEAのシャペロン誘導とアンチエイジング

1．Mushid A.,Eguchi T.,Calderwood SK. Stress proteins in aging and life span. International J.Hyperthermia 29：442-447, 2013.
2．Akerfelt M.,Morimoto RI.,Sistonen L. Heat shock factors：Integrator of cell stress,development and life span. Nat.Rev.Mol.Cell Biol.11：545-555, 2010.
3．Calderwood,Mushid A.,Prince T. The shock of aging：molecular chaperones and the heat shock response in longevity and aging-A mini-review. Gerontology 29：550-558, 2009.

4．Soti C.,Csermely P. Molecular chaperones and the aging process. Biogerontology 1：225-233, 2000.
5．Njenini R.,Bautmans I.,Mets T.,et.al. Circulating heat shock protein 70 in health,aging and disease BMC Immunol.12：12-24, 2011.
6．Uitenboggard M.,Baxter KK.,Chiaramello A. NeuroD6 genomic signature bridging neuronal differentiation to survival via the molecular chaperone network. J.Neurosci. Res.88：33-54, 2010.
7．Lee S-J,Lee S-H,Park B-J.,et.al. Estrogen prevents senescence through induction of WRN, Werner syndrome protein. Hormone Res. Pediatr. 74：33-40, 2010.
8．Summers DW.,Douglas PM.,Cyr.DM.,et.al. Polypeptide transfer form Hsp 40 to Hsp 70 molecular chaperones. Trends Biochem .Sci. 34：230-233, 2009.
9．Smith DF.,Toft DO. Minireview：the intersection of steroid receptor with molecular chaperones：observation and questions. Mol.Endocrinol.22：2229-2238, 2008.
10. Zannas AS.,Wiechmann T.,Binder EB.,et.al. Gene-stress-epigenetic regulation of FKBP5：clinical and translational implication. Neuropsychopharmacol. Review 41：261-274, 2016.

(3). コルチゾールのシャペロン誘導とストレス

1．Kroll J. Correlation of plasma cortisol levels, chaperone expression and mammalian longevity：a review of published data. Biogerontology 11：495-499, 2010.
2．Lupien SL. Cortisol levels during human aging predict hippocampal atrophy and memory deficit. Nature Nuerosci.1：69-73, 1998.
3．Lupien Sl.,McEwen BS.,Heim C.,et.al. Effects of stress throughout the life span on the brain ,behavior and cognition. Nature. Review Neurosci. 10：434-445, 2009.

(4). 血中 DHEAS 濃度に相関する遺伝子

1．Zhai G.,Vandenput L.,Wallaschofski H.,et.al. Eight common genetic variant associated with serum DHEAS levels suggest a key role in ageing mechanisms. PLoS Genet.7：1-10, 2011.
2．Vandenput L.,Ohlson C. Genome-wide association studies on serum sex steroid levels. Mol.Cellular Endocrinol.382：758-766, 2014.
3．Calvo E.,Leu-The V.,Labrie F. Pangenomic changes induced by DHEA in the skin of postmenopausal women. J. Steroid Biochem.Mol.Biol.112：186-193, 2008.
4．Lee JS.,Ward WO.,Corton JC.,et.al. Hepatic xenobiotic metabolizing enzyme and transporter gene expression through the life stages of the mouse .PLoS One 1-11, 2011.
5．Charlton M.,Lindor K.,et.al. Low circulating levels of dehydroepiandrosterone in hepatologically advanced nonalcoholic fatty liver disease. Hepatology 47：484-492, 2008.

(5). DHEAS と長寿

1．Enomoto M.,Adachi H.,Imaizumi T.,et.al. Serum dehydroepiandrosterone sulfate levels predict longevity in men：27-year follow-up study in a community-based cohort study（Tanushimaru study）. J.Am.Geriatr.Soc.56：994-998, 2008.
2．Yanase T.,Muta K.,Nawata H. Serum concentration of dehydroepiandrosterone sulfate

(DHEA-S) in oldest old Japanese women correlate with cognitive activity rather than acitivities of daily living. Geriatr.Gerontol.Int.6：194-198, 2006.

(6). 栄養と長寿：メタボリックシンドロームとリバースメタボリズム

1. Redman LM.,Ravussin E. Endocrine alterations in response to caloric restriction in humans. Mol.Cel.Endocrinol.299：129-136, 2009.
2. Lettieri-Barbato D.,Giovannetti E.,Aquilano K. Effects of dietary restriction on adipose mass and biomarkers of healthy aging in human. Aging 8：3341-3355, 2016.
3. Willcox BJ.,Willicox DR.,Suzuki M.,et.al. Caloric restriction ,the traditional Okinawa diet and healthy aging. Ann.NY.Acad.Sci.1114：434-455, 2007.
4. Yanagita I.,Yanase T.,Nawata H.,et.al. Low glycated hemoglobin level is associated with severity of frailty in Japanese elderly diabetes patients. J. Diabetes Invest. 9：419-425, 2018.
5. Abdelhafiz AH.,Sinclair AJ.Low HbA1c and increased mortality risk is frailty a confounding factor. Aging and Disease 6：262-270, 2015.
6. Zaslavsky O.,Walker RL.,Larson EB.,et.al. Glucose levels and risk of frailty.J.Gerontol. A.Biol.Sci.Med.Sci. 71：1223-1229, 2016.
7. Selvin E.,Steffes MW.,Brancati FL.,et.al. Glycated hemoglobin, diabetes and cardio-vascular risk in nondiabetic adult. N.Engl.J.Med.362：800-811, 2010.
8. Minihane AM.,Vinoy S.,Calder PC.,et.al. Low-grade inflammation, diet composition and health：current research evidence and its translation.Br.J.Nutr.114：999-1012, 2015.

2). DHEAの補充療法

1. Samaras N.,Samaras D.,Philippe J.et.al. A review of age-related dehydroepiandro-sterone decline and its association with well-known geriatric syndrome：is treatment beneficial ? Rejuvenation Res,16：285-194, 2013.
2. Arlt W. The approach to the adult newly diagnosed adrenal insufficiency. J.Clin, Endo criol.Metab.94：1059-1067, 2009.
3. Schmidt PJ.,Rubin DR.,et.al. Dehydroepiandrosterone monotherapy is midlife-onset major and minor depression. Arch .Gen. Psychiatry. 62：154-162, 2006.
4. Parasrampuria J.,Petesch R. Quality control of dehydroepiandrosterone dietary supplement products. JAMA 280：1565, 1998.
5. 名和田　新（2001）「DHEAは高齢化社会の福音となるか」『ばんぶう』5月号，72-72頁.

第11章　生活習慣病の予防

1). 先制医療

1. Hiroo Imura. Life course care and preemptive approach to non-communicable disease. Proc. Jpn .Acad .Ser. B. 89：462-473, 2013.
2. 井村　裕夫（2012）『日本の未来を拓く医療―治療医学から先制医療へ』診断と治療社.

2). カルナヘルスサポート

1. 名和田　新　他（2007）『これでわかる特定健診制度』じほう.

3). チーム医療の重要性
1. 名和田　新 (2012) 「未来につなぐ英知を拓く ― 1.公立大学法人化後の飛躍」『福岡県立大学開学20周年記念誌 ― ひらく夢　筑豊に育まれて』23-28頁.
2. 日野原　重明 (2015) 「チーム医療における、看護師の新しい役割」井村　裕夫編『医と人間』岩波書店, 161-172頁.

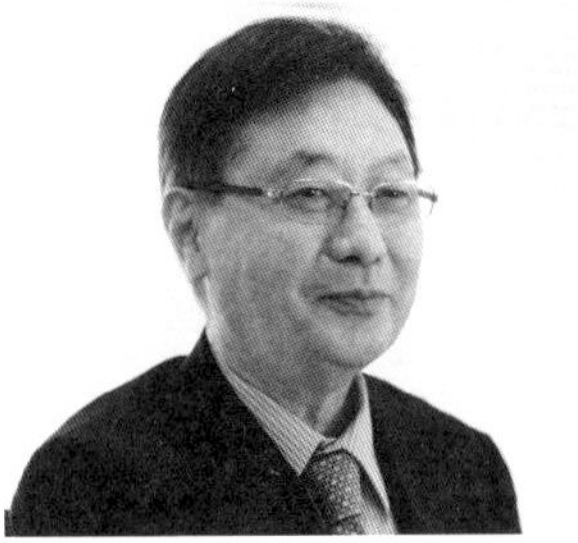

名和田　新
（なわた　はじめ）

著者プロフィール

本籍山口県。1941 年満州新京生まれ。
九州大学医学部卒業。医学博士。
米国 NIH に 3 年間留学。九州大学医学部教授（第三内科）、
九州大学大学院医学研究院病態制御内科教授（第三内科）、
九州大学病院長、九州大学名誉教授、九州大学特任教授。
国際医療福祉大学大学院教授。福岡県立大学理事長・学長、
福岡県立大学名誉教授。
医療法人社団誠和会牟田病院名誉院長。
専門は内科学。特に内分泌代謝・糖尿病学と、
アンチエイジング。

健康長寿に挑むステロイドホルモンDHEAS
進化医学から謎に迫る

2019年5月24日　初版第1刷発行

著　　者　名和田　新
発 行 者　古山　正史
発 行 所　大道学館出版部
九州大学医学部法医学教室内
福岡市東区馬出3丁目1-1（〒812-8582）
TEL 092-642-6895
郵便振替 01720-9-39512
印刷・製本　祥文社印刷株式会社

ISBN978-4-924391-79-6